Die heilende Macht
des Self-Havening

Kate Truitt

Die heilende Macht des Self-Havening

Die Neuroplastizität nutzen, um Traumata zu bewältigen, Streß abzubauen und die Resilienz zu stärken

Aus dem Amerikanischen von
Theo Kierdorf & Hildegard Höhr

G.P. PROBST VERLAG
Lichtenau/Westfalen

Hinweis: Standards der klinischen Praxis und Behandlungsverfahren ändern sich im Laufe der Zeit, und keine Technik oder Empfehlung kann in jedem Fall und unter allen denkbaren Umständen als garantiert ungefährlich und wirksam bezeichnet werden. Das vorliegende Buch ist als Informationsquelle gedacht und kann keine adäquate Ausbildung und/oder klinische Supervision ersetzen. Weder der Verlag noch die Autorin können die absolute Richtigkeit, Wirksamkeit oder Angemessenheit irgendeiner konkreten Empfehlung in jeder Hinsicht garantieren. Autorin und Verlag übernehmen keine Verantwortung für Verluste oder Schädigungen, die angeblich durch Informationen oder Empfehlungen aus diesem Buch entstanden sind.

Für die Inhalte der im Buch angegebenen externen Webseiten übernehmen wir trotz sorgfältiger inhaltlicher Prüfung keinerlei Haftung. Für die Inhalte dieser Seiten sind ausschließlich deren Betreiber verantwortlich.

Translated from the English language: HEALING IN YOUR HANDS: SELF-HAVENING PRACTICES TO HARNESS NEUROPLASTICITY, HEAL TRAUMATIC STRESS, AND BUILD RESILIENCE
First published by: PESI Publishing, Inc.
This edition published in arrangement with PESI Publishing c/o Susan Schulman Literary Agency

Übersetzung aus dem amerikanischen Englisch: Theo Kierdorf & Hildegard Höhr, Köln
Umschlaggestaltung: Mareile Gropengießer, Paderborn
Coverfoto: © Sparkls – stock.adobe.com
Satz: SpaceType, Köln

ISBN 978-3-944476-49-0

Bibliographische Information der Deutschen Nationalbibliothek
Die Deutsche Nationalbibliothek verzeichnet diese Publikation in der Deutschen Nationalbibliografie; detaillierte bibliografische Daten sind im Internet über *http://dnb.d-nb.de* abrufbar.

Inhalt

Übungsverzeichnis

Ich widme dieses Buch in liebevoller Erinnerung zwei wunderbaren Menschen, die leider nicht mehr unter uns weilen, deren Präsenz aber weiterhin Zeit und Raum erfüllt.

Einer von ihnen ist mein Schutzengel John Matthias Sullivan: Du warst der erste Mensch, der mich drängte, meine Träume ernst zu nehmen, und du hast mich fast zehn Jahre lang jeden Tag daran erinnert, daß ich selbst und das, was ich zu geben habe, wichtig sind.

Und ich widme es der bezaubernden Amy Suzuki, einer entzückenden Freundin, die unerwartet auftauchte und die einem Traum Leben einhauchte, den ich schon seit Jahren in mir trug. Du hast an eine neue, zukünftige Form der Traumaheilung geglaubt und alles nur Erdenkliche getan, um diese Zukunft reifen zu lassen.

John und Amy, ihr beide habt uns viel zu früh verlassen.
Ich vermisse und liebe euch.

Vorwort

Tag für Tag ergänzt die Wissenschaft unsere Erkenntnisse über die destruktive Wirkung von Streß und Traumata auf Geist und Körper. Glücklicherweise ist mittlerweile klar geworden, daß das Gehirn ebenso wie ein gebrochener Arm heilen kann, und ich halte dies für eine der wichtigsten Erkenntnisse des 21. Jahrhunderts. Das Gehirn kann aufgrund einer Eigenschaft, die Neuroplastizität genannt wird, ständig Neues lernen und sich verändern. Ab dem Zeitpunkt unserer Geburt spielt Neuroplastizität eine wichtige Rolle für unsere Definition unserer selbst und der uns umgebenden Welt. Das Wissen über die Möglichkeiten Neuroplastizität für Heilung und Wachstum zu nutzen, erschließt unserer Spezies eine geradezu revolutionäre Veränderung, die nicht nur Gesundheit und Heilung, sondern auch unser Wohlergehen und unsere mentale Fitness betrifft.

Menschen verfügen von jeher über angeborene Selbstheilungsfähigkeiten. Vor zwanzig Jahren habe ich zusammen mit meinem Bruder, Dr. Ronald Ruden, begonnen, die grundlegenden neurobiologischen Mechanismen zu erforschen, die Veränderung und Heilung ermöglichen. Nach über zehnjähriger Forschungsarbeit entdeckten wir schließlich eine Möglichkeit heilender Aktivität, die trotz ihrer Einfachheit so tiefgründig ist, daß sie von der westlichen Schulmedizin jahrhundertelang ignoriert wurde. Dieser Mechanismus ist vom ersten Atemzug eines Menschen an von fundamentaler Bedeutung für die Erzeugung eines Gefühls von Sicherheit – was, wie Sie im vorliegenden Buch erfahren werden, notwendig ist, um die neurobiologischen Voraussetzungen für die Befreiung von Traumata und ihren Nachwirkungen zu schaffen. Was ich hier als »Mechanismus« bezeichnet habe, ist die Berührung.

Schauen wir uns Macht und Bedeutung von Berührungen für Menschen einmal kurz im evolutionshistorischen Kontext an. Vor etwa 200 Millionen Jahren tauchte als neue Lebensform die Klasse der Säugetiere auf. Nicht nur der Prozeß der Reifung neuer Lebewesen veränderte sich in diesem Zusammenhang, sondern auch eine neuartige Beziehung zwischen Muttertier und Nachwuchs entwickelte sich. Zum ersten Mal bot das weibliche Exemplar einer Spezies Neugeborenen nicht nur Sicherheit, sondern auch im eigenen Körper entstandene Nahrung und fütterte die Neugeborenen damit. Die frühen Säugetiere zahlten für die Aufzucht ihrer Jungen einen hohen biologischen Preis, und die Neugeborenen reflektierten die Fürsorge und Aufmerksamkeit, die ihnen zuteil wurde.

Der Wurf mußte sich an eine ihm nicht vertraute Umgebung anpassen. Die Säuglinge waren blind und konnten sich nicht selbst ernähren; um überleben zu können, brauchten sie eine wachsame Mutter. Wie sorgte die Natur dafür, daß die nächste Generation überleben konnte? Woran merkten die Neugeborenen, daß sie nicht verlassen wurden und somit in Sicherheit waren? Die Antwort liefern die neurobiologischen Grundlagen und elektrochemische Reaktionen, die einen Zustand der Sicherheit anzeigen. Uns ist bekannt, welcher Mechanismus die Mutter zwingt, sich ihrer Neugeborenen anzunehmen und sie in der Nähe ihres Herzens zu halten. Der Herzschlag ist ihnen vertraut, weil während ihrer fötalen Entwicklung ihr Wohlgefühl davon abhing. Auch Berührung und Verbundenheit sind notwendige Voraussetzungen dafür, daß neugeborene Wesen sich in der ihnen noch völlig unbekannten Welt selbst regulieren können.

Die Wissenschaft der Gesundheit und des Wohlbefindens hat sich vom Handauflegen über die gezielte Nutzung von Medikamenten zur Abwehr von Krankheitserregern entwickelt. Mit Hilfe moderner Pharmazeutika ist es uns gelungen, äußere Stressoren zu bändigen; es gibt jedoch einen noch immer ungebändigten inneren Feind, der es erforderlich macht, ein neues Paradigma zu kreieren. Unsere im Laufe von Millionen von Jahren entwickelten Schutzsysteme, die dazu dienen, problematische Erlebnisse, mit denen wir unvermeidlich konfrontiert werden, zu bewältigen, können, wenn sie in einen Zustand der Dysregulation versetzt werden, unseren Körper dazu bringen, sich selbst anzugreifen.

Warum sind unsere Schutzsysteme so dysfunktional? Wie können wir diese neue Art von Störungen unserer Gesundheit behandeln? Es scheint, als sei der Übeltäter eine bisher unerkannte Epidemie – die moderne Zivilisation und ihr Ausdruck akuter und chronischer Stressoren. Diese können äußerlicher (z. B. in Form unserer Umgebung und unseres sozialen Status) oder innerlicher Art (in Form unerwünschter und negativer Selbstvorstellungen) sein. Solche Erlebnisse verändern unsere emotionale Landschaft und unsere Selbstwahrnehmung. Es handelt sich dabei um einen Ausdruck unserer Geist-Körper-Einheit, für den uns keine Medikamente zur Verfügung stehen.

Das Erreichen eines Zustandes mentaler und körperlicher Fitness erfordert vielfältige Interventionen. Nur so kann ein Abklingen von Symptomen erreicht werden. Dazu zählen ein Körpertraining, eine Umstellung der Ernährung mit dem Ziel der Gewichtsreduktion oder der Verbesserung der allgemeinen Funktionsfähigkeit des Körpers sowie die Modulation mentaler Zustände mit Hilfe vielfältiger Ansätze, darunter Meditation, Biofeedback/Neurofeedback und Hypnose. Diese Methoden ermöglichen es, Zustände der Dysregulation zu verringern, und dem System, die Kunst der Selbstregulation zu erlernen. Alle genannten Ansätze verstärken die

Homöostase. Dies sollte das Ziel jeder Selbstfürsorge sein, auch derjenigen, die Ärzte und Physiotherapeuten aller Art betreiben.

Wir haben uns hier bisher mit zwei Grundgedanken befaßt, nämlich erstens damit, daß die mütterliche Berührung (oder etwas, das ihr entspricht) für Säugetiere unverzichtbar ist, wenn diese die Selbstregulation erlernen sollen, und zweitens damit, daß wir ein Gefühl brauchen, in Sicherheit zu sein, wenn wir der überwältigenden Zahl von Stressoren, die auf unsere körpereigenen Systeme einstürmen, etwas entgegensetzen wollen. Können wir einen Ansatz entwickeln, der diese beiden Grundgedanken in sich vereint, und ein Protokoll, das uns hilft, optimal zu reagieren? Die Antwort lautet ja. Unsere Körpersysteme können Erlebnisse auflösen und durch neuronale Bahnen ersetzen, die einer biologischen Balance förderlich sind.

Dies ist die Chance, die uns die Neuroplastizität bietet, die Fähigkeit unseres Gehirns, sich auch im Laufe unseres Lebens zu verändern. Sie ermöglicht unseren Körpersystemen, die Orientierung unserer Wahrnehmung zu verändern und neuartige Dialoge mit unserer Geist-Körper-Einheit zu initiieren. Die Neuroplastizität nutzt unsere angeborenen heilungsfördernden Systeme, die von evolutionären Kräften erhalten wurden, um den Fortbestand unserer Spezies zu sichern. Außerdem haben wir gelernt, daß wir neue Arten, unsere Systeme zu integrieren, entwickeln können, um unter vielfältigen Voraussetzungen optimale Resultate zu erzielen.

Die Havening-Techniken® nutzen diese Informationen und bieten Veränderungsmodelle an. Die Anwendung leichter und sanfter Berührungen in bestimmten Körperbereichen – insbesondere an den Armen, im Gesicht und an den Händen – übermittelt Signale in Gehirnbereiche, die aktiv auf unser Verhalten einwirken. Die Nutzung von Aufmerksamkeit, Vorstellungskraft, Ablenkung und Berührung erzeugt in unserer Geist-Körper-Einheit eine dynamische Umgebung, die Heilung und Regeneration fördert. Die *Havening Touch*™ genannte Art von Berührung ist das wichtigste Mittel für die elektrochemische Veränderung von Geist und Körper durch Stärkung der Neuroplastizität. Sie erschließt uns die Möglichkeit, Gesundheit und Wohlbefinden zu verbessern. Ob wir geheilt werden, ist nicht mehr von Medikamenten, Hilfsmitteln, Ärzten sowie Psycho- und Physiotherapeuten abhängig. Diese Heilungsmöglichkeit wurzelt in unseren biologischen Grundlagen.

Francine Shapiros bahnbrechenden und in ihrem EMDR *(Eye Movement Desensitization and Reprocessing)* genannten Ansatz zusammengefaßten Erkenntnissen folgend, hat sich Dr. Truitt aktuelle neurowissenschaftliche Erkenntnisse zunutze gemacht, um einen revolutionären neuen Ansatz schneller Veränderung mittels Self-Havening™ zu präsentieren. Was sie vorstellt, ist eine gelungene Integration der neuesten neurowissenschaftlichen Erkenntnisse, des Havening-Touch und bewährter empirisch validierter Ansätze wie der kognitiv-behavioralen Therapie, der Polyvagal-Theorie und der interpersonalen Psychotherapie. Sie lehrt uns, wie wir die Neuroplastizität nutzen und, wie sie es formuliert, »die Vergangenheit heilen, die Gegenwart schaffen und die Zukunft entwickeln« können.

Die im vorliegenden Buch vorgestellten Protokolle sind alle mittels Peer-Review und Praxistests validiert worden. Die bahnbrechenden Möglichkeiten zur Stärkung der persönlichen Resilienz (*Creating Personal Resilience*/CPR®) für die Amygdala und das *Creating Possibilities Protocol* schaffen die Grundlage für ein neues Paradigma der Selbststärkung und aktiver Selbstheilung. Dr. Truitt ist es gelungen, der persönlichen Handlungsfähigkeit im Bereich der psychischen Gesundheit wieder Geltung zu verschaffen und sie um das bewußte Fokussieren auf Wohlbefinden, Resilienz und mentale Fitness zu erweitern.

Das vorliegende Buch lädt Sie ein, Ihr persönliches Abenteuer auszuwählen und die beschriebenen effektiven Selbstheilungsmöglichkeiten zu erforschen. Nachdem Dr. Truitt einen Zugang zum Verständnis der neurobiologischen Fundamente des Self-Havening und des Selbstheilungsprozesses erläutert hat, gibt sie dem Leser in den folgenden Kapiteln die Möglichkeit, sich mit den am besten seinen aktuellen Interessen entsprechenden Themen zu beschäftigen. Lesen Sie das Buch von Anfang bis Ende chronologisch, lernen Sie ein umfassendes Heilungsprogramm kennen. Ich persönlich verstehe das Buch als ein Kompendium, das alle zum Wohlbefinden führenden Ansätze verstärkt, unabhängig davon, welche Ausbildung Sie erhalten haben und welchen Beruf Sie ausüben.

Angesichts der Tatsache, daß wir alle im Alltag ständig Stressoren ausgesetzt sind, ist es wahrlich an der Zeit für eine Form der Regulation, auf die wir bei akutem Bedarf jederzeit zurückgreifen können, und das leisten die hier vorgestellten Protokolle. Die leicht umsetzbaren Techniken, die in diesem Buch vorgestellt werden, wirken schnell, sie sind effizient, und man kann sie bei einem entsprechenden Bedürfnis jederzeit anwenden. Sie können die präsentierten Ideen auch mit Kollegen, Freunden und Familienangehörigen besprechen und ihnen allen helfen, ihre biologische Balance zu erhalten, was notwendig ist, wenn wir stets unsere besten Seiten zur Geltung bringen und nutzen wollen. Dies wird Familien und Gemeinschaften gesünder machen, weil wir alle dadurch lernen, unsere Responsivität zu verbessern und uns selbst und der Welt, in der wir leben, eine Zukunft zu ermöglichen, wie wir alle sie bevorzugen.

Dr. Steven J. Ruden
Mitbegründer und Mitentwickler der Havening-Techniken

Danksagung

Ein Buch ist nie das Werk eines einzelnen Menschen. Die Geschichten, Erlebnisse, Informationen und das Wissen, die darin präsentiert werden, sind stets das Resultat unzähliger Stunden, die Wissenschaftler, Innovatoren, Heiler, Lehrer und Helfer darauf verwendet haben, all dies zusammen zu tragen. Ich fühle mich zutiefst geehrt, weil ich lesen konnte, was andere bewundernswerte Menschen in ihren Schriften publiziert haben; und eine noch größere Ehre war es für mich, etliche von ihnen persönlich kennenzulernen. Die Wissenschaft entwickelt sich ständig weiter, und ich fühle mich insbesondere all den Menschen zu tiefem Dank verpflichtet, die wissenschaftliche Erkenntnisse ermöglicht haben. Deshalb danke ich allen Innovatoren und Forschern.

Naz, mein erstaunlicher Partner, deine Geduld und Unterstützung sind grenzenlos. Am Anfang und Ende jedes Tages bist du mein Lächeln, meine weiche Landung. Du bist meine Liebe und mein Held. Du tauchst in meine Vision ein und siehst, was als nächstes kommen wird, obwohl ich selbst mir noch nicht darüber im klaren bin, was es sein wird; und dann hilfst du mir, es in die Tat umzusetzen. Du beruhigst mich in meiner Angst, und mit deiner unerschöpflichen Bibliothek entsetzlicher Witze bringst du mich zum Lachen. Du sagst mir: »Bitte ruh' dich aus« und glaubst an mich, wenn ich nicht weiter weiß. Du bist es, der mich wirklich kennt. Du bist mein Herz und mein Mensch. Danke, daß du bereit bist, dieses Abenteuer mit mir zusammen zu durchleben.

Ich danke auch den Ruden-Brüdern, Dr. Ronald und Dr. Steven Ruden. Ich werde nie den Tag vergessen, an dem ich die Schöpfer der Havening-Techniken kennenlernte. Nachdem ich mehr als fünf Jahre in einer PTBS gefangen gewesen war, erhielt ich an diesem Tag mein Gehirn zurück. Nach einer Breakout-Gruppe in einem völlig überfüllten Konferenzsaal öffnete ich die Augen und sah das verständnisvolle Funkeln in Steves Augen. Ich glaube, das Erste, was ich zu ihm sagte, war etwas wie: »Was zum Teufel ist da gerade passiert?« Er lachte daraufhin und antwortete: »Das ist Event-Havening. Wenn du zum Abend von Johns Tod zurückkehrst, was fällt dir dann jetzt auf?« Was mir auffiel, war, daß mich eine neue Zukunft erwartete. Ron, ich danke dir dafür, daß du stets neugierig bleibst, die tieferen Fragen des Lebens erforschst und mich dazu eingeladen hast, mit dir gemeinsam diese unglaublichen Werkzeuge weiterzuentwickeln. Steve, ich werde niemals die passenden Worte finden, um die Tiefe meiner Dankbarkeit und

Freude angesichts deiner Präsenz in meinem Leben ausdrücken zu können. An jenem schicksalhaften Tag im Oktober 2014 hast du mir gezeigt, was möglich ist, und diese Möglichkeiten nehmen seither mit jedem neuen Tag zu. Ich fühle mich klein angesichts der Ehre, diesen Weg an euer beider Seite gehen zu können.

Ich danke auch unserer wunderbaren Havening-Gemeinschaft. Ihr seid der lebendige Beweis für die unglaubliche Chance, im Zustand der Großzügigkeit zu leben, die in diesem Buch beschriebenen Wahrheiten zu verkörpern und dies lachend und mit Liebe zu tun. Danke dafür, daß ihr mir beigebracht hat, das gleiche zu tun. Ihr helft mir täglich, besser zu werden.

Ich danke auch meinen unglaublichen klinischen Mitarbeitern und Trainingsteams. Worte sind nicht in der Lage, auch nur annähernd zu beschreiben, was wir gemeinsam erlebt und geschafft haben. Eure Unterstützung, eure Präsenz, eure Freundschaft – ihr treibt mich Tag für Tag dazu an, ein besserer Mensch zu werden. Ihr seid meine zweite Familie, und ich fühle mich zutiefst geehrt, mit euch gemeinsam diese neue Welt aufbauen zu dürfen.

Ich danke auch allen Mitarbeitern von PESI für ihren Glauben an die Innovation und für ihre verläßliche Unterstützung. Insbesondere möchte ich meinem persönlichen PESI-Team danken – Kate Sample für ihre unablässige Unterstützung und Anleitung, Jenessa Jackson für ihre Brillanz beim Lektorat, Jon Olstadt und Jon Lueck dafür, daß sie Havening bei PESI bekannt gemacht haben.

Und schließlich, und das ist mir am wichtigsten, möchte ich Ihnen allen, all den Menschen, die dieses Buch lesen, danken: allen, die kennenzulernen ich schon die Ehre hatte und die ich ein Stück auf ihrem Weg zur Heilung begleiten durfte. Eines der größten Geschenke, die ich in meinem ganzen Leben erhalten habe, ist, daß Sie mich in den heilenden Raum in Ihrem Leben haben eintreten lassen. Allen, die ich noch nicht persönlich kennengelernt habe, möchte ich sagen, daß ich mich darauf freue, Ihnen auf dieser heiligen Reise zur Heilung persönlich zu begegnen.

Einleitung

Ich sitze meinem Patienten Wesley gegenüber, und eine schwere Stille erfüllt meine Praxis, nur gelegentlich von Vogelgezwitscher vor dem Fenster unterbrochen. Wesley sitzt in sich zusammengesunken da, mit gerötetem Gesicht. Ich warte geduldig. Aufgrund jahrzehntelanger Erfahrung weiß ich, daß das Mitteilen unserer schmerzlichsten menschlichen Erlebnisse Raum erfordert. Schließlich bricht es aus ihm heraus: »Mein Chef hat zwanzig Minuten lang über meine Leistungen geschimpft. Es ging einzig und allein darum, daß ich beruflich ein entsetzlicher Versager sei. Irgendwann hatte ich das Gefühl, ihn gar nicht mehr zu hören. Ich weiß, daß das, was ich dann tat, ziemlich dumm war: Ich habe ihn angefahren und wohl etwas ziemlich Unhöfliches gesagt, weiß aber nicht mehr, was es war –und dann bin ich aus dem Raum gestürmt und habe die Tür hinter mir zugeschlagen.« Danach seufzt Wesley erschöpft und reibt sich die Augen. »Ich muß morgen zur Personalabteilung«, fährt er fort. »Wahrscheinlich werde ich entlassen. Was war nur mit mir los? Ich weiß doch, was bei solch einem Verhalten herauskommt. Warum bin ich nur so ein Idiot?«

Haben Sie auch schon einmal so etwas erlebt? Einen Augenblick, in dem eine leise Stimme im Hintergrund Ihres Geistes Ihnen zuflüsterte: »*Warum tue ich das?*«, während Ihre Emotionen und Aktivitäten sich weiter ihren Weg bahnen? Dies ist ein sehr menschliches Erlebnis. In solchen Augenblicken übernehmen die emotionalen Gehirnareale – die für die Überlebenssicherung wichtig sind – die Kontrolle und bewirken, daß Sie Dinge *tun*, die nicht dem entsprechen, was Ihr logisches, geerdetes Selbst tun würde. Was in solchen Momenten passiert, kann als überwältigend und unkontrollierbar empfunden werden.

Ich habe das vorliegende Buch hauptsächlich aus zwei Gründen geschrieben. Erstens geht es mir darum, eine simple Wahrheit zu übermitteln: In Augenblicken wie demjenigen, über den Wesley berichtete (ich nenne sie *weniger wünschenswerte Augenblicke*) sind nicht Sie aktiv, sondern Ihr Gehirn. So etwas passiert uns allen gelegentlich. Zweitens geht es mir darum, Ihnen neue Erkenntnisse der Neurowissenschaften zu vermitteln, die Ihnen erstaunliche Möglichkeiten der Selbstheilung erschließen – Möglichkeiten, die Sie buchstäblich in den eigenen Händen halten.

Meine Reise in den Bereich der Neurowissenschaften begann im Jahre 2001, als ich mich in einem Forschungslabor mit konditionierter Geschmacksaversion (CTA) bei Ratten beschäftigte. Falls Ihnen schon einmal wegen etwas, das Sie vorher gegessen hatten, übel geworden ist und Sie danach den Anblick oder den Geruch des auslösenden Nahrungsmittels nicht mehr ertragen konnten, haben Sie, ohne es zu wissen, selbst ein CTA-Experiment durchgeführt. Im Jahre 2004 wechselte ich von jenem Labor in die Graduate School. Meine Auseinandersetzung mit Furcht, Streß und Gehirn wandte sich einer umfassenderen Thematik zu: Ich fing an, in einem Labor zu arbeiten, das sich mit der Psychophysiologie menschlicher Emotionen und mit Neurokognition beschäftigte – was letztlich bedeutete, daß meine Untersuchungen über Streß und Furcht von Ratten zu Menschen wechselten.

Das Entscheidende bezüglich aller Untersuchungen über Streß und Furcht ist jedoch: Wir können noch so viel über ihre Funktionsweise herausfinden, sie manifestieren sich unglaublich schnell und machen alle Bemühungen, sie zu bändigen, zunichte. Im Jahre 2009 erschütterte mich diese demütigende Tatsache zutiefst, nachdem ich mich schon sehr lange intensiv mit diesen Themen beschäftigt hatte.

Der 13. Juni des Jahres 2009 war ein wunderschöner sonniger Tag, und eine Woche später wollte ich John heiraten, der schon seit zehn Jahren mein Partner war. John war mein bester Freund, meine andere Hälfte und mein Kamerad während jener Achterbahnfahrt, die mein Leben seit meinem neunzehnten Lebensjahr gewesen war. Als ich spät Abends von meiner Junggesellinnen-Abschiedsparty zurückkam, konnte ich nur noch feststellen, daß er tot war. Ich konnte nichts daran ändern. Während jene ersten Sekunden sich zu tage- und monatelangen entsetzlichen Schmerzen entwickelten, erlebte ich extremen traumatischen Streß. Kurz danach verstarb auch meine geliebte Großmutter aufgrund von Komplikationen in Zusammenhang mit einer Verletzung, die sie erlitten hatte, als sie mich am Abend nach Johns Tod besucht hatte. Und kurz danach war ich selbst in einen schweren Autounfall involviert, der eine lebensgefährliche Gehirnentzündung zur Folge hatte, die mir immer noch zu schaffen macht.

In den folgenden Monaten und Jahren spielte mein Gehirn mir oft üble Streiche. Ich erlebte »verrückte« Reaktionen und Verhaltensweisen, auf die ich trotz meines umfangreichen Wissens über Psychologie, Traumata und Streß keinen Einfluß hatte. Es war fürchterlich und machte mich ziemlich wütend. Ich wurde in genau dem Bereich entsetzlich getroffen, in dem ich Expertin war. Das war sehr demütigend.

Es dauerte fünf lange Jahre – und ich gab in dieser Zeit Zehntausende Dollar für die besten verfügbaren Traumabehandlungen aus –, bevor eine andere Folge von Ereignissen meinem Leben eine neue Wendung gab. Im Jahre 2014 lernte ich Dr. Ron Ruden und Dr. Steve Ruden kennen, zwei Forscher, denen klar geworden war, daß genauso, wie unser Körper einen Knochenbruch heilen kann, unser Gehirn ein Trauma zu heilen vermag. Ich hatte in meinem bisherigen Leben und im

Rahmen meiner beruflichen Tätigkeit außerhalb von mir nach Heilung gesucht, obwohl ich die Fähigkeit zu heilen in dieser ganzen Zeit in den eigenen Händen gehalten hatte. Mein Körper vermochte selbst zu heilen.

Auch Sie sind in der Lage, die Vergangenheit zu heilen, die Gegenwart zu schaffen und die Zukunft in sich selbst zu entwickeln. Statt Ihr Gehirn in weniger wünschenswerten Momenten die Oberhand gewinnen zu lassen, können Sie die Resilienz des Gehirns fördern und es so in die Lage versetzen, auf Streß, Sorgen und Angst positiv und konstruktiv zu reagieren. Heilung und Resilienz liegen buchstäblich in Ihren eigenen Händen.

Ich werde in diesem Buch die neurophysiologischen Grundlagen von Streß erläutern und Selbstheilungstechniken vorstellen, die Sie sofort nutzen können. Sie werden viel über »die Amy« erfahren – das ist mein Spitzname für die Amygdala, einen Teil des Gehirns, der bei der Überlebenssicherung eine wichtige Rolle spielt. Sie werden herausfinden, wieso die Amygdala so leicht verwirrt reagieren und dann normale Aspekte des Alltagslebens für Gefahrensignale halten kann, was zu Angst, Panik, traumatischem Streß, Depression und vielen anderen massiven psychischen Störungen führen kann. Vor allem jedoch werden Sie darüber informiert werden, wie die Amy agiert, ohne daß es Ihnen bewußt wird, und inwiefern sie häufig Entscheidungen für Sie trifft, bevor »Sie selbst« Zeit haben, zu einer Situation eine Position zu beziehen.

Sie werden auch über Neuroplastizität informiert werden – die erstaunliche Fähigkeit Ihres Gehirns, sich selbst zu verändern – und darüber, in welcher Beziehung Neuroplastizität zur Entwicklung einer verläßlichen Resilienz steht. Sie werden neue Möglichkeiten entdecken, die Kraft der Neuroplastizität mittels achtsamer Berührung zu nutzen, einschließlich so innovativer Techniken wie der des Self-Havening. Sie werden lernen, auf der neurobiologischen Ebene zwischen Ihrem reaktiven, gestreßten Gehirn und Ihrem responsiven, ruhigen Gehirn Raum zu schaffen.

Mir geht es beim Schreiben dieses Buches darum, die Scham zu verringern, die mit unseren sehr menschlichen reaktiven Augenblicken verbunden ist, um Ihnen zu helfen, sich in solchen Momenten handlungsfähiger zu fühlen und sie mitfühlender zu betrachten. Mein größter Wunsch ist, daß dieses Buch Sie in Ihrem Bemühen unterstützen wird, sich in einen Zustand des Verständnisses, der Empathie und des Mitgefühls zu versetzen, der Ihnen herauszufinden hilft, wie sich Ihre Vergangenheit auf Ihr Leben in der Gegenwart auswirkt – damit Sie lernen (und vielleicht auch anderen zu lernen helfen), in den dunkelsten von Streß, Angst und Sorgen gezeichneten Augenblicken Stärke zu entwickeln.

Ich möchte zum Abschluß noch einmal wiederholen: Falls Sie Schwierigkeiten haben, sich logisch zu verhalten und sich zu erden, und Sie mit Ihren Bemühungen nicht weiterkommen, dann denken Sie daran: Das sind nicht Sie – das ist Ihr Gehirn.

1

75 Millisekunden zur Furcht

»Reacted or created, it's all a
matter of how you 'c' it.«
– Steve Ruden

Nach meiner Meinung ist eine der schönsten und gleichzeitig einfachsten Erklärungen menschlichen Verhaltens in einem Zitat enthalten, das oft dem österreichischen Neurologen, Psychiater und Philosophen Viktor Frankl zugeschrieben wird: »Zwischen Reiz und Reaktion liegt ein Raum. In diesem Raum liegt unsere Macht, über unsere Reaktion zu entscheiden. Und unsere Reaktion entscheidet über unsere Entwicklung und unsere Freiheit.«

Zwischen dem Zeitpunkt, zu dem etwas geschieht, und unserer Reaktion darauf, gibt es einen Augenblick, einen Raum, in dem wir entscheiden können, was wir tun wollen. Aber wer trifft diese Entscheidung? Wir mögen denken, daß wir das sind, aber aufgrund der Art, wie das Gehirn Informationen verarbeitet, entscheidet unser Gehirn manchmal für uns, lange bevor wir bewußt »entscheiden«, was wir tun werden.

Es muß aber nicht grundsätzlich so sein. Wir können die Fähigkeit entwickeln, über unsere Reaktion zu entscheiden, statt dies unserem Gehirn zu überlassen. Wir sind durchaus in der Lage, den rätselhaften Raum, von dem Frankl spricht, zu finden, denn unser Gehirn verfügt über Neuroplastizität. Wir befassen uns später in diesem Kapitel eingehender mit Neuroplastizität, doch um zu verstehen, was sie beinhaltet, müssen wir uns zunächst darüber im klaren sein, was in jenem Moment zwischen Reiz und Reaktion vor sich geht. Doch Vorsicht! Sie können es leicht verpassen, denn es geschieht im Bruchteil einer Sekunde. Wir müssen diesen kurzen Moment in Zeitlupe ablaufen lassen, um mitzubekommen, was in ihm passiert.

In der Zeitspanne eines Wimpernschlags

Brian geht schnell über den Parkplatz vor der Praxis seines Arztes zu seinem Auto und überlegt dabei noch, ob er rennen soll. Der Termin bei seinem Arzt war extrem spät angesetzt und dauerte viel zu lange. Er würde kaum zu Mittag essen können, bevor er wieder zur Arbeit zurückkehren müßte, und aufgrund des starken Verkehrs würde er sich wahrscheinlich mindestens 15 Minuten zu einem Meeting verspäten. Andererseits dachte er: *Warum habe ich die Vorzimmerdame angefahren, als sie nach Abschluß der Sitzung meine Zuzahlung entgegennahm? Schließlich war es nicht ihre Schuld, daß es so spät geworden war.*

Er springt in sein Auto und startet den Motor, um aus der Parklücke zu fahren, als ein riesiger Kerl mit einem noch größeren Truck direkt hinter ihm hält und ihn daran hindert zurückzusetzen. Brian hupt, bis er sieht, daß der riesige Kerl die Tür öffnet und aus seinem Truck springt. Brians Herz rast, aber der massive Kerl kommt nicht auf ihn zu, sondern rennt auf die andere Seite seines Lastwagens und ist nicht mehr zu sehen. Sicherheitshalber betätigt Brian die Hupe erneut und steigt dann aus seinem Wagen, um herauszufinden, was los ist.

Blink.

Als Brian die Rückseite des Lastwagens erreicht, sieht er, daß der große Kerl eine Frau an den Schultern festhält, sie schüttelt und ihr etwas ins Gesicht brüllt. Ein Erinnerungsblitz überfällt Brian, und er beschleunigt seine Schritte. *Oh nein! Sie hat Angst!* denkt er.

»Heh!« brüllt Brian, »Was machst du da? Laß sie sofort los!« Seine Füße bewegen sich noch schneller, und sein Körper bereitet sich auf einen Kampf vor. Auf dem Asphalt sieht er eine Handtasche und einen Gehstock liegen. »Hör sofort auf, und laß sie gehen!« Brian hat nun die volle Aufmerksamkeit des großen Kerls, und ihn überkommt das unbestimmte Gefühl, daß die Situation für ihn nicht besonders gut ausgehen könnte.

Der Mann starrt Brian an und blafft: »Heh, du Idiot! Mach' dich besser mal nützlich! Geh zurück ins Haus, hol die Ärztin, und bringe sie hierher. Sag ihr, daß auf dem Parkplatz eine alte Dame zusammengebrochen ist.«

Brian steht verwirrt und mit offenem Mund da, und alle möglichen Emotionen überfluten ihn – Demütigung, Furcht, Selbstvorwürfe und Schuldgefühle.

»Heh! Steh nicht blöd rum, komm in die Gänge!«

Brian dreht sich um und rennt, von Schamgefühlen überflutet, zurück in die Praxis. *Was ist nur in mich gefahren? Was habe ich getan? Was für ein Idiot bin ich doch! Die müssen denken, daß ich völlig verrückt bin. Wie kann ich wieder dorthin zurückgehen und ihnen in die Augen schauen?*

Nun versetzen wir uns in eine andere Situation eine Woche später.

Brian ist wieder spät dran und rennt zurück zu seinem Auto. Allerdings hält er heute zumindest seinen Lunch fest in der Hand, und wenn der Verkehr ihm keinen Strich durch die Rechnung macht, wird er diesmal nicht zu spät zum Meeting kommen. Außerdem steht sein Auto diesmal günstiger an einer belebten Straße. Während er zum Fahrersitz läuft, holt er schon den Schlüssel aus der Tasche, aber der fällt ihm aus der Hand und landet auf der Straße. Er bückt sich danach, und dann …

Blink.

In seinem peripheren Sehfeld sieht er den silbernen Lichtschein eines näherkommenden Lastwagens. Seine Füße erstarren. Sein Körper ist wie gelähmt, und er kann sich nicht von der Stelle rühren. *Oh nein! Mein Schlüssel!* denkt er, während seine Füße wie festgewachsen auf dem Asphalt stehen.

Eine Hupe ertönt, als die Seite des silberfarbenen Lastwagens nur wenige Zentimeter von seiner Nase entfernt vorbeifährt. Er schaut auf den Gehweg und sieht seinen demolierten Schlüsselanhänger knapp einen Meter vor sich. *Großer Gott, das hätte ich sein können!*

Aber er war es nicht.

Was geschah in den beiden *Blink*-Momenten? Brians *überlebenssicherndes Gehirn* hatte für ihn eine Entscheidung getroffen, bevor sein *denkendes Gehirn* dies hätte tun können. Während das denkende Gehirn für die höheren neuronalen Funktionen wie das Lösen von Problemen, das Nachdenken und die Logik zuständig ist, konzentriert sich das überlebenssichernde Gehirn auf unsere Selbsterhaltung, die Emotionen und die unbewußten Erinnerungen. Ist letzteres in einem besonders emotionalen Augenblick auf seine eigenen Möglichkeiten zurückgeworfen, trifft es fast immer eine Entscheidung für Sie, bevor Ihr denkendes Gehirn auch nur eine Chance hat einzugreifen. Das ist deshalb so, weil der Instinkt schneller aktiv wird als das Denken, sogar viermal schneller (Méndez-Bértolo et al. 2016). Bei Brian konnten wir sehen, daß das manchmal eine gute Sache ist; in bestimmten Fällen ist es allerdings weniger gut!

Wie kann dies alles so schnell geschehen?

Wenn Sie verstehen wollen, wie Ihr Gehirn Informationen verarbeitet, müssen Sie sich zunächst über einige wichtige Bestandteile des Gehirns im klaren sein, die bei der Verarbeitung eintreffender Informationen eine (oder keine) Rolle spielen:

1. den *Thalamus*, die Relaisstation des Gehirns;
2. die *Amygdala*, unsere unermüdliche Beschützerin, die ich »die Amy« nenne;
3. den *Hippocampus*, der Informationen verdichtet, einen Kontext identifiziert und Erinnerungen produziert; und
4. den *Präfrontalkortex*, unser *denkendes Gehirn*, von dem wir gern annehmen, daß es alle Entscheidungen für uns trifft.

Der Thalamus und die Amygdala interagieren und bilden unser *überlebenssicherndes Gehirn*. Beide spielen eine wichtige Rolle für das emotionale Lernen und sind für unsere Fähigkeit, auf eine reale *oder wahrgenommene* Bedrohung zu reagieren, entscheidend. Tatsächlich hat für die Aktivitäten dieser kleinen Dyade die Verarbeitung von Informationen über potentielle Gefahren absolute Priorität. Dabei kann allerdings manchmal eine Gefahr erkannt werden, obwohl gar keine existiert. Die Arbeit dieser Dyade beginnt damit, daß der Thalamus Informationen von einem oder mehreren Sinnesorganen empfängt.

Stimuli gelangen durch die fünf Sinnesorgane ins Gewahrsein, und diese sensorischen Informationen werden zur Evaluation an das Gehirn übermittelt. Vier dieser Sinne – Tastsinn, Sehsinn, Geschmack und Hören – übermitteln unglaublich schnell Informationen an den Thalamus, nämlich mit einer Geschwindigkeit von etwa 50 Millisekunden. Der fünfte Sinn, der Geruchssinn, ist für das Überleben so wichtig, daß er über den olfaktorischen Kortex eine direkte Verbindung zur Amygdala hat; er umgeht den Thalamus also. Deshalb wirken Düfte und Gerüche so stark auf uns.

Weil der Thalamus aus der Umgebung eintreffende sensorische Informationen empfängt, wird er oft als eine Art Poststelle oder Relaisstation des Gehirns angesehen. Er leitet die eintreffenden sensorischen Informationen schnell und effizient weiter. Wenn eine dieser Informationen auf eine potentielle Gefahr hindeutet, übermittelt der Thalamus diese blitzschnell zur Weiterverarbeitung an die Amygdala.

Innerhalb von 75 Millisekunden – viermal schneller als ein Lidschlag – wird die eintreffende sensorische Information von der Amygdala daraufhin untersucht, ob es notwendig ist, eine Aktivität zu initiieren (Méndez-Bértolo et al. 2016). Gleichzeitig wird die Information auch zur Analyse an den Präfrontalkortex (und an andere Gehirnareale) übermittelt, aber das dauert ca. 350 Millisekunden – was in etwa der Dauer eines Lidschlags entspricht –, womit Ihr denkendes Gehirn in die Gefahreneinschätzung einbezogen wird. Die Amy kann sich also als erste mit der Information beschäftigen (Maddox et al. 2019; Ochsner et al. 2009).

Diese Regelung kann Leben retten, falls sich herausstellt, daß der Hinweis, der Ihren Thalamus erreicht, eine reale unmittelbare Bedrohung anzeigt. Hätte Brian darauf warten müssen, daß seinem Präfrontalkortex klar wurde, was es mit Silberblitz in seinem peripheren Sehfeld auf sich hatte – und wäre er während dessen weiter auf die Straße gegangen –, wäre er wohl von dem silberfarbenen Lastwagen überfahren worden. Aber was passiert, wenn solch ein Hinweis keine unmittelbare Bedrohung anzeigt?

Stellen Sie sich vor, Sie sitzen auf Ihrem Lieblingsstuhl, lesen dieses Buch, und plötzlich lärmt vor dem Fenster Ihrer Wohnung eine Hupe. Dieser Reiz wird in zirka 75 Millisekunden von Ihren Ohren durch den Thalamus zur Amy übermittelt, und diese reagiert darauf mit: »Was ist *das* denn?!« und vergegenwärtigt sich anschließend sämtliche sensorischen Erinnerungen, die mit Hupen und akuten Gefahrensituationen zusammenhängen (Bechara et al. 2003; Simić et al. 2021; Sun et al. 2020).

Falls das Geräusch einer Hupe keine unmittelbare (reale oder nur wahrgenommene) Gefahr für Ihre Sicherheit repräsentiert, schalten sich andere Gehirnbereiche ein und liefern einen Kontext und zusätzliche emotionale Informationen über eine entsprechende potentielle Bedrohung (Remme et al. 2021; Teyler & Rudy 2007). An diesem Punkt beginnen Amygdala, Hippocampus und Präfrontalkortex, gemeinsam Ihren Fundus an Erinnerungen zu durchsuchen (Chattarji et al. 2015; Miyawaki & Mizuseki 2022; Vyas et al. 2002) und sich so mit der Frage »Müssen wir uns deswegen Sorgen machen?« zu beschäftigen. Falls sich die Hupe als »gutartig« (wenn auch störend) erweist, antwortet Ihr Präfrontalkortex: »Nein, alles gut! Das ist nur eine Hupe. Sie stört natürlich, ist aber ungefährlich.«

Diesen Prozeß vor Augen, werden wir nun zu unserem ersten *Blink*-Szenario zurückkehren und untersuchen, was geschah, als Brian aus seinem Auto stieg und sich dem großen Kerl mit dem großen Lastwagen näherte. In dieser Situation empfing Brian visuelle sensorische Information – er sah, daß eine Frau gepackt und geschüttelt wurde – Informationen, die sehr schnell an die Amy weitergeleitet wurden. Darauf reagierte die Amy mit: »Was zum Teufel ist da los?!« Die inneren Gefahrenidentifikationssensoren aktivierten sofort den Hippocampus und übermittelten ihm, was die Amy ohnehin »wußte«: »Das ist übel!«

Während die Amy das System auf einen Kampf vorbereitete, durchsuchte der Hippocampus alle in Brians Gedächtnis gespeicherten Erinnerungen, worunter sich eine Szene befand, in der seine Mutter von einem viel größeren Mann gepackt und geschlagen worden war. Weil dies für Brian ein so wichtiges Erlebnis gewesen war, übermittelte sein Präfrontalkortex, beeinflußt durch die ohnehin bereits in der Amygdala und im Hippocampus stattfindende schnelle Verarbeitung (Zheng et al. 2017), ein Signal zurück an die Amy, das besagte: »Ja, das ist wirklich übel!« Daraufhin ergriff die Amy sofort die Initiative, indem sie bei Brian eine

Warnleuchte aufblitzen ließ: »Du mußt das auf der Stelle unterbinden! Hilf der Frau!«

Allerdings agierte die Amy aufgrund von Informationen, die aus Brians Vergangenheit stammten, statt daß sie sich einen Überblick über wirklich aktuelle Informationen verschaffte, was in diesem Fall zur Folge hatte, daß sie die Situation falsch deutete (Gabard-Durnam et al. 2016; Tottenham & Gabard-Durnam 2017). Der größte Teil – nämlich 90 Prozent – dessen, was unser Gehirn wahrnimmt und wie es die Gegenwart erlebt, unterliegt dem Einfluß unserer Vergangenheit (Cozolino 2016/2017). Das bedeutet, daß die Amy, sobald sie eine potentielle Bedrohung spürt, die an eine Situation aus unserem bisherigen Leben erinnert, das Kommando selbst dann übernimmt, wenn die frühere Bedrohung in unserem gegenwärtigen Leben keinerlei Bedeutung mehr hat. Daraufhin reagieren wir mit Furcht, Rage oder Rückzug, bevor unser Denken auch nur die Chance hat, selbst aktiv zu werden und einen Kontext aufzuzeigen, der die vermeintliche Bedrohung entkräften könnte.

Die Amy reagiert so, weil sie unsere entschlossenste Beschützerin ist. Ihr geht es vor allem darum, unser Überleben zu sichern, selbst wenn wir dafür ein paar in der Situation weniger wichtige Dinge wie die Lebensqualität im betreffenden Augenblick opfern müssen. Die Amy stellt sich stets drei Fragen, die ich als ihre zentralen Werte bezeichnen möchte: »Bin ich in Sicherheit? Bin ich liebenswert? Kann ich erfolgreich sein?« Diese zentralen Werte beziehen sich nicht ausschließlich auf unsere individuelle Überlebensfähigkeit, sondern auch auf unsere Mitmenschen. Als Menschen brauchen wir einander, um überleben zu können. Deshalb ist unser Gehirn von Anfang an zu einer größeren Zahl von Verhaltensweisen in der Lage, von denen einige gut und andere weniger gut sind und die alle darauf abzielen, daß den genannten zentralen Werten Rechnung getragen wird.

Wenn die Amy auf potentielle Bedrohungen reagiert, aktiviert sie das Sympathische Nervensystem unseres Körpers, das uns in eine von vier der Überlebenssicherung dienende Arten der Reaktion auf Traumata versetzt: *Kampf, Flucht, Erstarren* oder *Unterwerfung*. Jede Reaktion, die darauf abzielt, das Überleben zu sichern, beginnt mit einer Orientierungsreaktion (Öhman et al. 2001), die wir uns als einen Scheinwerfer vorstellen können, der auf den entscheidenden Reiz gerichtet ist, während Thalamus und Amygdala ihre erste 75 Millisekunden dauernde Lagebeurteilung vornehmen. Aufgrund der Ergebnisse dieser Einschätzung wird dann eine der vier soeben genannten überlebenssichernden Reaktionen initiiert. Im *Kampf*-Modus treten wir in eine aggressive Konfrontation mit der wahrgenommenen Bedrohung ein, entweder in Form der Anwendung körperlicher Kraft oder indem wir emotional angreifen. Entscheiden wir uns für die *Flucht*, entfernen wir uns möglichst schnell von der Bedrohung und versuchen, ihr zu entkommen. Sind weder Kampf noch Flucht möglich, können wir in einen intensiveren *Erstarrungs*-Modus wechseln, der Dissoziation genannt wird und in dem wir die Verbindung zum gegenwärtigen Augenblick verlieren oder bewegungsunfähig werden, bis die Gefahr vorüber ist. Und schließlich haben wir auch noch die Möglichkeit, in einen *Unterwerfungs*-Modus zu wechseln, in dem wir bemüht sind, die Verursacher der Bedrohung zu beschwichtigen, sogar auf Kosten unseres eigenen Selbstwertgefühls, um jeden Konflikt zu vermeiden.

Neuroplastizität: Die Möglichkeit, im Gehirn neue Verbindungen herzustellen

Obgleich unser Gehirn so organisiert ist, daß es schmerzhaften und belastenden Augenblicken mehr Aufmerksamkeit schenkt – ein Phänomen, das als *Negativitäts-Bias* (Rozin & Royzman 2001) bezeichnet wird –, ist es nicht sinnvoll, in Anbetracht dessen die Hände zu erheben und zu sagen: »So ist mein Gehirn nun einmal, da kann ich gar nichts machen.« Zwar *ist* Ihr Gehirn so beschaffen – und meines im übrigen auch –, aber wir alle sind in der Lage, unser Gehirn zu verändern und es sogar zu heilen. Über diese unglaubliche Möglichkeit verfügen wir alle aufgrund des Neuroplastizität genannten Phänomens.

Noch vor hundert Jahren glaubten viele, menschliches Verhalten sei nichts weiter als eine Manifestation erlernter Reaktionen auf unsere Umgebung, und das Gehirn sei nur eine Black-Box – ein Behältnis für dieses Wissen. In diesem Kontext wurden alle Symptome, die mit Streß und anderen Aspekten der psychischen Gesundheit zusammenhingen, als einfach »erlernt« angesehen, und man war überzeugt, daß Menschen sie auch wieder »*ver*lernen« könnten. Allmählich wurde den Wissenschaftlern dann klar, daß das Gehirn in unseren jüngeren Jahren noch formbar ist und sich weiterhin entwickelt, womit das Wissen über die Gehirnentwicklung ein großes Stück weitergekommen war. Trotzdem herrschte weiterhin die Überzeugung vor, die Entwicklung sei nach dieser frühen Periode abgeschlossen und das Gehirn könne sich danach nicht mehr verändern.

In den 1990er Jahren, die als das »Jahrzehnt des Gehirns« bezeichnet worden sind, durchlief das neurowissenschaftliche Verständnis eine Transformation. Damals wurde klar, daß das Gehirn von Kindern zwar grundsätzlich flexibler und wandlungsfähiger ist, das menschliche Gehirn aber *in jedem Alter* Neues erlernen und sich verändern kann. Dies ist dem Neuroplastizität genannten Phänomen zuzuschreiben.

Es stimmt zwar, daß sich das Gehirn von Erwachsenen nicht mehr so leicht verändern kann wie das von Kindern und Jugendlichen, weil Erwachsene bereits so viel erlebt und aufgrund dessen ein gewaltiges Netzwerk von neuronalen Verbindungen entwickelt haben. Das menschliche Gehirn besteht aus etwa 86 Milliarden Neuronen, die alle jeweils Tausende von Verbindungen zu anderen Neuronen haben (Azevedo et al. 2009), und diese Verbindungen werden um so stärker, je länger sie existieren. Deshalb läßt die Plastizität des Gehirns mit zunehmendem Alter nach, es wird aber mit der Zeit nicht völlig unveränderbar. Die Möglichkeit, unser Gehirn resilient zu machen, erlangen wir, wenn wir die Macht der Neuroplastizität nutzen, und das können wir an jedem Tag.

Die Macht der Neuroplastizität kann darin bestehen, einige wenige neuronale Verbindungen zu reorganisieren, oder auch, das gesamte neuronale Netzwerk des Gehirns umzustrukturieren. Im Alltagsleben können wir das Wirken der Neuroplastizität beispielsweise beobachten, wenn wir den Umgang mit einem neuen Smartphone erlernen, oder wenn wir merken, daß wir allmählich in die Lage versetzt werden, mit jahrelangen posttraumatischen Belastungen und sogar mit physischen Schädigungen unseres Gehirns besser fertig zu werden (was ich aus persönlicher Erfahrung bestätigen kann). Die Neuroplastizität ermöglicht unserem Gehirn nicht nur, sich zu reorganisieren, indem sie neue neuronale Verbindungen entstehen läßt, sondern sie versetzt uns auch in die Lage, uns von alten Verbindungen zu lösen, die uns in unserem Leben in der Gegenwart keine guten Dienste mehr leisten. Um ein Gehirn auf diese Weise zu beeinflussen, braucht man weder Pillen noch Elektroden. Es erfordert nichts weiter als die Absicht, es zu tun (Crocker et al. 2013).

Nachdem wir nun ein wenig in unseren Maschinenraum geschaut haben und jenes elektrochemische Gebilde, das unser Gehirn ist, etwas besser kennen, werden wir uns in den folgenden Kapiteln eine Welt neuer Möglichkeiten erschließen, mit denen wir uns selbst heilen können. Wir werden lernen, Streß und Angst zu verringern, mit unangenehmen Emotionen besser fertig zu werden, Selbstmitgefühl zu entwickeln und zu anderen Menschen in Verbindung zu treten – und bei alldem werden wir neue neuronale Pfade schaffen, die unsere Resilienz stärken. Sie werden auf diese Weise lernen, die Hindernisse zu überwinden, die einem erfüllten Leben im Wege stehen.

2

Die Resilienz durch heilende Berührung stärken

»Gene, Zellen und neuronale Schaltkreise, die mit dem taktilen Empfinden verbunden sind, sind für die Entstehung unseres einzigartigen menschlichen Erlebens entscheidend.«

— DAVID J. LINDEN

Was ist Resilienz? Und warum ist sie wichtig?

Resilienz ist die Fähigkeit, mit Widrigkeiten, Tragödien, Bedrohungen oder starkem Streß gut fertig zu werden. Vereinfacht ausgedrückt beinhaltet Resilienz, daß wir schwierige Erlebnisse von uns abschütteln und uns davon erholen können. Resilient zu sein bedeutet nicht, daß wir keinerlei Schwierigkeiten und keinen Streß erleben werden, denn diese sind feste Bestandteile unseres Lebens. Es geht vielmehr darum, in einer solchen Beziehung zu unserem Geist, Körper und Selbstempfinden zu stehen, die uns in die Lage versetzt, mit derartigen Widrigkeiten umgehen und dadurch neue Entwicklungschancen entdecken zu können.

Vielleicht kennen Sie ja einen Menschen, den Sie für resilient halten – jemanden, der mit schmerzhaften Erlebnissen offenbar so umgehen kann, daß er sie überwindet. Doch so mühelos jemand mit Schwierigkeiten fertig zu werden scheint, ganz sicher ist er nicht schon mit dieser Fähigkeit geboren worden. Resilienz ist kein Charakterzug, sondern eine Fertigkeit, die jeder Mensch, also auch Sie, entwickeln kann. Das Erstaunliche an der Resilienz ist, daß sie – wie wissenschaftlich nachgewiesen wurde – etwas Gewöhnliches, nichts Außergewöhnliches ist.

Resilienz resultiert aus vielen Elementen und tritt von Mensch zu Mensch unterschiedlich in Erscheinung. Allerdings gibt es einige zentrale Fertigkeiten, auf die ich mich meist konzentriere, wenn ich jemandem helfe, Resilienz zu entwickeln (die folgende Aufstellung orientiert sich an einer Publikation der American Psychological Association [2020]):

1. **Sie müssen eine Beziehung zu Ihrem Geist und Körper unterhalten.** Das Wort *Beziehung* ist hier der Schlüssel. Wir bewegen uns in der Welt so häufig auf Autopilot und greifen nur aktiv ins Geschehen ein, wenn ein Reiz so stark, massiv oder lebhaft ist, daß er unsere Aufmerksamkeit auf sich zieht. Solch ein Reiz kann positiv sein, beispielsweise in Form der Freude, die uns erfüllt, wenn wir auf die Ankunft eines sehr guten Freundes warten; er kann aber auch negativer Art sein, etwa wenn wir unter dem Schmerz, den Liebeskummer verursachen kann, leiden.

   Auf Autopilot zu leben ist vielleicht in Ordnung, wenn man einmal rasch Lebensmittel einkaufen gehen will. Geht es jedoch um unsere persönlichen Beziehungen, um die Verwirklichung unserer Träume oder um die Entscheidung für eine von mehreren Problembewältigungsmethoden (etwa darum, ob man, um nach einem schwierigen Tag ein wenig Abstand zu gewinnen, ein Glas Wein trinken oder joggen soll), sollte man in einer aktiven Beziehung zu sich selbst stehen, damit man das Leben so gestalten kann, wie man es sich wünscht. Ihr Körper und Geist verfügen über eine unvorstellbare Menge an Informationen über Sie *und* die Welt, die Sie umgibt.

   Ein entscheidender Teil unserer Beziehung zu uns selbst ist, daß wir den Informationen vertrauen können, die Geist und Körper uns in einem bestimmten Moment zur Verfügung stellen. Denken Sie noch einmal an Wesleys Geschichte aus der Einleitung zurück. Wie hätte sich die Situation für ihn anders entwickeln können, wenn er über die Informationen über seine stärker werdende emotionale Reaktion schon verfügt hätte, bevor er aus dem Büro seines Chefs stürmte? Wie Sie in diesem Buch sehen werden, generiert die Wahrnehmung der Informationen, die Geist und Körper Ihnen liefern – was gleichbedeutend damit ist, daß Sie in einer Beziehung *zu sich selbst* stehen –, eine ungeheure Kraft, die Sie zur Stärkung Ihrer Resilienz nutzen können.

2. **Ein Gefühl persönlicher Handlungsfähigkeit entwickeln.** Erinnern Sie sich an eine Situation, in der Ihr Gehirn Ihnen gesagt hat: »Das ist geschafft!«? Das ist ein Ausdruck von Handlungsfähigkeit, das tief innen aufkommende Gefühl, daß Sie eine Situation gut bewältigt haben: ein wunderbares Gefühl, das Selbstvertrauen erzeugt und Stärke vermittelt.

   Leider ist dieses Gefühl für viele unter uns auch extrem flüchtig. Vor fast zwanzig Jahren erlebte ich einen solchen »Geschafft«-Augenblick in reinster Form. In meiner Zeit im College kaufte sich mein damaliger Verlobter John ein Bett von IKEA, und wie zu erwarten standen wir nach Abschluß des Abenteuers, ein solches Bett zusammenzubauen, mit zahlreichen überzähligen Befestigungsbolzen da, und merkwürdigerweise war ein Bein des Möbelstücks ein paar Zentimeter kürzer als die übrigen drei. Das neue wacklige Bett verursachte bei mir ein ebenso wackliges Vertrauen in seine Fähigkeit, mir zu einem guten Schlaf zu verhelfen.

Während ich dastand und entsetzt den Kopf schüttelte, zuckte John nur die Achseln. Er ging lässig zu seinem Schreibtisch, nahm ein Buch aus seinem Bücherregal und steckte es mit einem kecken Grinsen unter das zu kurze Bein des Betts. Während er das Bett leicht anhob, drehte er das Buch ein wenig, und ich sah auf dem Buchrücken seinen Titel: *Don't Sweat the Small Stuff … and It's All Small Stuff* (»Gib dich nicht zu sehr mit den Kleinigkeiten ab … und es geht immer nur um Kleinigkeiten« – der Titel der deutschen Ausgabe lautet: »Alles kein Problem«) von Richard Carlson. Dann ließ er sich lachend auf das nun stabil stehende Bett fallen und rief aus: »Es wird seinem Namen wirklich gerecht!« Dieser Mann wußte wirklich, wie man etwas schafft! Wenn wir handlungsfähig sind, können wir alle Probleme in »Kleinigkeiten« umwandeln.

3. **Wissen, daß man nicht allein ist, daß man um Hilfe bitten kann und daß man es verdient hat, dies zu tun.** Resiliente Menschen wissen, daß sie besser mit Problemen fertig werden, wenn sie von anderen Unterstützung, Feedback und Hilfe erhalten. Die alte Spruchweisheit »Zwei Köpfe sind besser als einer« ist absolut zutreffend. Resilienz macht sich auch in Situationen bemerkbar, in denen Sie in Schwierigkeiten sind und kämpfen müssen oder in denen Sie mit Ihren Plänen völlig scheitern und Sie, statt sich in Scham oder Selbstzweifeln zu ergehen, um Hilfe bitten.

   Viele Menschen glauben, stark zu sein bedeute, daß sie mit Schwierigkeiten ganz allein fertig werden müßten. Doch niemand von uns wird jemals in der Lage sein, die Welt völlig auf sich gestellt zu erobern. Wir brauchen unsere Freunde, Familienangehörigen, Kollegen und sogar Fremde. Natürlich brauchen wir, wenn wir um Hilfe bitten wollen, bestimmte Kommunikationsfertigkeiten, das Gefühl, in der Welt in Sicherheit zu sein, und uns muß klar sein, daß wir unter entsprechenden Umständen mit Zurückweisungen fertig werden können. Alles in allem ist das keine besonders leichte Aufgabe!

4. **Einen realistischen Plan entwickeln und ausführen können.** Wenn wir ganz und gar am Boden liegen, das Gefühl haben, nicht mehr weiter zu kommen, oder nicht mit unserem Geist und Körper in Kontakt sind, müssen wir einen realistischen Plan für ein realistisches Vorgehen entwickeln können – eine Beschreibung dessen, welches Ziel Sie erreichen wollen und welche Schritte Sie

dorthin bringen. Ganz gleich, ob Sie etwas so Simples planen wie einen Ölwechsel an Ihrem Auto oder etwas Größeres – beispielsweise ein seit zehn Jahren bestehendes Arbeitsverhältnis aufzugeben und sich selbständig zu machen –, ein Plan, wie Sie Ihr Ziel erreichen wollen, bringt Sie in jedem Fall auf den richtigen Weg. Sie arbeiten dann aktiv daran, Ihr Ziel zu erreichen. Wie ein angehender Läufer einem realistischen Trainingsplan folgen muß, um irgendwann an einem Marathon teilnehmen zu können, wirkt Resilienz unter anderem dadurch, daß wir realistische Pläne schmieden, um Entwicklung und Veränderung zu fördern.

Sicher ist Ihnen aufgefallen, daß die genannten Fertigkeiten miteinander verbunden sind und aufeinander aufbauen. In den folgenden Kapiteln werden Sie sich gründlicher mit diesen vier zentralen Aspekten befassen und spezifische Fertigkeiten, Werkzeuge und Techniken kennenlernen, die der Resilienz Ihres Gehirns zugute kommen. Sie werden sogar lernen, Ihre Gehirnwellenmuster zu verändern und so Ihr Gehirn nach Ihren Wünschen und Vorstellungen zu beeinflussen.

Sich von der Vergangenheit lösen, in der Gegenwart sein und Ihr Gehirn resilient machen

Im vorigen Kapitel wurde erwähnt, daß 90 Prozent dessen, wie wir den gegenwärtigen Augenblick erleben, von unserer Vergangenheit bestimmt werden. Das ist deshalb so, weil unser Gehirn neuronale Autobahnen – aus miteinander verbundenen Gehirnzellen bestehende Informationsverarbeitungs-Netzwerke – baut, die auf unseren früheren Erlebnissen basieren. Diese werden benutzt, um Vorgänge in der Gegenwart zu verstehen. Hätten wir diese neuronalen Autobahnen nicht, würde unser Gehirn von einer solchen Menge an Informationen überspült, daß es die in einem bestimmten Augenblick eintreffenden Informationen nicht alle verarbeiten könnte. Zwar ermöglichen diese Strukturen dem Gehirn, sich in der Welt zu bewegen, aber sie können auch starken Streß verursachen.

Wenn Sie beunruhigende, schmerzhafte oder beängstigende Dinge erlebt haben, überprüft die Amy diese Erlebnisse vorrangig, wenn ein Geschehen im gegenwärtigen Augenblick sie an in der Vergangenheit erlebten Schmerz erinnert. Das bedeutet: Wenn Ihre neuronalen Schnellstraßen von früher erlebten schmerzhaften Augenblicken geprägt sind, unterliegt Ihr Leben in der Gegenwart möglicherweise ebenfalls einer Streßbelastung. Und weil das überlebenssichernde Gehirn deutlich schneller Informationen verarbeitet als das denkende Gehirn, kann Ihnen die

Möglichkeit, die Streßnachwirkungen zu überwinden, als in weiter Ferne liegend oder sogar völlig unmöglich erscheinen.

Möglich ist es aber trotzdem.

Wollen Sie die Resilienz Ihres Gehirns stärken, müssen Sie versuchen, die Gegenwart vom Streß der Vergangenheit zu trennen und neue neuronale Verbindungen zu schaffen, die zur Grundlage einer unbeschwerteren Zukunft werden sollen. Sie isolieren zu diesem Zweck im Grunde alte neuronale Verbindungen, die Ihnen nicht mehr von Nutzen sind, und schaffen neue, die Ihnen helfen. Indem Sie neue neuronale Verbindungen schaffen, bringen Sie Ihr Gehirn dazu, diese häufiger zu benutzen.

Ein wichtiger Teil dieses Prozesses besteht darin, daß Sie zu erkennen lernen, wann Sie im Sinne für Sie problematischer früherer Erlebnisse auf den gegenwärtigen Augenblick reagieren – mit anderen Worten: wann Sie in den Kampf-, Flucht-, Erstarrungs- oder Unterwerfungsmodus wechseln. Sofern Sie nicht mit einer massiven Gefahr für Leib und Leben konfrontiert sind, wollen Sie wahrscheinlich nicht, daß die Amy sich übermäßig in Ihr Denken und Fühlen in einem bestimmten Augenblick einmischt. Wenn Sie auf dem besten Weg sind, über eine Klippe ins Leere zu treten, wollen Sie zweifellos, daß die Amy Sie massiv warnt. Da jedoch die meisten Augenblicke in unserem Alltagsleben keine lebensbedrohlichen Situationen sind, ist es in der Regel wünschenswert, daß Ihr denkendes Gehirn eine Chance erhält, aktiv zu werden und Gelegenheiten zu nutzen, resilienzfördernde Entscheidungen zu treffen.

Im weiteren Verlauf dieses Buches werde ich Ihnen Werkzeuge vorstellen, die Ihrer Amygdala helfen, sich zu beruhigen, wenn sie gestreßt ist – und die Ihnen helfen, sich aus einem Kampf-, Flucht-, Erstarrungs- oder Unterwerfungszustand zu befreien – und Ihnen ermöglichen, neue resilienzfördernde neuronale Verbindungen zu schaffen, die Ihr denkendes Gehirn aktivieren. Ich werde Ihnen erläutern, wie Sie die Neuroplastizität nutzen können, indem ich Ihnen die Arbeit mit einigen von mir selbst entwickelten Werkzeugen beibringe, die Ihnen ermöglichen, sich von Ihrer Vergangenheit zu lösen und sich zu zentrieren. Zunächst möchte ich nun eine mir besonders wichtige Neuroplastizitätsübung erläutern, die veranschaulicht, wie Sie in Ihrem Gehirn neue neuronale Verbindungen schaffen können, indem Sie sich auf ein positives Erlebnis besinnen.

ÜBUNG

Ein Lächeln finden

Suchen Sie sich einen angenehmen Ort, um dort zu sitzen, und schließen Sie sanft die Augen, oder senken Sie den Blick. Sobald Sie in diesem Zustand heimisch geworden sind, können Sie sich vergegenwärtigen, wie Sie sich momentan fühlen. Lassen Sie Ihr Gewahrsein vom obersten Punkt Ihres Kopfes allmählich bis zu den Zehenspitzen wandern. Achten Sie auf die Energie – die Präsenz Ihres Geistes und Körpers – in diesem Augenblick.

1. Lassen Sie Ihren Geist nun über den vergangenen Tag oder die vergangene Woche schweifen, und visualisieren Sie das Lächeln eines Menschen, dem Sie begegnet sind. Es kann das Lächeln von jemandem, den Sie kennen und lieben, sein, aber auch das Lächeln eines Fremden. Vielleicht ist es das Lächeln eines Kindes. Oder die herzliche Begrüßung eines Haustiers bei Ihrer Heimkehr von der Arbeit.
2. Steht Ihnen solch ein Lächeln vor Augen, dann machen Sie es zum Fokus Ihrer Aufmerksamkeit. Heißen Sie das Erlebnis des Lächelns willkommen. Stellen Sie fest, ob Sie den Wunsch verspüren, selbst mit einem Lächeln darauf zu antworten, oder ob Sie innerlich eine Veränderung verspüren, während Sie vor Ihrem inneren Auge mit dem Lächeln interagieren. Registrieren Sie ein Gefühl der Entspannung oder Wärme?
3. Finden Sie heraus, ob dieses Lächeln eine Farbe hat oder ob es mit einer Energie verbunden ist. Manifestieren Sie die Farbe oder Energie in Ihrem Geist und Körper, während Ihre Aufmerksamkeit weiterhin auf das Lächeln gerichtet ist. Atmen Sie sanft in die Präsenz des Lächelns hinein, und laden Sie es ein, zu einem Bestandteil Ihres inneren Zustandes zu werden. Stellen Sie sich nun vor, daß Sie die Energie dieses Lächelns mit jedem sanften Einatmen in sich aufnehmen.
4. Richten Sie dann Ihr Gewahrsein wieder auf Ihren Körper. Beginnen Sie damit am obersten Punkt Ihres Kopfes, und bewegen Sie sich von dort durch den gesamten Körper bis zu den Zehen hinab. Wählen Sie dabei vier Körperbereiche, die Sie mit jenem Lächeln begrüßen wollen: *Hallo Nase. Hallo Kinn, alter Freund. Schön, daß ich euch sehe, Ellbogen. Grüß euch, Knie!* Was nehmen Sie unterdessen in Ihrem Geist und Körper wahr? Verändert sich etwas?

5. Atmen Sie noch einmal sanft ein, und richten Sie Ihre Aufmerksamkeit erneut auf das vorherige Lächeln, wobei Sie abermals auf seine Farbe und Energie achten.
6. Fahren Sie so lange fort damit, Ihre Beziehung zu dem gewählten Lächeln zu vertiefen, wie Sie wollen, und heißen Sie dann Ihren Atem willkommen, um das Erlebte zu vertiefen:

   - Atmen Sie tief durch die Nase ein, und zählen Sie 1, 2, 3, 4.
   - Halten Sie die Luft zwei Zählzeiten lang an.
   - Atmen Sie sanft durch den Mund aus, und zählen Sie 1, 2, 3, 4, 5, 6.
   - Verweilen Sie mit entleerter Lunge zwei Zählzeiten lang.
   - Und wiederholen Sie die ganze Sequenz.

7. Wenn Sie zum gegenwärtigen Augenblick zurückkehren, fällt Ihnen dann auf, daß sich Ihr emotionaler Zustand nach Ausführen der Übung verändert hat? Machen Sie sich in den freien Zeilen weiter unten ein paar Notizen. Ich empfehle Ihnen, sich ein wenig umzuschauen und das unscheinbare Lächeln zu finden, das Sie überall erwartet. Dies wird Ihnen helfen. Sie machen Ihr Gehirn resilienter, da seine Verbindung zu Ihren positiven Erlebnissen gestärkt wird.

Die Geist-Körper-Verbindung – mehr als ein abstraktes Konzept

Tief im Gehirn befindet sich ein Insel genannter Bereich. Man könnte die Insel als Verbindung zwischen Geist und Körper bezeichnen. Sie erfüllt viele Funktionen, aber ihre wichtigste Aufgabe ist, emotionale Inhalte mit sensorischen Empfindungen zu verbinden. Sie ermöglicht uns somit, zu spüren und zu verstehen, was in unserem Körper vor sich geht, beispielsweise wenn wir uns hungrig fühlen oder wenn uns kalt ist, und mit solchen Empfindungen dann eine bestimmte Bedeutung zu verbinden. Dieser Vorgang wird Interozeption genannt, und es handelt sich um eine Art Innenwahrnehmung; er ist für uns alle deshalb wichtig, weil er uns hilft, ein Selbstgefühl zu entwickeln.

Bei der Übung *Ein Lächeln finden* war Ihre Insel aktiv und hat Ihnen ermöglicht, sich in die Beziehung zwischen Ihrem Geist und Körper einzustimmen. Gezielt unterschiedliche Körperbereiche zu begrüßen spornt unser Gehirn dazu an, sich in die Vorgänge in unserem Inneren einzustimmen und den vielfältigen Informationen Aufmerksamkeit zu schenken, die unser erstaunlicher Körper für uns bereithält. In späteren Kapiteln werden wir uns noch eingehender damit beschäftigen, daß das Abgeschnittensein vom eigenen Körper zu vielen unerwarteten Schwierigkeiten führen kann. Durch Übungen wie diese helfen wir unserem Gehirn, resiliente und gesunde neuronale Verbindungen zu priorisieren, von denen wir uns wünschen, daß sie die Interaktion unseres Gehirns und Körpers mit der Welt prägen.

Ich möchte Ihnen nun eine Übung vorstellen, die sich mit Ihrer Geist-Körper-Verbindung beschäftigt und Ihnen ermöglicht, sich mit Hilfe der Atmung im gegenwärtigen Augenblick zu zentrieren. Ihr Körper atmet ständig, und Ihr Atem verankert Sie im gegenwärtigen Augenblick. Aber ist Ihnen schon einmal aufgefallen, daß Ihre Atmung in Streßsituationen flacher wird? Oder daß Sie in besonders extremen Fällen sogar völlig zu atmen aufhören? Dieses instinktive Verhalten signalisiert der Amy blitzschnell, daß etwas nicht in Ordnung ist. Es ist wichtig, eine bewußte Beziehung zur Atmung aufzubauen, damit Sie auch in schwierigen Situationen regelmäßig atmen können. Gelingt Ihnen dies, üben Sie sich in der Anwendung der ersten für die Resilienz zentralen Fertigkeit: zu Ihrem Geist und Körper in Beziehung zu treten, statt auf Autopilot zu agieren.

ÜBUNG

Atemgewahrsein

1. Nehmen Sie eine Haltung ein, in der Sie einige Minuten bequem verweilen können. Lassen Sie zu, daß sich Ihre Augen sanft schließen. Falls Sie sich mit geöffneten Augen wohler fühlen, können Sie auf den Boden schauen. Lassen Sie zu, daß sich Ihre Augen entspannen.
2. In den nächsten Minuten brauchen Sie nichts herauszufinden, keine Probleme zu lösen und nichts Spezielles zu tun. Es reicht völlig aus, präsent zu sein und darauf zu achten, wie Ihr Körper atmet.
3. Legen Sie eine Hand auf Ihr Herz oder einen anderen Körperbereich, in dem Sie eine Berührung als angenehm und beruhigend empfinden. Beispielsweise können Sie die Arme vor der Brust verschränken und sich mit den Händen an den Schultern festhalten, als würden Sie sich selbst umarmen.
4. Achten Sie während der Selbstumarmung darauf, wie Ihr Atem ein- und ausströmt. Achten Sie bei jedem Atemzug auf die kleine Pause und den Augenblick der Ruhe am Punkt des tiefsten Einatmens und des vollständigen Ausatmens. Sie können Ihren Atemrhythmus bei dieser Übung jederzeit beeinflussen.
5. Entspannen Sie nun die Muskeln im Bauch, im Brustkorb, im Kiefer und in der Stirn. Und lassen Sie zu, daß Sie ein wenig langsamer und tiefer als normalerweise atmen. Versuchen Sie, den Empfindungen, die das Atmen verursacht, vom Beginn des Einatmens bis zum vollständigen Ausatmen zu folgen.
6. Registrieren Sie neugierig, wo in Ihrem Körper Sie den Atem spüren. Falls Ihr Geist schweift – was völlig normal ist –, kehren Sie zum Erleben des Atmens von Augenblick zu Augenblick zurück.
7. Beobachten Sie Ihre Atmung drei bis vier Atemzyklen lang. Bleiben Sie der Atembewegung in Ihrem Körper gewahr, sorgen Sie dafür, daß Ihr Geist dem Atem in Ihrem Körper folgt, und geleiten Sie Ihr Gewahrsein immer wieder zurück in diese Präsenz. Notieren Sie anschließend, was Sie bezüglich dessen, wie Sie sich fühlen, beobachtet haben.

Die Einbeziehung achtsamer Berührung in Ihr Resilienzförderungsprogramm

In die vorige Übung habe ich ein wenig von dem, was wir *achtsame Berührung* nennen, hineingeschmuggelt – ich meine damit die Hand auf dem Herzen und die Selbstumarmung. So etwas mag Ihnen als ein wenig simpel erscheinen, aber Untersuchungen haben gezeigt, daß Berührung ein sehr wirksames Heilungswerkzeug ist, das den Spiegel der Streßhormone, den Blutdruck, Schmerzen und die Symptome einer Depression verringern kann (Ditzen et al. 2007; Dunbar 2010; Gallace & Spence 2010; Grewen et al. 2005; Pawling et al. 2017). Der Grund ist, daß Berührungen die Produktion eines chemischen Botenstoffes, des Oxytocin, stimulieren, der Gefühle der Liebe, des Vertrauens und der Nähe fördert (Walker et al. 2017).

Achtsame Berührung ist im Grunde eine Art psychosensorischer Therapie; dabei werden sensorische Informationen (statt sprachlicher oder chemischer Mittel) benutzt, um auf Stimmungen, Empfindungen, Denken und Verhalten von Menschen einzuwirken. Eine Technik achtsamer Berührung, die ich in diesem Buch häufig einsetze, ist das *Self-Havening*. Dies ist die Bezeichnung für beruhigend wirkende Berührungen in vier Körperbereichen, die offenbar besonders stark auf taktile Stimulation reagieren: die Stirn, die Wangen, die Schultern und die Hände (Harper 2012).

Die Havening-Berührung verringert durch Veränderung des elektrochemischen Zustandes Ihres Gehirns (Sumich et al. 2022) die Auswirkungen von Schmerz und Streß auf Geist und Körper und verstärkt zugleich das Wohlbefinden. Durch Self-Havening ermöglichen Sie Ihrem Gehirn ein beruhigend wirkendes Bad in Wohlgefühl, und letztlich erschließen Sie Ihrer Amygdala einen sicheren Hafen, in dem sie heilen kann. (Das ist der Ursprung des Namens *Havening*.)

Wir schauen uns nun im Detail an, wie diese Arbeit vonstatten geht.

1. Die erste Berührung besteht in einem simplen Reiben der Handflächen gegeneinander, als würden Sie sich die Hände waschen.
2. Die zweite Berührung besteht in einer sanften Selbstumarmung. Dazu verschränken Sie die Arme vor dem Brustkorb, greifen mit den Händen über die Schultern und bewegen sie von dort wiederholt langsam an den Oberarmen entlang zu den Ellbögen.
3. Die dritte Bewegung ähnelt der Art von Berührung, die Sie möglicherweise ausführen, wenn Sie eine Träne abwischen oder wenn Sie eine Gesichtsmassage erhalten. Lassen Sie Ihre Hände zunächst über dem Nasenrücken zusammenkommen, und bewegen Sie die Finger von dort über die Wangen sanft nach außen.

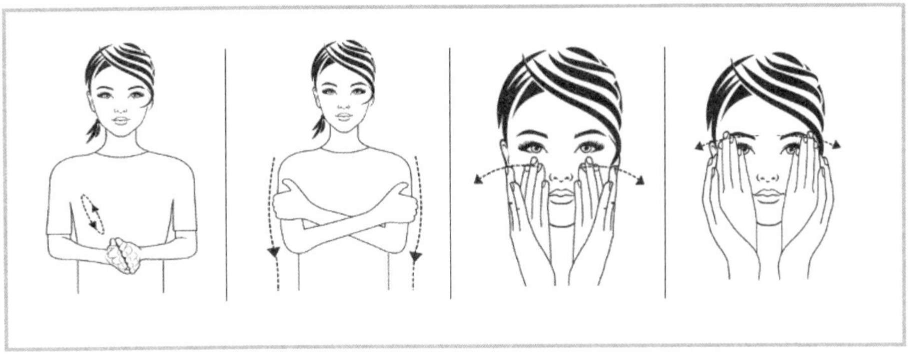

4. Die vierte Berührungsart ähnelt der dritten, Sie bewegen Ihre Hände allerdings diesmal über die Stirn, im Bereich unmittelbar über den Augenbrauen, wobei Sie beide Hände ebenfalls wieder zu den Seiten bewegen.

Falls Ihre Bewegungen ein wenig ruckartig sind, können Sie sie in umgekehrter Reihenfolge (4.–1.) ausführen, und zwar jeweils fünfmal – also fünfmal die Stirn berühren, dann fünfmal von der Nase aus in Richtung der Wangen streichen, dann fünfmal von den Schultern abwärts über die Oberarme streichen, und schließlich fünfmal die Handflächen reiben. Kehren Sie danach zum Anfang zurück, und wiederholen Sie die Sequenz. Manchmal fällt Übenden auf, daß ihr Geist und Körper eine bestimmte Art von Self-Havening-Berührung als besonders gut empfindet. Bei anderen wechselt die bevorzugte Berührungsart je nach aktueller Situation. Beispielsweise empfinde ich nach einem besonders langen Arbeitstag Berührungen der Stirn als besonders beruhigend; schlafe ich hingegen unruhig, bevorzuge ich das Berühren der Arme.

Das Ausführen der beschriebenen Bewegungen ist eine wunderbare Möglichkeit, die Insel zu aktivieren, sich in der Interozeption zu üben und so Ihre Beziehung zu Ihrem Körper zu vertiefen. Fokussieren Sie Ihre Aufmerksamkeit nach innen, und stellen Sie fest, welche Art von Berührung Ihnen besonders zusagt. Sie können sich auch von Ihren natürlichen Reaktionen auf Streß oder Angst leiten lassen. Neigen Sie beispielsweise dazu, die Hände zu ringen oder an den Fingernägeln zu kauen, werden Sie vielleicht im Havening eine angenehme Alternative finden. Und wenn Sie oft Spannungen im Bereich der Stirn oder des Kiefers verspüren, könnte Havening des Gesichts ein geeignetes Mittel zur Auflösung von Anspannung sein. Der wichtigste Aspekt des Self-Havening besteht darin, eine liebevolle Verbindung zu sich selbst herzustellen und sich Aufmerksamkeit zu schenken. Schließlich geht es auf dieser ganzen Reise einzig und allein um Sie.

Self-Havening ist eine hochwirksame Heilmethode, die Sie in Verbindung mit Meditation und anderen therapeutischen Übungen benutzen können, um die vier zentralen Aspekte von Resilienz zu stärken. Wir werden das Self-Havening nun mit Hilfe von zwei Übungen eingehender erforschen, die eine geführte Meditation einschließen. In der ersten Übung sollen Sie lernen, durch bewußte Umdeutung eines Streßnarrativs Resilienz in schwierigen Augenblicken zu aktivieren. Die zweite Übung soll Ihnen helfen, einen gewünschten Geisteszustand zu fördern, den Sie häufiger im Alltag erleben wollen. Ein Aspekt des Self-Havening, der mir besonders gefällt, ist, daß es uns ermöglicht, die Vergangenheit zu heilen, die Gegenwart zu schaffen und die Zukunft für Gehirn und Körper zu entwickeln.

ÜBUNG

Aus schwierigen Augenblicken lernen

1. Beginnen Sie mit der Anwendung der Self-Havening-Berührungen. Weil Sie durch Self-Havening Ihr Muskelgedächtnis entwickeln, empfehle ich, die Berührungen in folgender Sequenz auszuführen: Reiben Sie zuerst die Handflächen gegeneinander; verschränken Sie anschließend die Unterarme vor dem Brustkorb, und lassen Sie die Unterarme dann am gegenüberliegenden Oberarm entlang zu den Ellbögen gleiten; bewegen Sie danach die Finger beider Hände von der Nasenwurzel über die beiden Wangen nach außen; und wiederholen Sie diese Fingerbewegungen anschließend von der Mitte der Stirn zu den Seiten hin. Wenn Sie schon wissen, wo Berührungen für Sie am angenehmsten sind, oder wenn Sie diesen Bereich während der Übung entdecken, können Sie sich natürlich darauf konzentrieren. Das Wichtigste ist, während der ganzen Übung mit dem Self-Havening fortzufahren.
2. Setzen Sie die Self-Havening-Berührungen fort, und beziehen Sie nun Ihre Atmung ein:
   - Atmen Sie tief durch die Nase ein, und zählen dabei 1, 2, 3, 4.
   - Halten Sie zwei Zählzeiten lang die Lunge vollständig gefüllt.
   - Atmen Sie sanft durch den Mund aus, und zählen Sie dabei 1, 2, 3, 4, 5, 6.
   - Halten Sie die Lunge zwei Zählzeiten lang vollständig entleert.
   - Wiederholen Sie die gesamte Sequenz einmal.
3. Denken Sie nun an die letzten Tage, und suchen Sie in dieser Zeitspanne nach einem Augenblick, in dem Sie mit für Sie schwierigen Empfindungen oder Emotionen konfrontiert waren. Sobald Sie solch einen Augenblick gefunden haben, können Sie ihn zum Zentrum Ihrer Aufmerksamkeit machen.
4. Fokussieren Sie auf die Empfindungen, die für Sie mit diesem schwierigen Augenblick verbunden sind. Versuchen Sie, nicht zu tief in die Geschichte über Ihr Erlebnis einzutauchen, denn diese Erzählung ist Sache Ihres narrativen, denkenden Gehirns. Treten Sie statt dessen zu Ihrem überlebenssichernden Gehirn in Kontakt, indem Sie sich auf die durch jenen schwierigen Augenblick geweckten Gefühle und Empfindungen konzentrieren. Falls Sie merken, daß sich Gedanken in Ihr Erleben einschleichen, können Sie diese in Wolken verwandeln,

davontreiben lassen und den Fokus anschließend wieder auf die mit diesem schwierigen Moment verbundenen Gefühle richten.

5. Während Sie die mit diesem Augenblick verbundenen Gefühle willkommen zu heißen beginnen, atmen Sie dreimal tief, und zwar sanft durch die Nase ein und durch den Mund aus. Fahren Sie dabei mit der Self-Havening-Berührung fort.
6. Stellen Sie nun fest, welches in jenem Augenblick empfundene Gefühl am stärksten war. Machen Sie dieses Gefühl zum neuen Zentrum Ihres Gewahrseins. Stellen Sie sich vor, dieses Gefühl sei ein alter Freund, der in Ihrer Welt auftaucht und Ihnen eine Botschaft übermittelt. Sie können das Gefühl sogar begrüßen: »Hallo, alter Freund. Danke, daß du mir mitgeteilt hast, daß du hier bist.«
7. Während Sie mit der beruhigenden und liebevollen Self-Havening-Berührung fortfahren, richten Sie die Aufmerksamkeit nun auf die Gedanken, die Sie bezüglich dieses Gefühls haben. Was geschieht in Ihrem Geist? Entwickelt er angesichts dieses Gefühls ein bestimmtes Narrativ? Wenn ja, dann heißen Sie diese Erzählung willkommen. Sie lehrt Sie etwas über Ihre Vergangenheit, und diese Erzählung ist aus Ihrer Überlebendenexistenz entstanden – es handelt sich also um eine Erzählung über Ihre Resilienz.
8. Heißen Sie drei weitere tiefe und sanfte Atemzüge willkommen, wobei Sie durch die Nase ein- und durch den Mund ausatmen. Und laden Sie Ihren Geist ein, zu erforschen, ob er eine andere Beziehung zu dieser Erzählung entwickeln kann. Könnten Traurigkeit und Verlustempfindungen nicht auch Gelegenheiten zur Herstellung von Verbindungen und zum Wachsen sein? Könnten Sie Angst und Streß nicht nutzen, um Zuversicht und Stärke zu entwickeln? Ganz gleich, um welches Gefühl oder um welches Narrativ es sich handelt, fragen Sie sich, ob das, was Sie jetzt erleben, zu groß ist, als daß Sie damit fertig werden könnten. Wie Ihre Antwort auch ausfallen mag, denken Sie daran, daß Sie in diesem Augenblick dabei sind, damit fertig zu werden! Sie sind hier und setzen sich mit diesem Gefühl auseinander, und das macht intensive Arbeit erforderlich!
9. Kehren Sie nun zu Ihrer Atmung zurück, und achten Sie darauf, daß Sie trotz dieses Gefühls weiter atmen, denn auch dieses Gefühl wird vorübergehen. Sie haben heute nichts weiter vor, als das Gefühl und die mit ihm verbundene Erzählung zu beachten.
10. Beschreiben Sie in den folgenden Leerzeilen das Gefühl, das bei Ihnen aufgetaucht ist, und die damit verbundene alte Erzählung.

11. Wir werden nun damit anfangen, eine neue, von Resilienz geprägte Erzählung für Sie zu entwickeln. Was würden Sie beim nächsten Auftauchen dieses Gefühls gern darüber denken? Haben Sie beispielsweise beim letzten Auftauchen des Gefühls Angst verspürt und sich gesagt: »Ich kann das nicht schaffen«, könnten Sie sich nun statt dessen sagen: »Einen Versuch ist es wert.« Wie hätten Sie sich angesichts dieses Erlebnisses anders fühlen können, wenn diese anderen Gedanken präsent gewesen wären?

12. Nehmen Sie sich ein wenig Zeit, um Ihre Dankbarkeit angesichts der unglaublichen Kraft der Selbstheilung zum Ausdruck zu bringen, die Ihr Geist und Körper bergen: *Danke, Gehirn. Danke, Körper.*

ÜBUNG

Wie Sie Ihr Gehirn auf Erfolg vorbereiten können

Sie haben sich soeben einige Zeit mit einem schwierigen Gefühlszustand beschäftigt. Nun wenden wir uns einer resilienzstärkenden Übung zu, in der Sie sich darauf konzentrieren, einen emotionalen Zustand, den Sie sich wünschen, zu entwickeln.

1. Setzen Sie sich bequem hin, und richten Sie Ihr Gewahrsein auf die Atmung. Im Moment brauchen Sie nichts zu verändern – es reicht völlig, wenn Sie Ihren aktuellen Seinszustand erleben, wie er Hier und Jetzt ist.
2. Beginnen Sie mit der Anwendung der beruhigenden Self-Havening-Berührung – wobei Sie Hände, Arme und Gesicht in beliebiger Reihenfolge berühren. Fahren Sie während der ganzen Übung mit diesen Berührungen fort.
3. Machen Sie sich mit der Situation vertraut, und nehmen Sie sich einen Moment Zeit, um Ihrem Körper bewußt Ihre Dankbarkeit zu zeigen. Dankbarkeit dafür, daß sich Ihre Lunge ausdehnt und zusammenzieht, während Sie sanft atmen. Dankbarkeit dafür, daß Ihre Muskeln Ihnen ermöglichen, sich in dieser Welt zu bewegen. Dankbarkeit dafür, daß die mikroskopisch kleinen Zellen Sauerstoff nutzen, um Ihren Körper mit Energie zu versorgen, ihn zu heilen und zu regenerieren. Dankbarkeit dafür, daß Sie wach und lebendig sind. Stellen Sie fest, wo im Körper Sie Dankbarkeit empfinden, einschließlich der Farbe der Dankbarkeit, ihrer Energie und ihrer liebevollen Präsenz.
4. Entwickeln Sie nun bewußt eine heilende Atmung.
   - Atmen Sie sanft durch die Nase ein, während Sie 1, 2, 3, 4 zählen. Und halten Sie die Atemluft dann zwei Zählzeiten lang in der Lunge zurück.
   - Atmen Sie sanft durch den Mund aus, und zählen Sie dabei 1, 2, 3, 4, 5, 6. Verweilen Sie anschließend zwei Zählzeiten mit vollständig entleerter Lunge.
5. Lassen Sie die Atmung zu ihrem normalen Rhythmus zurückkehren. Achten Sie darauf, wie Ihre beruhigenden Self-Havening-Berührungen einen ruhigen Zustand erzeugen, der sich ideal für die Entwicklung einer Intention für Geist und Körper eignet.
6. Stellen Sie nun fest, welche Emotion oder welchen Seinszustand Sie in Ihrem Leben gern häufiger erleben würden. Vielleicht handelt es sich um ein Gefühl

der Ruhe oder des Friedens oder um die Fähigkeit, stärker zu fokussieren. Vielleicht haben Sie aber auch den Wunsch, mehr Energie zu spüren. Stellen Sie beim Erforschen dieser Möglichkeiten fest, ob Ihnen eine Situation in den Sinn kommt, in der Sie diesen Zustand schon einmal verkörpert haben.

7. Sobald Sie Ihren bevorzugten Zustand identifiziert haben, können Sie ihn ins Zentrum Ihrer Aufmerksamkeit rücken. Stellen Sie fest, ob eine Farbe oder eine Energie damit verbunden ist. Laden Sie Ihren Geist ein, diese Möglichkeit zu erforschen. Vielleicht ist es ein leuchtendes Blau oder ein sanftes, leuchtendes Weiß. Vielleicht ist sogar eine Bewegung damit verbunden, etwa in Form von Wasserblasen oder eines Lichtschimmers.
8. Stellen Sie sich vor, Sie atmen die Farbe oder Energie ein und heißen sie in Ihrem Geist und Körper willkommen. Und während Sie angesichts dieser Energie präsent sind, können Sie sich fragen: »Was wäre, wenn ich ... wäre?« Ergänzen Sie diese Frage mit dem gewählten Zustand. Denken Sie noch einmal darüber nach: »Was wäre, wenn ich ... wäre?« Stellen Sie sich vor, Sie bewegen sich durch diesen neuen Tag mit seinen Herausforderungen und Chancen, begleitet von dem gewählten Zustand mit seiner Farbe oder Energie, und Sie fragen sich unterdessen weiter: »Was wäre, wenn ich ... wäre?«
9. Während Sie hinsichtlich des gewählten Zustandes Ihre Absicht festlegen, können Sie darauf achten, ob ein Gegenstand oder Symbol diesen Seinszustand repräsentiert, etwa ein Wasserfall oder Sonnenaufgang. Atmen Sie sanft ein, und ermöglichen Sie dem Symbol und seiner wunderschön farbigen Energie, sich mit Ihrem Geist und Körper zu verbinden. Stellen Sie sich vor, daß sich das Symbol in Ihnen ausbreitet, während Sie langsam ausatmen.
10. Atmen Sie erneut langsam und sanft ein und anschließend aus. Vergegenwärtigen Sie sich die neue Möglichkeit, dieses Erlebnis zu verkörpern. Danken Sie der Energie, diesem Seinszustand, mit einem weiteren sanften Atemzug für seine Präsenz, und vergegenwärtigen Sie sich, daß Sie den gewünschten Geisteszustand jederzeit entwickeln können.
11. Heißen Sie erneut einen sanften Atemzug willkommen.
    - Atmen Sie durch die Nase ein, und zählen Sie 1, 2, 3, 4. Behalten Sie die Luft anschließend zwei Zählzeiten lang in der Lunge.
    - Atmen Sie durch den Mund sanft aus, und zählen Sie 1, 2, 3, 4, 5, 6. Halten Sie dann mit entleerter Lunge zwei Zählzeiten lang inne.
12. Lassen Sie die Atmung zu ihrem normalen Rhythmus zurückkehren, und laden Sie Ihr Gewahrsein in Ihrem Raum sanft ein, in diesen Augenblick im Hier und Jetzt zurückzukehren.

Nach Abschluß dieser Sequenz von Self-Havening-Übungen ist es nützlich, wenn Sie noch einmal zu Ihren Aufzeichnungen im Rahmen der Übung *Aus schwierigen Augenblicken lernen* zurückkehren und erneut über diesen schwierigen Augenblick nachdenken. Fällt Ihnen dabei etwas auf? Hat sich etwas verändert? Vielleicht sind Sie weniger beunruhigt, wenn Sie sich an den Moment erinnern; oder an die Stelle der Angst ist sogar Ihr bevorzugter Gefühlszustand getreten. Könnte Ihnen dieser neue Gefühlszustand helfen, die Erzählung, die Sie über das Erlebnis entwickelt haben, zu verändern? Nehmen Sie sich ein wenig Zeit, um sich weitere Notizen über eventuell in diesem Zusammenhang erlebte Veränderungen zu machen.

Falls Sie noch keine Veränderungen bemerken, ist das kein Problem. Sie stehen noch ganz am Anfang Ihrer Reise zur Heilung, und auch das (bisherige) Ausbleiben von Veränderungen liefert Ihnen wichtige Informationen darüber, wie Sie Ihr System auf seinem Weg zur Heilung am besten unterstützen können.

Im weiteren Verlauf dieses Buches werden Sie im Rahmen vieler Übungen einzuschätzen gebeten, wie stark Ihr Unbehagen oder Leiden in einem bestimmten Augenblick ist. Mit diesen Informationen können Sie Ihre Fortschritte verfolgen, und außerdem hilft Ihnen die Einschätzung zu erkennen, in welchem Gefühlszustand Sie sich in einem bestimmten Augenblick im Alltagsleben befinden. Es folgt die Beschreibung des so genannten Emotionsthermometers – eine Skala, anhand derer Sie Ihre emotionale Aktivierung einschätzen können. Auf ihr bedeutet der Wert 0, das Sie völlig entspannt sind und sich wohl fühlen, und der Wert 10 steht für das höchstmögliche Maß an Leiden, Furcht, Angst, Wut oder Unbehagen, das Sie jemals im Leben empfunden haben.

Das Emotionsthermometer

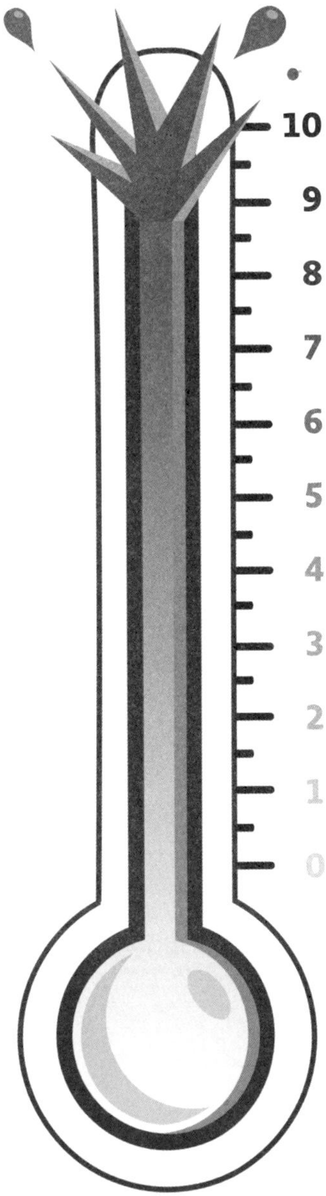

10 Ich habe das Gefühl, keine Kontrolle mehr zu haben. Ich kann nicht atmen. Die Situation ist unerträglich.

9 Ich bin völlig verzweifelt. Ich weiß nicht, was ich tun soll.

8 Meine Gefühle dominieren jetzt meine Gedanken und mein Verhalten. Das mag ich nicht.

7 Ich bin so aufgebracht, daß ich nicht ignorieren kann, wie ich mich fühle. Das ist mir sehr unangenehm.

6 Ich fühle mich emotional erregt. Es fällt mir schwer, meine Aufmerksamkeit zu fokussieren.

5 Ich fühle mich emotional aufgebracht, kann aber noch tun, was ich tun muß.

4 Etwas zieht meine Aufmerksamkeit auf sich.

3 Ich fühle mich angesprochen. Was gerade geschieht, ist für mich wichtig.

2 Ich bin wachsam. Ich weiß, daß etwas im Gange ist.

1 Ich bin präsent. Ich bin bewußt.

0 Ich fühle mich ruhig und entspannt.

Ein paar letzte Gedanken: Ihr Gehirn versucht zwar, für Ihre Sicherheit zu sorgen, kann Sie aber unabsichtlich in große Schwierigkeiten bringen, wenn die Amy das Steuer übernommen hat. Deshalb sollten Sie sich bemühen, die Amy wieder in einen ausgeglichenen Zustand zu versetzen, in dem sie ruhig ist, sich wohl fühlt und Ihre Umgebung in angemessener Form auf eventuelle Gefahren untersuchen kann (und Sie in Ihrem Bemühen, in Ihrem Leben zu erblühen, unterstützt). Sie wollen zwar nicht das Gleichgewicht verlieren, wollen aber andererseits in der Lage sein, am Rand einer hohen Klippe zu stehen und sich wohlzufühlen, sogar begeistert darüber, daß Sie dort stehen, und Sie wollen den Anblick, der sich Ihnen bietet, genießen! Im weiteren Buch werden Sie viele Möglichkeiten kennenlernen, sich in diesen Zustand der Balance zu versetzen, schwierige Augenblicke in Chancen für die Befähigung zu verwandeln. Zunächst werden wir jedoch besser zu verstehen lernen, wie Gehirn und Körper gut mit Streß fertig werden – und warum dies manchmal nicht gelingt.

3

Die Resilienzzone

Das Gehirn mit Hilfe von Streß resilienter machen

»Wenn dir etwas nicht gefällt, dann verändere es. Wenn du es nicht verändern kannst, dann verändere deine Einstellung.«

— Maya Angelou

Die Resilienzzone: Aufblühen oder bloßes Überleben?

Ihr Gehirn entwickelt sich ständig weiter. Es findet stets Möglichkeiten, sich Ihren Bedürfnissen anzupassen. Das verdanken wir der Macht der Neuroplastizität. Wenn Sie Ihr Leben möglichst gut leben wollen, reicht die bloße Überlebenssicherung nicht aus, Sie müssen dann auch daran arbeiten aufzublühen. Als ursprünglich nur Überlebende, aber schließlich Aufblühende kann ich Ihnen versichern, daß zwischen diesen beiden Seinszuständen ein wichtiger Unterschied besteht.

Überleben beinhaltet, daß Sie den Herausforderungen, mit denen das Leben Sie konfrontiert, ins Auge sehen – daß Sie diese durchstehen, statt ihnen zu erliegen, was grundsätzlich positiv ist. *Aufblühen* beinhaltet mehr, als sich den Herausforderungen des Lebens zu stellen, nämlich durch sie etwas zu lernen, durch sie zu wachsen und sich dann neuen Herausforderungen zu stellen – solchen, die für Sie persönlich wichtig sind und denen Sie sich stellen wollen. Wenn Sie eine bewußte Beziehung zu Ihrem Gehirn und Körper unterhalten, können Sie den Raum finden, in dem Sie aufblühen, was auch »in der eigenen Resilienzzone sein« (Miller-Karas 2015) genannt wurde. Ein Faktor, der Sie aus dieser Zone entfernen kann, ist Streß – und dieser ist, wie wir alle wissen, eines der Phänomene, die wir Menschen generell am häufigsten erleben.

Aber Streß ist nicht grundsätzlich schlecht. Er kann sogar positiv wirken, denn er fördert Motivation, Begeisterung, Tatendrang und Engagement. Wenn Sie Streß empfinden, weil Sie ein Jucken verspüren, kratzen Sie sich. Wenn eine bevorstehende Verabredung mit einem potentiellen Partner bei Ihnen Streß erzeugt, nehmen Sie das zum Anlaß, um sich zu duschen. Schwerwiegendere Probleme können entstehen, wenn Streß Ihr Denken beeinflußt, denn dann kann die Amygdala die Situation ihrer Kontrolle unterwerfen und Sie hindern, die Resilienz stärkende Entscheidungen zu treffen.

Stellen Sie sich vor, Sie müssen für Ihr Leitungsteam eine wichtige Präsentation durchführen, die morgens um 9.00 Uhr beginnen soll. Sie sind so begeistert über diese großartige Chance, daß Sie in der Nacht davor kaum schlafen. Weil Sie um 8.30 Uhr im Büro eintreffen wollen, bleibt Ihnen viel Zeit, sich vorzubereiten, den Konferenzraum zu inspizieren, die Technik auf Funktionsfähigkeit zu überprüfen usw.

Aber …

Sie überhören morgens den Wecker, springen aus dem Bett, stoßen sich auf dem Weg ins Bad am Türpfosten eine Zehe. Autsch! Dann jagen Sie Ihren zehnjährigen Sohn aus dem Bett, denn der hat ebenfalls verschlafen, und zunehmend frustriert fällt Ihnen auf, daß er sein Zimmer noch immer nicht aufgeräumt hat. Zusammen mit Ihrer Partnerin schaffen Sie es schließlich, die ganze Familie in die Gänge zu bringen, doch als Sie sich eine Tasse Kaffee eingießen und dann darauf warten, daß sich die Familie zum Aufbruch bereit macht, gießen Sie sich den Kaffee über ihr perfekt gebügeltes Hemd.

Als Sie daraufhin wieder die Treppe hinaufrasen, um sich ein frisches Hemd anzuziehen, hören Sie aus dem Zimmer Ihres Sohnes einen Aufschrei: »Ich finde meine Schuhe nicht!« Das läßt augenblicklich wieder Ihre Frustration über das Durcheinander im Schlafzimmer Ihres Sohnes aufleben. Aber Sie entscheiden sich, diese neue Krise zu ignorieren, wechseln rasch das Hemd und seufzen enttäuscht auf, weil Sie nun auf das eigens für die bevorstehende wichtige Präsentation ausgesuchte Outfit verzichten müssen. Auf dem Rückweg nach unten kommen Sie erneut am Zimmer Ihres Sohnes vorbei. Seine Schuhe sind immer noch nicht aufgetaucht, und er hat noch nicht einmal seine Schulsachen zusammengepackt. Der Streß an diesem ereignisreichen Morgen ist zwar schon wieder verflogen, aber Ihre Frustration nimmt nun überhand, und Sie brüllen: »Pack' endlich dein Zeug zusammen, und dann los – *jetzt*!« Ihr Sohn reagiert auf diesen plötzlichen Angriff verblüfft, starrt Sie an, blafft dann zurück: »Warum bist du immer so böse? Du bist schrecklich!« und schlägt Ihnen die Tür vor der Nase zu.

Sie schauen auf Ihre Uhr und merken, daß Ihnen die Zeit davonläuft. Deshalb brüllen Sie durch die geschlossene Tür: »Das Auto fährt in fünf Minuten los. Sieh zu, daß du darin sitzt. Sonst mußt du eine Woche auf dein Handy verzichten!« Ihnen ist klar, daß nun eine nicht besonders freundliche Antwort folgen wird, aber Sie ignorieren sie und stapfen die Treppe hinunter.

Als Sie in die Küche zurückkehren, sitzt Ihre Partnerin da und genießt eine Tasse Kaffee. Ihr Zorn flammt erneut auf, weil Ihre Frustration ein neues Ziel gefunden hat. »Warum hilfst du eigentlich nie mit, hier ein paar Dinge zu regeln. Ständig muß ich alles allein erledigen!« Ihre Partnerin ist angesichts des unerwarteten Angriffs ebenso verblüfft wie zuvor Ihr Sohn. Sie schaut Sie zunächst schockiert an und fühlt sich dann verletzt.

Als Sie zum Tisch gehen und Ihre Aktentasche nehmen, sehen Sie, daß jemand die Kaffeepfütze beseitigt, Ihnen frischen Kaffee in einem Becher fürs Auto hingestellt, die Autoschlüssel dazugelegt und mit einem Zettel mit der Aufschrift »Du wirst das großartig machen, Schatz!« garniert hat. Sie schauen Ihre Partnerin an, die nun den Blickkontakt meidet, und Scham überfällt Sie. Sie fragen sich, warum Sie sich so unmöglich benommen haben, und vergegenwärtigen sich die Verletztheit im Blick der beiden Menschen, die Sie am meisten lieben. Sie verlassen das Haus, in eine dunkle Wolke von Emotionen versunken.

Haben Sie schon einmal solch einen Morgen erlebt? Ich stelle mir so etwas gern als Domino-Effekt von Streß vor. Natürlich hätte schon jedes einzelne der geschilderten Erlebnisse belastend gewirkt, doch in ihrer Gesamtheit sind sie besonders schädlich. Das ist deshalb so, weil Ihre Amygdala, sobald Ihr Gehirn mit Streß konfrontiert wird, stärker in den Informationsverarbeitungsprozeß involviert wird. Dies hat zur Folge, daß Sie immer aufgebrachter werden und Ihr Denken immer stärker beeinträchtigt wird (LeDoux 2003/2003).

Wenn die Amy in Streßsituationen die Führung übernimmt, kann es passieren, daß sie Sie aus Ihrer Resilienzzone vertreibt und Sie in einen *Hyper*arousal- oder *Hypo*arousalzustand versetzt. In einem *Hyperarousal*zustand können Sie sich agitiert, ängstlich, übermäßig reaktiv außer Kontrolle und verzweifelt fühlen, und Ihr Denken kann zerstreut und unklar sein. In einem *Hypo*arousalzustand können Sie sich wie betäubt, benebelt, depressiv, erschöpft und unmotiviert fühlen, und manchmal werden Sie sogar von sehr schmerzhaften Emotionen wie Schuld- und Schamgefühlen heimgesucht. So unterschiedlich diese beiden Gefühlszustände erscheinen mögen – denn Hyperarousal basiert auf einem Zustand starker Energie und Hypoarousal auf einem Zustand schwacher Energie –, werden doch beide von der Amygdala gespeist. Die beiden Zustände sind Extremformen von Selbstschutz.

HYPERAROUSAL

überaktiv, unklare Gedanken, emotional erschüttert, ängstlich

↑ aufstrebend ↑

RESILIENZZONE

Der Körper befindet sich in einem optimalen Zustand.

Er kann sowohl zum Verstand als auch zu den Emotionen in Kontakt treten.

↓ abwärtsstrebend ↓

HYPOAROUSAL

depressiv, lethargisch, unmotiviert, betäubt, benebelt, erschöpft

Im Idealfall streben Sie Ihrer Resilienzzone zu – dem Raum zwischen Hyperarousal und Hypoarousal –, wo Sie zu Ihren Emotionen und Ihrem Verstand gleichermaßen Kontakt aufnehmen können. Dies ist der Zustand, in dem Sie *aufblühen* können. Doch jeder Mensch wird gelegentlich aus seiner Resilienzzone vertrieben oder gedrängt. Falls das passiert, und Sie merken, daß Sie sich verschließen oder sich aufregen, sollten Sie vor allem nicht in Panik geraten. Sie erhalten in solchen Momenten nämlich wichtige Informationen darüber, was Sie zum betreffenden Zeitpunkt brauchen. Ihr Gehirn hißt nämlich eine gelbe Fahne, und die signalisiert: »Heh, aufgepaßt! Da stimmt etwas nicht!« Dadurch erhalten Sie die Möglichkeit, sich über Ihren aktuellen emotionalen Zustand klar zu werden. Solchen Botschaften neugierig zuzuhören ist der erste Schritt auf dem Weg zurück in Ihre Resilienzzone.

Noch eine gut gemeinte Warnung: Sie werden im Laufe der Reise, durch die dieses Buch Sie führt, sehen, daß der Aufenthalt in der Resilienzzone nicht bedeutet, daß Sie immer glücklich sein werden. Zu erblühen heißt nicht, daß Sie ständig glücklich oder auch nur gelassen sein werden. Es geht vielmehr darum, mit allen Emotionen, also auch den unangenehmen, in Kontakt zu sein, denn dann können Sie sich problemlos an jede mit Streß verbundene Situation anpassen und Werkzeuge benutzen, die Sie in Ihre Resilienzzone zurückführen, wenn Sie aus ihr herausgedrängt worden sind.

Reaktion auf emotionale Trigger

Heutzutage wird von uns allen erwartet, daß wir 24 Stunden täglich, an sieben Tagen wöchentlich und an 365 Tagen im Jahr telefonisch erreichbar sind. Zwar profitieren wir in vielerlei Hinsicht von technischen Fortschritten, doch hat sich unsere Physiologie nicht einmal annähernd im gleichen Tempo weiterentwickelt. Der ständige Druck, jederzeit für andere Menschen erreichbar sein zu müssen, hat eine überwältigende Wirkung auf unser Nervensystem. Wir alle kennen das erschrockene Zurückzucken, wenn das Signal für eine neu eintreffende SMS oder eMail ertönt, wenn das Telefon sich meldet oder wenn wir einmal wieder mit dem ständig zunehmenden Berg ungelesener eMails konfrontiert werden. Alle diese Dinge sind für uns emotionale Trigger – sie konfrontieren uns mit immer neuen Erwartungen.

Auch wenn nicht alle Mitteilungen, die uns erreichen, für uns unangenehm sind, zeigt unser Unmut oder unsere Frustration beim Eintreffen immer neuer SMS, eMails oder Anrufe, daß wir aus unserer Resilienzzone gedrängt worden sind. An solchen Tagen sind wir alle für die Wirkungen zusätzlicher Stressoren deutlich anfälliger. Und das bedeutet nichts anderes, als daß wir mehr Dinge als belastend empfinden, wenn wir uns außerhalb unserer Resilienzzone befinden.

Das gilt auch für emotionale Trigger aus der Vergangenheit, die uns aus unserer Resilienzzone vertreiben. Vergessen Sie nie, daß 90 Prozent des gegenwärtigen Augenblicks auf Dingen basiert, die unser Gehirn durch frühere Erlebnisse gelernt hat. Falls Sie in der Vergangenheit Dinge erlebt haben, die in irgendeiner Hinsicht etwas, das Sie in der Gegenwart erleben, ähneln, merkt Ihr überlebenssicherndes Gehirn möglicherweise nicht, daß Sie nicht mehr in der Vergangenheit festsitzen, und das hat zur Folge, daß es so reagiert, als würde es bedroht.

Wenn Sie aus Ihrer Resilienzzone gedrängt werden, können Sie sich im Sinne einer simplen »A + B = C«-Gleichung vorstellen, was dann geschieht:

A. Ein **a**ktivierendes Ereignis findet statt.

B. Ihr Gehirn *(**b**rain)* und Ihr Körper *(**b**ody)* initiieren infolge des aktivierenden Ereignisses eine elektrochemische Reaktion, die zur Ausschüttung von Adrenalin und Kortisol in Ihrem Körper führt, was die Aktivierung Ihres überlebenssichernden Gehirns zur Folge hat.

C. Sie entwickeln ein **C**oping-Verhalten oder versuchen, mit den Streßhormonen, die Ihr Nervensystem überfluten, fertig zu werden. Sie werden feststellen, daß ein solches Coping-Verhalten nützlich wie auch schädlich sein kann.

Wir schauen uns nun an einem Beispiel die konkreten Auswirkungen der obigen Gleichung an. Sie kommen an einem Donnerstag von der Arbeit nach Hause und freuen sich schon darauf, sich während des dreitägigen Wochenendes zu entspannen. Doch bevor Sie sich hinsetzen, um sich ein wenig zu erholen, werfen Sie einen Blick auf die SMS und eMails auf Ihrem Handy.

A. In einer Mail teilt Ihre Chefin Ihnen mit, daß Sie am Wochenende ein paar Extraschichten übernehmen müssen. Sie sagt, dies sei unvermeidbar, weil sich einige andere Mitarbeiter krank gemeldet hätten und außer Ihnen niemand diese Arbeit übernehmen könne. Das zusätzliche Geld wäre Ihnen zwar sehr willkommen, aber Sie haben sich natürlich auf die freien Tage gefreut, und Sie bräuchten diese auch eigentlich für sich.
B. *Soviel zu meinem dreitägigen Wochenende! Ich bekomme nie die Zeit für mich, die ich dringend brauche.* Sie schäumen vor Wut. Ihr Herz klopft, während Sie das Handy vom Tisch schieben, so daß es auf dem Fußboden landet und gegen den Kühlschrank knallt.
C. Während Sie aufstehen, um das Handy wieder in Besitz zu nehmen, denken Sie: *Ach ja, im Kühlschrank muß noch ein kalter Sixpack Bier sein. Genau das, was ich jetzt brauche.* Sie nehmen sich ein Dose Bier, öffnen sie und versuchen, sich eine Episode Ihrer Lieblingsshow im Fernsehen anzuschauen, um für eine Weile zu vergessen, was Ihnen bevorsteht.

Kommt Ihnen das bekannt vor? Wir alle kennen wohl ähnliche Situationen.

Unser Gehirn ist klug. Wenn wir es sich selbst überlassen, findet es die schnellste und leichteste Möglichkeit, mit einer belastenden Situation fertig zu werden, und dabei ist es ihm gleichgültig, ob seine Präferenz das für uns langfristig beste Resultat wählt. A + B = C.

Aber was ist, wenn wir diese Gleichung ein wenig verändern?

Nun kommt D ins Spiel: ein wünschenswerteres *(more* ***d****esirable)* Coping-Verhalten oder eine entsprechende Reaktion. Wenn Sie damit fortfahren, die in diesem Buch beschriebenen Übungen auszuführen, können Sie lernen, die »A + B = C«-Muster in Ihrem Leben zu entdecken und sie in »A + B = D«-Muster zu verwandeln. Dazu müssen Sie sich in Ihren Geist und Körper einstimmen und herausfinden, wie es sich anfühlt, wenn Sie an den Rändern Ihrer Resilienzzone tanzen, ständig in Gefahr, aus ihr herausgestoßen zu werden. Sie werden lernen, die für solche Augenblicke charakteristischen körperlichen und emotionalen Empfindungen zu erkennen, die sich einstellen, bevor Sie nach einer bestimmten Weinflasche, Ihrer Kreditkarte, einer Fernbedienung für das Fernsehen oder einer Zigarette greifen. (Ich selbst höre in solchen Momenten ein Knistern in meiner Brust, und ein Bekannter hört in seinen Ohren ein Rauschen.)

Wenn Ihre körperlichen und emotionalen Reaktionen in aktivierenden Augenblicken Sie neugierig machen, sind Sie dabei, Ihre Beziehung zu Geist und Körper zu vertiefen. Außerdem schaffen Sie neue Möglichkeiten zu proaktiver Heilung – Gelegenheiten, anders zu entscheiden, die Gleichung zu verändern, sich für ein Coping-Verhalten zu entscheiden, das Ihr Leiden in einem bestimmten Augenblick lindert, ohne sich katastrophal auf Ihre Zukunft auszuwirken. Das kann ein Spaziergang leisten, eine tiefere Art zu atmen oder ein Anruf bei einem Freund.

Ein weiteres nützliches Coping-Werkzeug, das helfen kann, emotionale Reaktivität und Streß zu verringern, ist *CPR für die Amygdala* (*CPR for the Amygdala*® ist eine Abkürzung für *Creating Personal Resilience for the Amygdala).* Ich habe dieses Programm zusammen mit Kollegen entwickelt, um Menschen helfen zu können, sich auf liebevolle und proaktive Weise zu engagieren, wenn ihr überlebenssicherndes Gehirn die Kontrolle übernimmt. Dieser simple und doch sehr wirksame »Brain-Hack« kann Ihnen helfen, schnell in die Resilienzzone zurückzukehren.

CPR für die Amygdala

CPR für die Amygdala soll Ihnen helfen, Ihr körperliches und emotionales Gleichgewicht wiederzuerlangen, wenn Sie unter starkem Streß leiden. Ich nutze die achtsame Berührung des Self-Havening in Verbindung mit *Denkspielen*, durch die Sie Ihre Gedanken von einem emotional aktivierend wirkenden Erlebnis ablenken können. Diese Funktion kann im Grunde jede Art von kognitiver Ablenkung erfüllen, wenn sie das Arbeitsgedächtnis in Anspruch nimmt. Das ist wichtig, weil die Amy, wenn sie in den Überlebenssicherungsmodus wechselt, alle Ressourcen des Arbeitsgedächtnisses nutzt, um den aktuellen Stressor mit allen früheren belastenden und schmerzhaften Erlebnissen zu vergleichen. Da Menschen bekanntlich nur jeweils sieben Informationen gleichzeitig in ihrem Arbeitsgedächtnis präsent halten können (Miller 1956), können wir die Streßreaktion stoppen, indem wir ihm etwas anderes zu tun geben, während wir die Amy durch achtsame Berührung beruhigen (de Voogd & Hermans 2022).

Sie werden nun eine Ablenkungsübung kennenlernen und erleben, wie stark Ihr Arbeitsgedächtnis Ihre Aufmerksamkeit in Beschlag nehmen kann.

1. Stellen Sie sich vor, Sie halten einen Basketball in Händen. Achten Sie auf sein Gewicht, seine Oberflächenbeschaffenheit, seine Größe und seinen Geruch.

2. Stellen Sie sich nun vor, Sie dribbeln mit Ihrem Ball fünfmal und schießen dann einen Korb. Zählen Sie beim Dribbeln jeweils den Aufprall – 1, 2, 3, 4, 5 –, und werfen Sie den Ball schließlich in den Korb.
3. Wiederholen Sie die Übung nun mit der anderen Hand. Dribbeln Sie fünfmal, zählen Sie im Geiste mit, und werfen Sie den Ball in den Korb.

Indem Sie zum sensorischen Erlebnis des Dribbelns und des Ballwurfs in Verbindung treten, nutzen Sie die Ressourcen Ihres Arbeitsgedächtnisses, um sich im Geiste zu vergegenwärtigen, was Sie erleben. Je mehr sensorische Komponenten und konkrete Struktur eine Ablenkung umfaßt, um so effektiver wirkt sie. Ihr primäres Ziel ist, dafür zu sorgen, daß Sie alle Ressourcen, über die Ihr Arbeitsgedächtnis verfügt, nutzen, um die Streßreaktion der Amy aufzulösen. Wenn Ihre Amygdala sich ausreichend beruhigt hat, kann Ihr Denken wieder aktiv werden und Ihnen so ermöglichen, die Situation im gegenwärtigen Augenblick einzuschätzen und logische Schlußfolgerungen zu entwickeln. Sobald die Amy nicht mehr entscheidet, was geschieht, steht Ihnen wieder Ihr gesamtes Gehirn zur Verfügung. Ich weiß nicht, wie es Ihnen geht, aber ich persönlich brauche mein vollständiges Gehirn, um die ganze Schönheit und Komplexität des Lebens erleben und genießen zu können.

Eine leicht umsetzbare Möglichkeit, *CPR für die Amygdala* in Ihre Übungsroutine zu integrieren, besteht darin, sich das Akronym SNAP für »schnippen« zu merken, was suggeriert, daß Sie Ihre Amygdala aus einer Streßreaktion herausschnippen. Das Protokoll der *CPR für die Amygdala* umfaßt in diesem Sinne vier Schritte:

- Spüren *(**s**ense)* Sie in das emotionale Erlebnis der Aktivierung, des Leids oder der Beunruhigung hinein.
- Achten *(**n**otice)* Sie auf die Intensität des Erlebnisses, und ordnen Sie es auf einer Skala von 0 bis 10 ein.
- Anwenden *(**a**pply)* der Self-Havening-Berührungen
- Beschäftigen *(**p**reoccupy)* Sie Ihr Gehirn mit Brain Games, um Aufmerksamkeit und Fokus umzulenken.

Bei der folgenden einführenden Übung zu *CPR für die Amygdala* wird zur Ablenkung Atemarbeit genutzt.

ÜBUNG

CPR für die Amygdala – Übung zur Einführung

1. **Sense:** Vergegenwärtigen Sie sich, was in Ihnen vor sich geht. Was geschieht in Ihrem Geist und Körper? Lassen Sie Ihr Gewahrsein vom obersten Punkt Ihres Kopfes bis zu den Zehenspitzen hinabwandern. Falls Sie sich momentan völlig ruhig fühlen (was gut für Sie wäre!), können Sie sich vorstellen, daß Sie Ihre persönliche Version eines stressigen Morgens erleben, so wie er früher in diesem Kapitel ausgemalt wurde. Wenn ich mir auch nur vorstelle, daß ich zu einer Besprechung zu spät kommen werde, schießt mein Streß extrem in die Höhe.
2. **Notice:** Wie stark ist in diesem Augenblick Ihre emotionale Aktivierung? Wo auf dem in Kapitel 2 vorgestellten Emotionsthermometer sehen Sie sich momentan? Notieren Sie die Zahl hier: ________
3. **Apply:** Beginnen Sie mit dem Self-Havening, indem Sie sanft und achtsam Ihre Handflächen, die Oberarme und das Gesicht berühren, wobei Sie in jeder Ihnen angenehmen Reihenfolge zwischen diesen drei Bereichen wechseln können. In Schritt 4 werden Sie mit dem Self-Havening fortfahren.
4. **Preoccupy:** Sie fahren mit dem Self-Havening fort und steuern nun mit Hilfe einer simplen Atem- und Zählübung Ihre Aufmerksamkeit und beschäftigen Ihren Geist. Atmen Sie während der Übung möglichst durch die Nase ein und durch den Mund aus. Die folgenden Angaben zur Dauer der einzelnen Atemphase sind nur Vorschläge. Sie können die Zeitspannen so verlängern oder abkürzen, wie es für Sie persönlich am besten ist. Arbeiten Sie aber möglichst darauf hin, länger aus- als einzuatmen.

   a. Atmen Sie sanft ein:
      - Zählen Sie beim Einatmen 1, 2, 3.
      - Halten Sie die Luft zwei Zählzeiten in der Lunge.
      - Zählen Sie beim Ausatmen 1, 2, 3, 4, 5.

   b. Atmen Sie erneut sanft ein:
      - Zählen Sie beim Einatmen 1, 2, 3, 4.
      - Halten Sie die Luft zwei Zählzeiten in der Lunge.
      - Zählen Sie beim sanften Ausatmen 1, 2, 3, 4, 5, 6.

c. Atmen Sie noch ein drittes Mal ein und fahren dabei mit dem Self-Havening weiter fort:
   - Einatmen und zählen, 1, 2, 3.
   - Zwei Zählzeiten Luft anhalten.
   - Ausatmen und zählen, 1, 2, 3, 4, 5.

5. Wenn Sie Schritt 4 abgeschlossen haben, können Sie mit dem Self-Havening aufhören und sich erneut der Vorgänge in Ihrem Inneren bewußt werden. Fallen Ihnen irgendwelche Veränderungen auf? Schätzen Sie erneut das Niveau Ihrer emotionalen Aktivierung von 0 bis 10 ein: ________. Hat sich der Wert seit der letzten Einschätzung verändert? Was fällt Ihnen sonst noch auf?

Entwickeln Sie Ihr persönliches CPR-Programm

In der vorigen Übung haben Sie das Self-Havening in Verbindung mit einer simplen Atemübung praktiziert, um herauszufinden, wie sich eine achtsame, resiliente Interaktion mit Ihnen selbst anfühlt. Wenn Sie jedoch Ihre Resilienz stärken, Ihr Gehirn in einem reaktiven Zustand beruhigen und Ihre Beziehung zu sich selbst vertiefen wollen, ist es wichtig, ein persönliches CPR-Programm zu entwickeln.

Sie können zwischen vier grundsätzlichen Arten von Brain Games wählen, wenn Sie die Ressourcen Ihres Arbeitsgedächtnisses nutzen und das Grübeln der Amy stoppen wollen: (1) Bewegungsübungen, (2) kategoriale oder narrative Aktivitäten, (3) Zahlenspiele und (4) Sing- oder Wortspiele. Natürlich ist es wichtig, daß Sie sich für Ablenkungsmethoden entscheiden, die für Sie persönlich besonders geeignet sind. Falls Sie mit Sing- oder Wortspielen nichts anfangen können, ist das kein Problem. Ignorieren Sie diese Kategorie dann einfach. Wichtig ist auch, Spiele zu wählen, die Sie einerseits interessieren, aber andererseits auch nicht zu schwer sind, denn Sie wollen Ihre Amygdala ja nicht noch stärker unter Streß setzen. Haben Sie beispielsweise Angst vor mathematischen Aufgaben, streßt es Ihre Amygdala möglicherweise noch stärker, wenn Sie versuchen, große Zahlen zu multiplizieren; in solch einem Fall wäre es besser, auf simple Zählaufgaben zurückzugreifen.

In der folgenden Übung werden Sie weitere Möglichkeiten für Brain Games kennenlernen, die Ihnen bei der Zusammenstellung eines Fundus an persönlichen Ablenkungsmethoden helfen könnten.

ÜBUNG

CPR für die Amygdala – Eine Liste geeigneter Ablenkungsmethoden

Wenn Sie eine Liste für Sie persönlich besonders geeigneter Brain Games zusammenstellen wollen, sollten Sie sich die folgende Liste anschauen und sich darüber klar werden, welche dieser Möglichkeiten Sie gern selbst ausprobieren möchten. Natürlich können Sie die Liste durch eigene Ideen ergänzen. Kehren Sie anschließend zur CPR-Einführungsübung zurück, und führen Sie Schritt 4 derselben unter Verwendung von drei Brain Games aus, die Sie im weiteren Verlauf der hier vorliegenden Übung ausgewählt haben.

Bei den Bewegungsübungen sollten Sie versuchen, jede Bewegung etwa 20 Mal auszuführen. Bei den übrigen Spielen empfiehlt es sich, die Ablenkungen laut auszusprechen, weil die Ressourcen Ihres Arbeitsgedächtnisses dadurch noch stärker einbezogen werden.

Bewegungsübungen

- Mit einem Basketball dribbeln
- Muscheln sammeln am Strand
- Auf dem Wasser Steine hüpfen lassen
- Stock-Holen spielen mit Ihrem Hund
- Den Yoga-Sonnengruß ausführen
- Gewichte heben
- Einen Ball ins Tor schießen
- Golfbälle schlagen
- Eine Treppe hinauf- und hinabsteigen
- ______________________________
- ______________________________
- ______________________________
- ______________________________
- ______________________________

Kategoriale oder narrative Aktivitäten

- Alphabetspiele (von A bis Z möglichst viele Namen, Lebewesen, Künstler, Autoren, Musiker, Orte, Städte, Länder, Autos, Früchte oder Gemüsesorten auflisten)
- Die Zutaten für Ihr Leibgericht benennen
- Die Schritte einer Aktivität, die Ihnen Freude macht, benennen (z. B. Fischen, ein Pferd aufzäumen, Fotografieren)
- Möglichst viele Farben benennen (z. B. himmelblau, purpur, oliv)
- ________________________________
- ________________________________

Zahlenaufgaben

- Addieren und Subtrahieren (um jeweils 2, 4, 5 usw.)
- Multiplikationstabellen abarbeiten
- Etwas in der Umgebung zählen (z. B. vorüberfahrende Autos, Bücher in einem Regal, wie oft Ihr Hund mit dem Schwanz wedelt)
- Zahl der Tage vor einem bestimmten Datum berechnen (z. B. vor Ihrem Geburtstag oder vor einem Feiertag)
- ________________________________
- ________________________________

Sing- oder Wortspiele

- Singen oder Summen Ihrer Lieblingslieder
- Rezitieren von Kinderversen
- Vorwärts- und Rückwärtsbuchstabieren von Wörtern
- Liste von zehn lautmalerischen Wörtern wie *zapp* oder *zisch* zusammenstellen
- Ein Wort auswählen und dann möglichst viele Wörter, die sich darauf reimen, suchen.
- Mit den in Ihrem Vor- und Nachnamen enthaltenen Buchstaben möglichst viele Wörter bilden
- ________________________________
- ________________________________

Jetzt folgt das wirklich Aufregende: Man könnte denken, daß *CPR für die Amygdala* nichts weiter als ein Werkzeug ist, mit dem man im gegenwärtigen Augenblick das Nervensystem beruhigen und in die Resilienzzone zurückgelangen kann. Es gibt aber auch deutlich längerfristige Auswirkungen. *CPR für die Amygdala* verändert das elektrochemische Klima im Gehirn so, daß eine *proaktive* Heilwirkung entsteht – die Resilienz wird vertieft, und das Gehirn wird vor zukünftigen Stressoren geschützt. Der wissenschaftliche Name für dieses Phänomen ist Depotenzieren, was beinhaltet, daß dabei die Wirkung jener kleinen Neuronen rückgängig neutralisiert wird, welche Ihr Gehirn auf die Schnellstraße der Furcht gebracht haben (Ruden 2019). Der wirkmächtigste Aspekt dieses Werkzeugs ist vielleicht, daß es Sie nicht nur in der gegenwärtigen Situation beruhigt, sondern Sie auch darauf vorbereitet, in Zukunft mit unvermeidbaren Stressoren fertig zu werden.

Wir werden uns nun einer weiteren CPR-Übung zuwenden, die darauf abzielt, eine Emotion oder Empfindung, die Sie nach einem unangenehmen Erlebnis weiter quält, zu zerstreuen oder zu lindern.

ÜBUNG

CPR für die Amygdala: Linderung nach einem unangenehmen Ereignis

1. **Sense:** Spüre in ein früheres Erlebnis von emotionaler Aktivierung, Leid oder Beunruhigung hinein. Dieses wird als »Ziel« der Übung bezeichnet. Weil Sie gerade erst lernen, die Übung auszuführen, empfehle ich Ihnen, zunächst ein Ereignis zu wählen, dem Sie auf dem Emotionsthermometer maximal den Wert 5 zuordnen.
2. **Notice:** Achten Sie auf die Intensität des Erlebnisses, und ordnen Sie es auf einer von 0 bis 10 reichenden Skala ein: _______ .
3. **Apply:** Führen Sie die Self-Havening-Berührungen an Händen, Armen und Gesicht in einer Reihenfolge, die Sie als wohltuend empfinden, aus.
4. **Preoccupy:** Beschäftigen Sie Ihren Geist, indem Sie mit einer sanften Atemübung beginnen, bei der Sie vier Zählzeiten lang einatmen und anschließend über sechs Zählzeiten langsam ausatmen. Fahren Sie mit der achtsamen Selbstberührung fort, und führen Sie gleichzeitig ein Brain Game aus Ihrer persönlichen Liste aus. Wiederholen Sie das Ganze noch zweimal, und benutzen Sie bei den Wiederholungen jeweils ein anderes Spiel aus Ihrer persönlichen Sammlung.
5. Nach Abschluß von Schritt 4 können Sie die Self-Havening-Berührungen beenden und sich erneut bewußt machen, was in Ihnen vor sich geht. Schätzen Sie noch einmal die Stärke Ihrer emotionalen Aktivierung bezogen auf das Ziel ein (0–10): _______ .
6. Falls Sie immer noch einen Wert über 2 feststellen, können Sie die Arbeit mit der SNAP-Sequenz so lange fortsetzen, bis Sie einen Wert unter 2 erreicht haben. Wenn Sie bei 2 oder einem Wert darunter angekommen sind, sollten Sie sich darüber klar werden, wie es mit Ihrem Ziel aussieht. Hat es sich verändert? Was fällt Ihnen diesbezüglich jetzt auf?

____

____

____

____

Wer fährt das Auto?

Haben Sie schon einmal mit jemandem in einem Auto gesessen, der völlig unberechenbar fuhr, und ist Ihnen in dieser Situation der Gedanke gekommen, daß es für Sie wahrscheinlich besser wäre, das Auto zu verlassen und zu Fuß nach Hause zu gehen? Mit unserem Leben verhält es sich genauso. Wir alle wollen im Leben selbst das Steuer in der Hand behalten, die Geschichte unseres Lebens selbst verfassen. Diesem Gefühl liegt das Bedürfnis zugrunde, unser Leben in die eigenen Hände zu nehmen. Damit verbunden ist ein angenehm belebendes Gefühl. In diesem Zustand fühlen wir uns in der Lage, Zuversicht, Mut und Freude fördernde Entscheidungen zu treffen.

Anders verhält es sich, wenn wir in einem Auto einem Fahrer auf Gedeih und Verderb ausgeliefert sind. Wenn wir uns in solch einer Situation in Todesangst an unseren Sitz klammern, basiert unser Handeln darauf, daß unsere Situation von äußeren Faktoren bestimmt wird. Wir fühlen uns dann außerstande, unser Schicksal im Sinne unserer Interessen zu beeinflussen. Wir fühlen uns wie ein Beifahrer, der einem unberechenbaren Menschen am Steuer schutzlos ausgeliefert ist – im eigenen Leben zur Passivität verurteilt. Wenn Sie das Gefühl haben, daß Ihr Leben im Wesentlichen äußeren Einflüssen unterliegt, sitzt bei Ihnen die Amy am Steuer, und eine Ihrer wichtigsten Aufgaben besteht darin, der Amy klarzumachen, daß Sie die Kontrolle über Ihr Auto wiedererlangen werden.

Durch *CPR für die Amygdala* können Sie in Ihrem Gehirn den Fahrersitz zurückerobern. Dadurch stärken Sie Ihren Einfluß auf Ihr eigenes Leben. Sie können dieses Programm sowohl benutzen, wenn Sie in einem Augenblick der Überwältigung von starken Gefühlen umgehend Hilfe benötigen, als auch dann, wenn Sie sich vor zukünftigen Stressoren schützen wollen. Nach der Zusammenstellung Ihres persönlichen CPR-Programms werden Sie diese Technik im weiteren Verlauf dieses Buches nutzen und mit seiner Hilfe Ihre Möglichkeiten zur Heilung und Wiederherstellung von Verbindungen verbessern. Sie können alte überlebenssichernde Muster, die Ihnen nicht mehr von Nutzen sind, überwinden und neue entwickeln, welche die Möglichkeiten der Neuroplastizität nutzen.

4

Eine Beziehung zu Ihrer emotionalen Welt entwickeln

»Schmerzliche Gefühle sind naturgemäß zeitlich begrenzt. Sie lassen mit der Zeit nach, sofern wir sie nicht durch Widerstand oder Vermeiden verlängern oder verstärken. Die einzige Möglichkeit, uns schließlich von schwächendem Schmerz zu befreien, besteht deshalb darin, diesen so anzunehmen, wie er ist. Der einzige Ausweg besteht darin, hindurchzugehen.«

— Kristin Neff

Sandra wirft mir einen verstohlenen Blick zu, indem sie zwischen ihren Fingern hindurchschaut. In den fünf Minuten seit sie meine Praxis betrat und auf dem Sofa zusammensackte, hatte sie den Kopf in den Händen vergraben. Ihr langes, von grauen Strähnen durchzogenes rotbraunes Haar wirkte als zusätzliche schützende Barriere zwischen ihren Emotionen und der Außenwelt. Ich lächle innerlich. Zum ersten Mal tiefere Gefühle zu spüren ist oft unangenehm, selbst wenn Menschen sehr erfahren darin sind, sich Sorgen zu machen.

Wir hatten uns davor drei Wochen lang mit der Antriebskraft ihrer Angst beschäftigt. Bei vielen Klienten ist dies der Punkt, an dem ihre Furcht und die Möglichkeit, etwas Neuartiges zu erleben, kollidieren – der Aha-Moment, in dem die Gelegenheit, sich zu verändern, über den Bereich des bloßen Denkens hinausgelangt und in das Selbst-Sein dringt.

»Dann brauche ich mich also nicht immer und ewig so zu fühlen?« fragt sie. Sie bedeckte ihr Gesicht zwar immer noch mit den Händen, doch ihre – gleichzeitig wagemutige und argwöhnische – Reaktion auf diese Möglichkeit war in der Luft zwischen uns fast physisch zu spüren.

Darauf tue ich, was ihr wie vielen Klienten an dem, was Psychologen zu tun pflegen, extrem verhaßt ist: Ich beantworte ihre Frage mit einer Gegenfrage: »Glauben Sie, Sie müßten sich für alle Zeiten so fühlen?«

Ihre Hände kehren auf den Schoß zurück, und ihr Blick begegnet dem meinen nun unumwunden und ist klar und intensiv. »Ich habe den Unterschied in der vergangenen Woche gespürt. Ich weiß nicht, ob ich es mag, aber es war eindeutig anders als vorher.«

Ich lehne mich ihr vorsichtig ein wenig entgegen und bemühe mich dabei, die Vorgänge in ihrem Inneren nicht zu stören. Ich frage sanft: »Wie wäre es, wenn dieses ›anders‹ zu einem festen Bestandteil Ihres neuen Normalzustandes würde?«

Ich gebe mir größte Mühe, nicht zu grinsen, als sie entnervt seufzt und mit dem gutmütigen Biß antwortet, den ich bei Menschen aus der Region zwischen dem Mittleren Westen und Los Angeles geradezu erwarte: »Na ja, dafür bezahle ich Sie doch, nicht wahr?! Ein neuer Normalzustand? Ich bin mir nicht sicher, ob mir das gefällt, aber ich weiß nur zu gut, daß ich den brauche!« Und obwohl das, was sie sagt, meine Frage nicht genau beantwortet, weiß ich doch, daß ich gerade miterlebe, wie ihr Gehirn zu einer neuronalen Schnellstraße der Resilienz und persönlicher Handlungsfähigkeit in Verbindung tritt, zu der sie vor fast dreißig Jahren den Kontakt verloren hatte.

Seit dem Alter von 33 Jahren litt Sandra unter starker Angst und einem tief verwurzelten Bedürfnis nach Kontrolle. Als sie eines Tages mit ihrer damals zehnjährigen Tochter nach Hause kam, saß ihr Nachbar auf ihrer Veranda. Er berichtete über einen entsetzlichen Vorfall. Sandras Mann, der sie über alles liebte, hatte den Rasen gemäht, als der Nachbar ihn plötzlich und unerwartet innehalten und an seine Brust greifen sah. Er starb an Herzstillstand. Später erfuhr Sandra, daß der Tod ihres Mannes fast sofort eingetreten war und daß niemand rechtzeitig hätte eingreifen und dies verhindern können. Obwohl sich Sandra diese Tatsache immer wieder vergegenwärtigt hatte, war es ihr nicht gelungen, ihr überlebenssicherndes Gehirn zu beruhigen; es entwickelte immer neue Geschichten über erschöpfende Sorgen, die sich in erster Linie auf Sicherheit und Wohlbefinden ihrer Tochter bezogen.

Dreißig Jahre nach dem Vorfall befand sich Sandra immer noch im Bann der Begleiterscheinungen ihres seit Jahrzehnten von chronischer Angst geprägten Lebens: Kopfschmerzen, Schlaflosigkeit, Verdauungsprobleme und Erschöpfungsgefühle – um nur einige zu nennen. Ihr ganzes System unterlag einem Burnout, und sie sagte mir schon anläßlich unseres ersten telefonischen Beratungsgesprächs: »Mein Arzt und meine Tochter haben gesagt, ich müsse mich an Sie wenden, aber wenn ich eine Sache im Leben gelernt habe, Dr. Kate, dann daß man einem alten Hund keine neuen Tricks beibringen kann.«

Weil ich selbst ein Paradebeispiel dafür bin, welche unglaublichen Fähigkeiten das Gehirn hat, Furcht zu überwinden und Resilienz zu entwickeln, gab es für mich keine andere Antwort auf eine solche Äußerung, als mir selbst ›*Herausforderung angenommen!*‹ zuzurufen und gespannt abzuwarten, daß sich die Wirkkraft der Neuroplastizität entfalten würde.

Alle Gefühle spüren

Die vielfältigen Emotionen, die wir als Menschen erleben, umspannen ein Spektrum, das von den höchsten Hochgefühlen bis zur tiefsten Verzweiflung reicht. Gefühle können wunderschön, erschöpfend, herzerwärmend, frustrierend, verwirrend und ziemlich häßlich sein. Wenn wir sie anderen zeigen, können diese uns für liebevoll, gefühllos, mutig, unsicher und sogar für »verrückt« halten. Wir alle erleben täglich eine Fülle unterschiedlicher Emotionen. Schon allein das Bemühen, dies alles mit unserem eigenen Geist zu bewältigen, kann erschöpfend wirken. Und sie alle zu erleben – das gilt ganz besonders für schwierigere Gefühle – kann noch überwältigender auf uns wirken und uns dazu bringen, unsere Emotionen zu leugnen oder Situationen zu meiden, in denen wir uns auf eine bestimmte Weise fühlen.

Dieser Versuchung zu erliegen, bringt uns in Gefahr. Wir mögen glauben, es gehe uns nur darum, für unsere Sicherheit oder unser Glück zu sorgen, indem wir schwierige Emotionen mieden, doch tatsächlich verringern wir dadurch unsere Möglichkeiten, ein erfülltes Leben führen zu können. Wir berauben uns nämlich wichtiger Chancen, uns zu verändern und weiterzuentwickeln. Das ist deshalb so, weil wir nicht nur selektiv unangenehme, schmerzliche oder schwierige Emotionen betäuben oder unterdrücken können. Lassen wir unseren Schmerz verstummen, beeinträchtigen wir gleichzeitig auch unsere Fähigkeit, Freude zu empfinden (Brown 2015/2016). Deshalb erkläre ich in diesem Kapitel, warum es wichtig ist, »alle Gefühle zu spüren«. Ich werde Ihnen darin vermitteln, Emotionen und Gefühle in den Alltag zu integrieren, zum Wohle Ihrer Reise zu Heilung und Resilienz.

Wahrscheinlich haben Sie gerade bemerkt, daß ich die Wörter *Emotionen* und *Gefühle* nebeneinander benutze, statt sie, wie es häufig geschieht, austauschbar zu verwenden. Ich wollte so darauf hinweisen, daß zwischen beiden ein Unterschied besteht, den wir anerkennen müssen, damit die Formulierung »alle Gefühle spüren« einen Sinn ergibt:

- *Emotionen* sind körperliche Reaktionen, die durch im Gehirn ausgeschüttete Hormone und Neurotransmitter ausgelöst werden.
- *Gefühle* beinhalten unser bewußtes Erleben solcher emotionalen Reaktionen.

Es mag ein wenig spitzfindig klingen, aber der Unterschied zwischen diesen beiden Phänomenen basiert auf ihrer jeweiligen neurophysiologischen Grundlage, die ich im weiteren Verlauf dieses Textes erläutern werde. Wir werden uns deshalb zunächst mit dem Ausmaß der Vielfalt unserer Emotionen befassen, denn je besser wir in der Lage sind, Emotionen sprachlich zu differenzieren, um so positiver entwickelt sich unsere Resilienz und um so besser wird unser Selbstgewahrsein.

Mit Emotionen umgehen

Viele Menschen glauben zwar, es gebe nur fünf bis sechs emotionale Zustände – wie Wut, Furcht, Freude, Überraschtheit oder Traurigkeit –, doch führt ein Modell emotionaler Zustände hundert unterschiedliche Emotionen auf, die aufgrund ihrer jeweiligen energetischen Stärke und des Grades ihrer angenehmen bzw. unangenehmen Wirkung (Brackett 2019; Posner et al. 2005) vier Dimensionen zugeordnet werden können. Demnach wurden wir dazu geschaffen, deutlich mehr Emotionen, als Sie jemals vermutet haben, zu erleben! Die Tabelle auf der nächsten Seite veranschaulicht das riesige Spektrum abgestufter Emotionen, die wir erleben können.

STARKE ENERGIE

UNANGENEHM ← → **ANGENEHM**

erzürnt	in Panik	gestreßt	zittrig	schockiert	überrascht	optimistisch	fröhlich	heiter	ekstatisch
geladen	rasend	frustriert	angespannt	fassungslos	aufgedreht	munter	motiviert	inspiriert	beschwingt
wutschnaubend	erschrocken	verärgert	nervös	rastlos	energiegeladen	lebhaft	enthusiastisch	optimistisch	begeistert
verängstigt	besorgt	bekümmert	gereizt	ungehalten	erfreut	glücklich	fokussiert	stolz	begeistert
angewidert	aufgewühlt	beunruhigt	unbehaglich	sauer	freundlich	erfreut	hoffnungsvoll	verspielt	glückselig
angeekelt	bedrückt	enttäuscht	deprimiert	apathisch	gelassen	unbeschwert	zufrieden	liebevoll	erfüllt
pessimistisch	mürrisch	entmutigt	traurig	gelangweilt	ruhig	geborgen	zufrieden	dankbar	angerührt
entfremdet	elend	einsam	niedergeschlagen	müde	entspannt	locker	erholsam	selig	ausgeglichen
mutlos	depressiv	mürrisch	ausgelaugt	erschöpft	sanft	nachdenklich	friedlich	behaglich	unbekümmert
verzweifelt	hoffnungslos	trostlos	ermattet	ausgelaugt	schläfrig	selbstzufrieden	abgeklärt	wohlig	gelassen

SCHWACHE ENERGIE

Wir haben das große Glück, zu all diesen emotionalen Zuständen in Beziehung treten zu können. Wenn Sie zwischen den verschiedenen emotionalen Zuständen unterscheiden und erkennen können, wie sich jeder einzelne in Ihrem eigenen Geist und Körper anfühlt, entwickeln Sie das Gefühl, Ihr Leben in die eigenen Hände nehmen zu können, was Ihnen wiederum ermöglicht, bewußt über Handlungen in Reaktion auf Ihre Emotionen zu entscheiden. Bewegt sich Ihr Gehirn zufrieden in der Resilienzzone, statt auf die neuronalen Schnellstraßen des Streß fixiert zu bleiben, hat die Amy die Aufgabe, Sie beim Umgang mit allen Ihren Emotionen zu unterstützen, um möglichst dauerhaft ein Höchstmaß an Resilienz zu erreichen.

Wenn wir an der Steigerung der Resilienz unseres Gehirns arbeiten, müssen wir die Bedeutung aller unserer Emotionen erkennen und anerkennen, denn nur dann können wir uns frei zwischen ihnen bewegen. Sie mögen zwar denken, es sei besser, sich von unangenehmen Emotionen wie Frustration und Traurigkeit fernzuhalten und anzustreben, ständig ruhig und glücklich zu sein, doch ich möchte anzweifeln ob das sinnvoll ist. Es ist keineswegs immer besser, möglichst viel Zeit in einem der genannten »positiven« Zustände zu verbringen, so sehr Sie diese auch anderen gegenüber bevorzugen. Beispielsweise können Sie eine Freundin, die gerade einen geliebten Menschen verloren hat, wahrscheinlich nicht besonders gut trösten, wenn Sie selbst sich gerade in einem aufgedreht-verspielten emotionalen Zustand befinden. Es kann sogar Ihre Gesundheit gefährden, wenn der emotionale Zustand, in dem Sie sich in der aktuellen Situation befinden, für diese völlig unpassend ist. Sie wollen sich vermutlich nicht ruhig und entspannt fühlen, wenn Sie in freier Natur plötzlich auf einen Puma treffen; besser wäre es in solch einer Situation zweifellos, wenn Sie sich bedroht fühlen und Angst haben würden, denn das würde Ihnen helfen, möglichst schnell etwas zu tun, um der Gefahr zu entkommen.

Warum geben sich Menschen dann so große Mühe, bestimmte Emotionen zu vermeiden? Das tun wir, weil problematische Emotionen bei uns Streß erzeugen (und weil unser Leben uns heutzutage eine riesige Zahl von Ablenkungsmöglichkeiten zur Verfügung stellt, beispielsweise eine Flasche Wein zu öffnen oder sich vor dem Fernseher niederzulassen). Tatsächlich jedoch wirken *alle* Emotionen belastend, ganz gleich, ob wir sie als »gut« oder »schlecht« einordnen. Falls Sie jemals so herzlich gelacht haben, daß Ihnen die Tränen kamen, wissen Sie, was ich meine. Vergessen Sie nie, daß Emotionen physische Reaktionen sind. Herzlich zu lachen ist in der Regel keine Reaktion auf eine schwierige Emotion, aber Sie können dadurch trotzdem Bauchschmerzen bekommen, und wenn das Lachen zu lange anhält, können sich Ihre Augen mit Tränen füllen. Sie mögen sich in solch einem Fall großartig fühlen, doch Ihr Gehirn wird durch den Vorgang gestreßt.

Und so beängstigend es sein kann, sich mit dem Streß, den schwierige Emotionen erzeugen, auseinanderzusetzen, ist dies doch die einzige Möglichkeit, dadurch zu wachsen.

Über den adäquaten Umgang mit Warnsignalen der Amy

Wie Sie in diesem Buch schon erfahren haben, können uns schwierige Emotionen dazu bringen, suboptimale Entscheidungen zu treffen, wenn die Amy die Führung übernimmt und das denkende Gehirn ausfällt. Wir können dadurch aus unserer Resilienzzone vertrieben und in einen Hyper- oder Hypoarousal-Zustand versetzt werden. In solch einem Fall geht es darum, in dem Sekundenbruchteil vor dem Eingreifen der Amygdala zu intervenieren – im Augenblick, in dem Ihnen zum ersten Mal auffällt, daß Sie auf dem besten Weg sind, sich von Angst, Streß und Sorgen überwältigen zu lassen. Denken Sie in solchen Momenten daran, daß Ihre Amygdala nichts weiter tut, als ein Warnsignal zu übermitteln: »Heh! Aufgepaßt! Womöglich stimmt hier etwas nicht!« Durch die Warnung fordert die Amy Sie auf, sich zu konzentrieren, damit Sie aktiv werden können.

Doch wenn die Amygdala solch ein Warnsignal übermittelt, kann sie auch Ihr Denken außer Funktion setzen, und das tut sie, wenn sie meint, daß Sie ihr nicht genug Aufmerksamkeit schenken. Sie müssen lernen, die Amy zu beruhigen, weil Sie nur dann in Ihrer Resilienzzone bleiben können. In der folgenden Übung erfahren Sie, daß Ihre Emotionen Ihnen eine ausgezeichnete Möglichkeit geben zu intervenieren, bevor die Amy ein Warnsignal übermittelt. Sie können also, indem Sie eine Emotion als das, was Sie ist, erkennen und anerkennen, ein Warnsignal der Amy neutralisieren. Sie teilen ihr mit, daß Sie Ihre Aufmerksamkeit *tatsächlich* konzentrieren und sich bemühen, die Aktionsbereitschaft Ihres Gehirns zu verändern.

ÜBUNG

Die Warnsignale

Diese Übung hat zum Ziel, Ihre Neugier auf Informationen über Emotionen und Ihr Gewahrsein derselben zu stärken. Dies befähigt Sie zu bewußtem Handeln, statt den Rückzug auf emotionale Reaktionen vorzuziehen. Wählen Sie zunächst drei für Sie schwierige Emotionen aus, die Sie regelmäßig erleben, und vertiefen Sie dann Ihre Beziehung zu diesen, indem Sie ihre verschiedenen Eigenarten beschreiben. Zunächst lernen Sie diesen Prozeß anhand eines Beispiels kennen, und anschließend erhalten Sie Gelegenheit, eigene Antworten zu entwickeln.

BEISPIEL

Identifizierte Emotion: *Sich-Sorgen*

Nennen Sie zwei Erscheinungen, die Ihnen in Ihrem Körper auffallen, wenn Sie diese Emotion spüren.

1. *Schwere in der Brust*
2. *Nebel im Kopf*

Wenn diese Emotion eine Farbe hätte, welche wäre es?
Stahlgrau

Wenn diese Emotion eine Form hätte, welche wäre es?
Eine schwere, dicke metallene Decke

Wenn diese Emotion reden könnte, was würde sie dann sagen, und wie würde sie es sagen? *»Alles ist außer Kontrolle! Ich habe starke Atembeschwerden. Ich muß die Kontrolle wiedererlangen.«*

Wenn Sie raten müßten, was diese Emotion braucht, was würden Sie dann annehmen? *Etwas, das ihr hilft, sich zu beruhigen – wahrscheinlich Informationen, Unterstützung, Verbundenheit und Fürsorge*

Wie können Sie sich um Ihre Emotion kümmern?

1. **Kurzfristig:** Atemübungen in Verbindung mit Self-Havening ausführen; ein wenig Körpertraining; Freunde anrufen; eine Liste von Handlungsmöglichkeiten zusammenstellen, damit ich das Gefühl entwickle, größeren Einfluß zu haben; das Haus aufräumen und reinigen, damit ich das Gefühl bekomme, meine Umgebung stärker beeinflussen zu können.
2. **Langfristig:** Proaktives Engagement für mein Brain-Care-Programm; Erweitern meiner sozialen Beziehungen – vielleicht an einem Kurs teilnehmen? Eine Gemeinschaft aufbauen, damit ich weniger »leere Zeit« habe, die von der Amygdala gekapert werden kann.

Nun sind Sie dran!

Erste identifizierte Emotion: ______________________________

Nennen Sie zwei Erscheinungen, die Ihnen in Ihrem Körper auffallen, wenn Sie diese Emotion spüren.

1. ______________________________
2. ______________________________

Wenn diese Emotion eine Farbe hätte, welche wäre es? ______________

Wenn diese Emotion eine Form hätte, welche wäre es? ______________

____

Wenn diese Emotion reden könnte, was würde sie dann sagen, und wie würde sie es sagen?

____

____

____

____

____

Wenn Sie raten müßten, was diese Emotion braucht, was würden Sie dann annehmen?

____

____

Wie können Sie sich um Ihre Emotion kümmern?

1. kurzfristig: ____________________
2. langfristig: ____________________

Zweite identifizierte Emotion: ____________________

Nennen Sie zwei Erscheinungen, die Ihnen in Ihrem Körper auffallen, wenn Sie diese Emotion spüren.

1. ____________________
2. ____________________

Wenn diese Emotion eine Farbe hätte, welche wäre es? ____________________

Wenn diese Emotion eine Form hätte, welche wäre es? ____________________

____

Wenn diese Emotion reden könnte, was würde sie dann sagen, und wie würde sie es sagen?

____

____

____

____

Wenn Sie raten müßten, was diese Emotion braucht, was würden Sie dann annehmen?

____

____

____

____

Wie können Sie sich um Ihre Emotion kümmern?

1. kurzfristig: ______________________________

2. langfristig: ______________________________

Dritte identifizierte Emotion: ______________________________

Nennen Sie zwei Erscheinungen, die Ihnen in Ihrem Körper auffallen, wenn Sie diese Emotion spüren.

1. ______________________________

2. ______________________________

Wenn diese Emotion eine Farbe hätte, welche wäre es?______________

Wenn diese Emotion eine Form hätte, welche wäre es? ______________

____

Wenn diese Emotion reden könnte, was würde sie dann sagen, und wie würde sie es sagen?

____

____

____

____

Wenn Sie raten müßten, was diese Emotion braucht, was würden Sie dann annehmen?

____

____

____

Wie können Sie sich um Ihre Emotion kümmern?

1. kurzfristig: ______________________________

2. langfristig: ______________________________

Eine gesunde Beziehung zu schwierigen Emotionen entwickeln

Nachdem Sie zu erforschen begonnen haben, *wie* sich Ihre Emotionen bemerkbar machen, wollen wir besser zu verstehen versuchen, *warum* Emotionen überhaupt auftreten. Die folgende vierteilige Technik wird Ihnen dabei helfen. Ich werde zunächst einen kurzen Überblick geben und Sie dann im Rahmen der nächsten Übung bei der Ausführung der einzelnen Schritte begleiten.

1. **Erkennen und Anerkennen:** Denken Sie an die vergangene Woche zurück, und versetzen Sie sich in einen Augenblick zurück, in dem Sie größere Schwierigkeiten hatten oder sehr starkes Unbehagen verspürten. Was nehmen Sie angesichts der Erinnerung an diesen Augenblick in Geist und Körper wahr? Beschreiben Sie alle Empfindungen, die sich infolge dieses Erlebnisses bei Ihnen einstellen.
2. **Neugier entwickeln:** Fokussieren Sie Ihre Neugier auf das, was in jenem Augenblick geschah, nach innen. Welche Gedanken und Gefühle tauchen nun bei Ihnen auf, da Sie sich dieses Erlebnis erneut vor Augen führen?
3. **Validieren:** Untersuchen Sie, warum Ihnen die Amy in jener Situation ein Warnsignal übermittelt hat. Begegnen Sie ihrem Bemühen, für Ihre Sicherheit zu sorgen, mit Wertschätzung und Verständnis.
4. **Auflösung:** Wenn Sie der Amy helfen wollen, sich von dem für Sie schwierigen Erlebnis zu lösen, können Sie Selbstfürsorge praktizieren und sie so unterstützen und ihr klarmachen, daß sie nun in Sicherheit ist.

Diese Technik unterstützt das Gehirn in seinem Bemühen, so effizient und effektiv wie möglich zu arbeiten. Dabei geht sie schrittweise vor und nutzt die natürliche Bereitschaft des Gehirns zum Lernen. Indem Sie die Vergangenheit anerkennen, ihr gegenüber Neugier entwickeln, sie validieren und sich schließlich von ihr lösen, nutzen sie drei der vier in Kapitel 2 erläuterten zentralen Fertigkeiten: in Beziehung zu sich selbst sein, Handlungsfähigkeit entwickeln und einen Plan haben.

Bevor ich Sie durch die vier Schritte dieses Prozesses geleite, möchte ich ein Beispiel aus meinem eigenen Leben schildern: Es geht dabei um ein anhaltendes Unbehagen in Verbindung mit einer Interaktion, die ich Anfang dieser Woche mit meinem Mann hatte. Zuerst **erkannte** ich diesen schwierigen Augenblick, **erkannte** ihn **an** und registrierte, was ich im Geist und im Körper empfand. Da war eine Anspannung in meiner Brust, die sich wie knisternde rote Energie anfühlte. Wenn ich an jenen Augenblick denke, fällt mir außerdem auf, daß ich die Stirn runzle und die Arme über der Brust verschränke.

Ich **werde neugierig** auf meine Gedanken und Gefühle. Bin ich wütend? Frustriert? Was passiert, wenn ich dem Drang, meine Arme vor der Brust zu verschränken, tatsächlich nachgebe? Wie sich herausstellt, bedecke ich auf diese Weise in Wahrheit meinen Bauch. Uff, das ist unbequem. Ich mag das nicht. Fühle mich verletzt – und verletzlich. Oh, die rote Energie ist schwächer geworden; nun spüre ich, daß eine graue Schwere auf meinen Schultern lastet.

Obwohl ich schon viel Zeit und Energie auf therapeutische Arbeit an mir selbst verwendet habe, bin ich auch ein Mensch. Meine Amy wird immer noch ziemlich schnell wütend, wenn ich mich verletzt und infolgedessen verletzlich fühle. Sie haßt es *wirklich*, sich verletzlich zu fühlen. Aber haben Sie gemerkt, wie das simple Erkennen und Anerkennen meiner emotionalen Energie – und sogar das Ausagieren der Intention meines Körpers durch Verschränken der Arme, als ich neugierig wurde – mir mehr Informationen erschlossen hat? Indem ich meine Neugier nach innen gelenkt habe, gelang es mir, mein emotionales Erleben zu verändern, was es mir wiederum ermöglichte, einzugreifen und das Erleben der Amy zu **validieren**.

Mir wird jetzt erst klar, daß ich während jener Interaktion mit meinem Mann verletzlich war und etwas mitgeteilt habe, was mir Sorgen machte. Doch mein Mann sah mich in jener Situation nicht, sondern war ständig mit seinem Handy beschäftigt. Das tat weh! Dies erinnert mich an eine Zeit, zu der ich noch sehr klein war und mich regelmäßig unwohl fühlte. Das war lange bevor einige meiner gesundheitlichen Probleme entdeckt und erkannt wurden. Ich fühlte mich damals ständig, als wäre ich eine schwere Last, und ich fühlte mich sehr allein. Was ich jetzt mit meinem Mann erlebte, fühlte sich ähnlich an. Ich verstehe, warum sich die Amy wütend, verletzt und verletzlich fühlt.

Erinnern Sie sich an die zentralen Werte der Amy: Es geht ihr nur darum, in Sicherheit zu sein, geliebt zu werden und Erfolg zu haben. Wenn sie uns emotionale Warnzeichen sendet, können wir ihr mitteilen, daß wir sie sehen und verstehen – was unserem Gehirn ein korrigierendes emotionales Erlebnis ermöglicht. Letztlich geht es bei der Validierung darum.

Damit kommen wir zum letzten Schritt: der **Auflösung**. Wenn ich meiner Amy helfen will, sich von hartnäckigen unangenehmen Erlebnissen zu lösen, benutze ich *CPR für die Amygdala* und verabrede mich bewußt mit mir zur Selbstfürsorge. Ich führe dann die Übung *Ihr inneres Kind lieben* aus, die in Kapitel 7 erläutert wird.

Durch das Ausführen dieses vierphasigen Prozesses sprechen Sie die elektrochemische Sprache der Amy und teilen ihr mit, daß sie diese Erlebnisse aus der Vergangenheit auflösen kann, weil Sie diese im Hier und Jetzt verstehen und validieren. Sie heilen Ihre Amygdala proaktiv und beruhigen gleichzeitig Ihren Geist und Körper. Probieren Sie es aus! Die im folgenden beschriebene Übung geleitet Sie erneut durch die vier Phasen, wobei Sie jeweils Raum für die Beschreibung Ihrer eigenen Reaktionen erhalten.

ÜBUNG

Eine förderliche Beziehung zu schwierigen Emotionen aufbauen

Um des Kontexts bewußt zu werden, in dem unangenehme oder schwierige Emotionen auftreten, lassen Sie Ihren Geist auf die letzten Stunden oder Tage zurückschauen und nach einem Augenblick suchen, der leichten Streß oder eine entsprechende emotionale Aktivierung hervorgerufen hat. Wählen Sie für diesen ersten Versuch keine zu extreme Situation; alles, was auf Ihrem Emotionsthermometer einen Wert zwischen 3 und 5 hat, ist ideal.

Ereignis: ____

1. **Erkennen und Anerkennen:** Was empfinden Sie in Geist und Körper, wenn Sie sich das Ereignis vor Augen führen?

   ____

   ____

2. **Neugier entwickeln:** Welche Gedanken und Gefühle tauchen bei Ihnen auf, während Sie sich in das Erlebte hineinversetzen?

   ____

   ____

3. **Validieren:** Warum hat Ihre Amygdala auf diese Situation reagiert? Verstehen Sie und können Sie würdigen, wie sie versucht hat, Sie zu schützen?

   ____

   ____

4. **Auflösung:** Welche Form der Selbstfürsorge werden Sie praktizieren, um Ihre Amygdala zu beruhigen und sich von dem schwierigen Erlebnis zu lösen?

   ____

   ____

Mit Hilfe von Neuroplastizität verschiedene Schnellstraßen bauen

Bisher haben wir uns mit der Entwicklung einer förderlichen Beziehung zu schwierigen Emotionen befaßt. Das ist aber nur ein Teil der Arbeit, wenn wir unsere Resilienz stärken wollen. Zur Veränderung der alten, weniger geeigneten neuronalen Verbindungen müssen Sie außerdem neue schnelle Verbindungswege schaffen, die Sie zu förderlicheren Entscheidungsmöglichkeiten führen. Stärken Sie sich durch Mut und Resilienz, damit sich Ihre Amygdala nicht gezwungen fühlt, Furcht, Wut oder andere wenig förderliche Bewältigungsfertigkeiten zu nutzen, wenn eine Situation problematisch wird. Das können Sie nur schaffen, indem Sie ständig nach Möglichkeiten, mehr Wohlfühl-Emotionen zu erleben, Ausschau halten (z. B. nach einer generellen Positivität, Zuversicht, Handlungsfähigkeit, Dankbarkeit und Frieden), damit diese für Sie leicht zugänglich sind, wenn Sie sie brauchen.

Die Neuroplastizität hat Ihr Gehirn durch die Nutzung bestimmter Gefühls- und Denkmuster über viele Jahre geformt. Sie kann diese Muster aber auch verändern – und auf diese Weise können neue Schnellstraßen entstehen. Durch bewußtes Fokussieren der Aufmerksamkeit auf die Emotionen, Empfindungen und Gedanken, denen Sie in Ihrem Leben mehr Raum geben wollen, können Sie Ihr Gehirn so verändern, wie Sie es sich wünschen. Wir schauen uns nun an, wie das in der Praxis aussehen könnte.

Etwa sechs Wochen nach Beginn meiner Arbeit mit Sandra kam die Patientin eines Tages in meine Praxis und erklärte, sie wolle sich mit der Möglichkeit beschäftigen, wieder mit Männern auszugehen. Mir war klar, daß sie sich mir gegenüber sehr überlegt ausgedrückt hatte: *mit der Möglichkeit beschäftigen*. Ihre Amygdala war mit diesem neuen Abenteuer offensichtlich noch nicht völlig einverstanden.

»Es ist an der Zeit, Dr. Kate.« Ich bemerkte, daß auf ihrem Gesicht ein schüchternes Lächeln aufflackerte, das sie mit ihrer Wasserflasche zu verstecken versuchte.

Ich konnte mir vorstellen, daß die Amy Sandras Worst-Case-Geschichten abspulte. Sie hatte in ihrem Leben schon einmal etwas erlebt, das sie völlig vernichtet hatte, und danach mehr als dreißig Jahre damit zugebracht, ihrer entsetzlichen Verzweiflung zu entkommen.

»Sandra, was hat sich verändert?«

Sie schaute auf ihre Hände und fing an, an einem Fingernagel zu knibbeln; dann merkte sie, was sie tat, und ersetzte diese alte nervöse Gewohnheit durch Self-Havening ihrer Handflächen. Dann richtete sie ihren Blick wieder auf mich und sagte: »Ich habe in einem Café einen sehr netten Mann kennengelernt, und ich habe ein wenig mit ihm geflirtet.« Anschließend wendete sie ihren Blick abrupt von mir ab.

»Ich fühlte mich ziemlich schuldig – empfand aber auch zum ersten Mal ein wenig Hoffnung.«

Sandra war begeistert von der Möglichkeit, wieder potentielle Partner kennenzulernen und eine liebevolle Beziehung zu einem anderen Menschen aufzubauen. In ihrer Amygdala wurde dadurch die Erwartung getriggert, abermals die völlige Vernichtung und einen erneuten Verlust zu erleben. In mir festigte sich der Eindruck, daß sowohl Sandra als auch die Amygdala ein wenig mehr Resilienz bräuchten, um diese neue Reise fortsetzen zu können.

»Mir ist aufgefallen, daß Sie ein wenig Self-Havening mit den Handflächen ausgeführt haben, Sandra. Deshalb frage ich mich, ob Ihre Amygdala angesichts dieses neuen Abenteuers ein wenig Staub aufwirbelt. Was nehmen Sie selbst wahr?«

Sie grinste. »Das habe ich nicht einmal gemerkt. Es ist schon komisch, wie stark dies mit der Zeit automatisiert wird.« Sie hielt einen Moment inne, um in sich hineinzuschauen. »Im Moment spüre ich keinerlei Angst, Dr. Kate. Allerdings fühle ich mich auch nicht besonders selbstsicher. Daß ich jetzt wieder auszugehen versuche, heißt ja nicht, daß ich damit auch klar komme.«

Daraufhin erinnerte ich Sandra an einige positive Gefühle, die sie in unserer vorherigen Sitzung identifiziert hatte und die sie bei diesem Prozeß unterstützen könnten. »Wenn wir uns auf ein Gefühl konzentrieren würden, das der Amy helfen würde, sich mit dem Gedanken vertraut zu machen, daß Sie wieder ausgehen möchten und sich vielleicht sogar auf eine Verabredung einlassen wollen, welches Gefühl wäre das dann?«

Sandras Arme verschränkten sich fest über ihrer Brust, als ich sagte: »sich vielleicht sogar auf eine Verabredung einlassen« – womit sie uns beiden klar signalisierte, daß ihre Amygdala in diesem Moment nicht bereit war, viel weiter zu gehen. »Ich würde mich gern tapfer fühlen, aber ich weiß nicht, wie ich das anstellen soll. Ich beginne gerade, in so vielen Bereichen meines Lebens tapfer zu werden; doch wenn ich darüber nachdenke, daß ich mein Herz wieder öffnen könnte, spüre ich in mir eine gewaltige Leere. Und ich spüre meine Amy. Sie droht mir an, die Kontrolle zu übernehmen.« Dann preßte sie ihre Arme noch fester an ihren Körper.

Ich spiegelte ihre Körperhaltung und kommentierte sanft: »Sogar jetzt versucht die Amy, für Ihre Sicherheit zu sorgen, Sandra.« Dann lockerte ich langsam meine eigenen verschränkten Arme und fing mit dem Self-Havening an, einem sanften aufwärts und abwärts gerichteten Streicheln meiner Arme. »Wir werden jetzt versuchen, diese Enge aufzulösen und die Amy statt dessen zu beruhigen. Machen Sie ihr deshalb klar, daß Sie sie kennen und verstehen, daß sich aber jetzt eine neue Möglichkeit ergibt. Wo würden Sie sich in diesem Moment auf einer von 0 bis 100 reichenden Skala einordnen, wenn der Wert 0 für ›keine Tapferkeit‹ und 100 für

›so tapfer wie irgend möglich‹ steht – beispielsweise so tapfer, daß Sie in der Lage sind, auf dem Rücken eines riesigen Bären durch den Wald zu reiten?« Sandra lachte, weil ich mich mit meinem Vergleich auf den Lieblingsfilm ihrer Enkelin, *Brave*, bezogen hatte.

Sandra hielt ihre Arme zwar immer noch fest am Körper, aber etwas weniger angespannt als vorher. Sie antwortete: »65 Prozent vielleicht?«

»Sehr gut! Wir sollten der Amy ein wenig Liebe zukommen lassen.« Ich versuchte sie durch Bewegungen dazu zu bringen, wieder mit dem Self-Havening zu beginnen. »Wir sollten uns der Neugier hingeben, indem wir herausfinden, ob Ihr Gehirn sich irgendwelche tapferen Dinge vorstellen kann, die Sie in den letzten Tagen, Wochen oder Monaten getan haben. Wir werden ihm die folgende Frage fünfmal stellen und dabei jedesmal ein anderes Wort betonen.«

- »Was wäre, wenn ich *tapfer* wäre?«
- »Was wäre, *wenn* ich tapfer wäre?«
- »*Was* wäre, wenn ich tapfer wäre?«
- »Was wäre, wenn *ich* tapfer wäre?«
- »Was wäre, wenn ich tapfer *wäre*?«

Nachdem Sandra den Satz laut wiederholt hatte, veränderte sie ihre Haltung, indem sie sich ein wenig aufrichtete. Ihre Augen fingen an zu funkeln. Ich fragte sie: »Was fällt Ihnen jetzt auf?«

»Ich denke daran, wie in dem Film *Brave* (dt.: »Merida – Legende der Highlands«) die Prinzessin die Fire-Falls emporklettert und zu der Überzeugung gelangt, daß sie das Wasser trinken muß, das zu trinken bisher nur die Könige der alten Zeiten den Mut aufgebracht haben. Ich habe das Gefühl, daß die Amy einen großen Schluck aus den Fire-Falls braucht!« Sie kichert und schüttelt dann verzagt den Kopf. »Wenn ich ein gutes starkes Getränk bräuchte, wären wir wohl immer noch nicht hundertprozentig tapfer, Dr. Kate.«

»Sie haben Recht. Wir brauchen authentische Tapferkeit für Sie und die Amy. Versuchen wir es einmal mit dem Satz ›Ich kann tapfer sein.‹«

So wurde *tapfer* zu dem neuronalen Pfad, an dessen Formung wir in den folgenden Wochen arbeiteten.

Genauso wie Sandra haben auch Sie die Möglichkeit, neue neuronale Verbindungen zu schaffen, die Ihr Gehirn weiterentwickeln und Ihnen neue Möglichkeiten erschließen. Sie beginnen mit diesem Entwicklungsprozeß, indem Sie Neugier entwickeln. Lesen Sie die folgenden Sätze laut – und ergänzen Sie dies, um Ihrem

Gehirn zusätzlich etwas Gutes zu tun, durch ein wenig Self-Havening –, wobei Sie jeweils die kursiv geschriebenen Wörter hervorheben.

- »Was wäre, wenn ich *begeistert* wäre?«
- »Was wäre, *wenn* ich begeistert wäre?«
- »*Was* wäre, wenn ich begeistert wäre?«
- »Was wäre, wenn *ich* begeistert wäre?«
- »Was wäre, wenn ich begeistert *wäre*?«

Haben Sie irgendwelche Veränderungen bemerkt, als Sie anfingen, Ihr Gehirn einzuladen, über das Erlebnis der Begeisterung nachzusinnen?

Diese Fragen sind erste Bestandteile des *Creating Possibilities Protocol*, das Sie dazu befähigt, die Macht der Neuroplastizität zu nutzen, um Ihr Gehirn weiterzuentwickeln. Ich werde Sie in der nächsten Übung durch das gesamte Protokoll geleiten; zunächst werden wir aber einen Blick auf die fünf Schritte werfen, die dabei im Zentrum stehen.

1. Identifizieren eines Ziels für Ihre Übung

- Finden Sie heraus, welche positive Emotion Sie gern weiterentwickeln möchten. Diese wird zu Ihrem »Ziel«.
- Schätzen Sie das Zutreffen der Aussage »Ich bin ________________ [*fügen Sie hier Ihr Ziel ein*]« auf einer von 0 (für nicht möglich) bis 100 (für absolut möglich) reichenden Skala ein.
- Falls Sie das Ziel zu 95 bis 100 Prozent für erreichbar halten, können Sie mit Schritt 5 fortfahren.
- Falls Sie die Möglichkeit des Zutreffens auf weniger als 95 Prozent geschätzt haben, fahren Sie mit Schritt 2 fort.

2. »Was wenn?«

- Treten Sie vollständig zu diesem bevorzugten emotionalen Zustand in Verbindung – und berücksichtigen Sie dabei alle seine sensorischen Komponenten.
- Vertiefen Sie Ihr inneres Empfinden dieses erwünschten Zustandes durch Atemarbeit. Atmen Sie die Farbe oder den Duft ein, die oder der die Energie dieser Emotion repräsentiert. Atmen Sie vier Zählzeiten lang ein und sechs Zählzeiten lang aus.

- Beginnen Sie mit Self-Havening-Berührungen, und fragen Sie sich: »Was wäre, wenn ich ____________________ wäre?« Wiederholen Sie dies mindestens fünf Mal oder so lange, bis sich dieser emotionale Zielzustand präsenter anfühlt.

3. **»Ich kann ________________ sein.«**
   - Probieren Sie die Phrase »Ich kann ________________ sein« aus.
   - Wenn es sich authentisch anfühlt, dann wiederholen Sie diese Phrase mindestens fünfmal, während Sie mit den Self-Havening-Berührungen fortfahren.
   - Wenn es sich nicht authentisch anfühlt, dann danken Sie der Amy für die Informationen, und kehren Sie zu Schritt 2 zurück.

4. **»Ich werde ________________ sein.«**
   - Probieren Sie die Phrase »Ich werde ________________ sein« aus.
   - Wenn es sich authentisch anfühlt, dann wiederholen Sie diese neue Phrase mindestens fünfmal, während Sie mit der Self-Havening-Berührung fortfahren.
   - Falls es sich nicht authentisch anfühlt, dann danken Sie der Amy für die Informationen, und kehren Sie zum fünfmaligen Wiederholen entweder von »Was wäre, wenn ich ____________ wäre« oder »Ich kann ________________ sein« zurück (was auch immer sich für Sie am authentischsten anfühlt).

5. **»Ich bin ________________.«**
   - Bewerten Sie erneut, als wie zutreffend Sie die »Ich bin ________________«-Aussage empfinden.
   - Wenn es sich zu 95 bis 100 Prozent zutreffend anfühlt, dann machen Sie sich diesen Zustand stärker zu eigen, indem Sie »Ich bin ________________« fünfmal wiederholen.
   - Wenn Sie die Aussage zu weniger als 95 Prozent als zutreffend empfinden, dann kehren Sie entweder zur »Was wenn«- oder zur »Ich kann«-Äußerung zurück, und beenden Sie Ihre heilungsfördernde Sitzung mit weiteren fünf Wiederholungen dieser Äußerung.

Die beschriebenen fünf Schritte sollen aufeinander aufbauen, während Sie daran arbeiten, die Resilienz Ihres Gehirns zu stärken. »Was wenn«-Fragen regen die Neugier an, wohingegen »Ich kann«-Aussagen Ihre Fähigkeit, neues Verhalten zu entwickeln, fördern. »Ich werde«-Äußerungen vertiefen die Handlungsfähigkeit und die Intention bezüglich des neu entwickelten Verhaltens. Und »Ich bin«-Aussagen schließlich sind das große Finale, in dem Sie zu hundert Prozent bereit sind, sich die Empfindung zu eigen zu machen, daß das, was Sie neu entwickelt haben, voll und ganz zutrifft. Durch Ihre »Ich bin«-Aussage eignen Sie sich die Emotionen und Überzeugungen an, die einst nur Möglichkeiten waren.

Wir werden nun beginnen, an der Veränderung Ihres Gehirns zu arbeiten, indem wir das gesamte Protokoll ausführen. Während der Ausführung der einzelnen Schritte sollten Sie folgendes nie vergessen: *Erstens* sollten Sie die Amy niemals anlügen! Wenn sie ein Warnsignal ertönen läßt, dann verlangsamen Sie Ihre Aktivitäten, und erwägen Sie, ob es vielleicht besser ist, bei der »Was wenn«-Frage zu bleiben. *Zweitens* sollten Sie sich nicht scheuen, mit Hilfe Ihrer Imagination herauszufinden, was Sie stärker entwickeln wollen, so wie Sandra zu Prinzessin Merida in Kontakt trat, um ihre Tapferkeit zu stärken.

ÜBUNG

Das Creating-Possibilities-Protokoll

Dieses Protokoll beschreibt eine sehr wirksame Selbstfürsorge-Übung, die Ihr Gehirn immer wieder dazu bringen wird, sich mit den resilienten neuronalen Netzwerken zu verbinden, zu denen Sie sich einen besseren Kontakt wünschen.

1. Nehmen Sie eine bequeme Sitzposition ein. Nehmen Sie dabei das Gewicht Ihres Körpers und Ihre Füße auf dem Boden wahr. Atmen Sie dann sanft vier Zählzeiten lang ein- und sechs Zählzeiten lang aus. Sie können dabei die Self-Havening-Berührungen ausführen, um das Wirken der Neuroplastizität noch stärker zu erleben. Falls es Ihnen lieber ist, können Sie Ihre Hände auch einfach auf den Schoß oder eine Hand über Ihr Herz legen.
2. Wir werden Ihre Beziehung zu Ihrem Körper nun mit Hilfe eines langsamen Bodyscans stärken. Richten Sie Ihre Aufmerksamkeit zunächst auf den obersten Punkt Ihres Kopfes, und achten Sie auf dort wahrnehmbare Empfindungen, Druckgefühle oder Spannungen. Verlagern Sie Ihre Aufmerksamkeit von dort durch den ganzen Körper – vom Hals, den Schultern, dem Brustkorb, den Armen, den Ober- und Unterschenkeln bis zu den Zehenspitzen – und begrüßen Sie dabei jeweils die Körperbereiche, die Sie passieren.

   Anmerkung: Einen Bodyscan durchzuführen fällt einigen Menschen anfangs schwer. Falls es auch Ihnen so ergeht, ist diese Übung für Sie besonders wichtig. Verzichten Sie dann zunächst auf das Self-Havening, und benutzen Sie Ihre Hände, um während des Bodyscans jeden Körperbereich sanft zu berühren und Ihrem Gehirn so zu helfen, sich auf den Körper einzustimmen.

3. Sobald Ihr Bodyscan abgeschlossen ist, können Sie mit dem Self-Havening fortfahren, wobei Sie die Aufmerksamkeit wieder auf die Atmung richten. Versuchen Sie zunächst, ein inneres Empfinden dessen, was Sie in diesem Augenblick stärker erleben möchten, zu entwickeln. Sie könnten sich beispielsweise wünschen, ruhig und entspannt oder aber positiv erregt und neugierig zu sein.
4. Während Sie an den Zustand denken, den Sie gern häufiger und stärker erleben würden, sollten Sie nun einschätzen, für wie möglich Sie das Zutreffen der Aussage »Ich bin ___________« auf einer von 0 (für unmöglich) bis 100 (für absolut möglich) reichenden Skala halten.

5. Wenn Sie das Zutreffen dieser Aussage für zu 95 bis 100 Prozent möglich halten, können Sie nun zu Schritt 12 wechseln. Falls Sie ein Ergebnis unter 95 Prozent erzielen, fahren Sie damit fort, zu Ihrer Atmung und Ihrem Körper in Verbindung zu treten, während Sie die Reflexion fortsetzen. Dabei sollten Sie darauf achten, in welcher Beziehung Ihr Geist und Ihr Körper zueinanderstehen. Lassen Sie die Atmung tiefer werden, dehnen Sie das Zwerchfell bei jedem Einatmen, und lassen Sie die Luft beim Ausatmen langsam ausströmen.
6. Achten Sie weiter auf Ihren bevorzugten Zustand, und vergegenwärtigen Sie sich beim Einatmen sanft die Möglichkeit »Was wäre, wenn ich ____________ wäre?«
7. Hat der Zustand, den Sie sich wünschen, in Ihrem Geist eine Farbe? Oder ist er mit einem Duft verbunden? Atmen Sie die Farbe oder den Duft ein; beide repräsentieren die Energie dieser Emotion. Atmen Sie dabei vier Zählzeiten lang ein- und sechs Zählzeiten lang aus. Können Sie sich an eine Situation erinnern, in der Sie diesen Zustand gespürt haben? Wenn ja, dann rücken Sie das entsprechende Erlebnis ins Zentrum Ihrer Aufmerksamkeit, und fragen Sie erneut: »Was wäre, wenn ich ____________ wäre?« Heißen Sie unterdessen die Möglichkeit, die Sie geschaffen haben, willkommen, und verstärken Sie sie. Wiederholen Sie die »Was wenn«-Frage mindestens fünfmal oder so lange, bis Sie das Gefühl haben, daß dieser emotionale Zielzustand präsenter ist.
8. Vielleicht sagt Ihr Geist Ihnen, daß diese »Was wenn«-Frage nun eine reale Möglichkeit ist. In diesem Fall können Sie sich fragen: »Kann ich ____________ sein?« und dabei weiter atmen und mit sanften Self-Havening-Berührungen fortfahren. Eventuell können Sie sogar mit der Verkörperung dieses Zustandes beginnen.
9. Falls es Ihnen als möglich erscheint, können Sie zum »Ich kann sein« übergehen. Wenn Sie ein »Ich kann sein« verspüren, können Sie dies im Geiste wiederholen, indem Sie den Satz »Ich kann ____________ sein« mindestens fünfmal auf den von Ihnen gewählten Zustand anwenden. Fahren Sie fort, auf das sensorische Erleben, das innere Empfinden dieses energetischen Zustandes zu fokussieren.
10. Einige Menschen brauchen länger, um die Samen zu säen, die zur »Ich kann sein«-Phase führen. Wenn das bei Ihnen so ist und Sie die Formulierung als nicht authentisch empfinden, können Sie zu Schritt 6 zurückkehren und liebevoll und gütig »Was wäre, wenn ich ____________ wäre« wiederholen. In jedem Fall werden Sie Ihr Ziel letztlich erreichen.
11. Sobald Sie das Gefühl haben, daß »Ich kann sein« für Sie eine reale Möglichkeit ist, sind Sie vielleicht bereit, zur nächsten Stufe, »Ich werde sein«, überzuwech-

seln. Wenn Sie diese Aussage als authentisch empfinden, können Sie die Formulierung fünfmal oder häufiger wiederholen. Wenn nicht, sollten Sie zu »Was wäre, wenn ich ____________ wäre« oder zu »Ich kann ____________ sein« zurückkehren – zu der Formulierung, die Sie in diesem Moment als die authentischste empfinden.

12. Ihr Geist wird wahrscheinlich irgendwann erkennen: »Wow! Dieser Gefühlszustand fühlt sich jetzt echt an!« Ist das der Fall, sollten Sie das Zutreffen der »Ich bin«-Aussage neu beurteilen. Falls sie sich als zu 95 bis 100 Prozent wahr anfühlt, können Sie sich diesen Zustand zu eigen machen, indem Sie fünfmal »Ich bin ____________« wiederholen. In diesem »Ich bin«-Erlebnis liegt Kraft und Staunen – und Sie können sich diesen Zustand zu eigen machen. Falls er sich zu weniger als 95 Prozent wahr anfühlt, sollten Sie zur »Was wenn«- oder »Ich kann«-Aussage zurückkehren und Ihre Heilungssitzung mit weiteren fünf Wiederholungen der Aussage abschließen.
13. Ganz gleich, wo Sie in Beziehung zu dem von Ihnen gewählten Zustand landen, vertiefen Sie in jedem Fall Ihr inneres Empfinden desselben – indem Sie seine Farbe, seinen Duft und seine Energie einatmen, indem Sie ein Gewahrsein des Zustandes aufrechterhalten und sich davon durch den Tag und in zukünftige Augenblicke hinein geleiten lassen.
14. Achten Sie auf die mit dem Zustand verbundene Energie. Stellen Sie fest, wie es sich anfühlt, zu diesem Erleben in einer tiefen Beziehung zu stehen. Reflektieren Sie darüber, und notieren Sie weiter unten Ihre Beobachtungen. Sie können jederzeit beschließen, zu diesem inneren Empfinden zurückzukehren, die entsprechenden neuronalen Netzwerke aufzuwecken und den Zustand wieder zu verkörpern. Die »Was wenn«-, »Ich kann sein«-, »Ich werde sein«- und »Ich bin«-Aussagen sind repräsentativ für Wachstum, das in Ihrem Geist stattfindet. Diese Samen können sehr nützlich sein, wenn Sie emotional stark aktiviert sind.

Wie wir mit unseren Emotionen weiterkommen

Wie Sie nun wissen, sind Emotionen wichtig für eine gesunde Beziehung zu uns selbst und unserer Umgebung. Ebenso wichtig ist, daß wir *alle* Emotionen erleben. Wenn wir nicht alles fühlen, was Menschen fühlen können, ist unser Leben ärmer, als es sein könnte. Wenn wir vom bloßen Überleben zum Aufblühen kommen wollen, müssen wir mehr tun, als uns um angenehme Emotionen zu bemühen, die mit den zentralen Werten der Amy im Einklang stehen; wir müssen uns dann auch ganz bewußt mit einigen schwierigen und beängstigenden Emotionen auseinandersetzen. Wir müssen Unbehagen erleben und es als Orientierungshilfe für die Zukunft nutzen.

Und wenn wir uns schon mit dem Weg in die Zukunft beschäftigen, ist es jetzt an der Zeit, daß Sie Ihr denkendes Gehirn – den Präfrontalkortex – kennenlernen und sich darüber klar werden, wo im größeren Zusammenhang Ihrer Zukunft er hineinpaßt. Im nächsten Kapitel befassen wir uns damit, wie Sie eine positive Selbstsicht und mehr Vertrauen zu Ihren Stärken und Fähigkeiten entwickeln können. Sie werden untersuchen, wie durch verzerrte Denkmuster emotionale Trigger entstehen können, die Sie in Mustern der Selbstsabotage gefangen halten. Außerdem lernen Sie Möglichkeiten kennen, zu verhindern, daß sich schmerzliche Gedanken in Ihrem Leben festsetzen, und Sie beginnen mit der Entwicklung eines resilienten Selbstempfindens.

5

Die Befreiung von Gedanken und Überzeugungen, die Sie gefangen halten

»Es ist mutig, neue Informationen an den Tisch einzuladen, mit ihnen zusammenzusitzen und ihnen zuzuhören.«

— Brené Brown

Jeff sitzt in meiner Praxis starr auf dem Sofa. Weil er dabei sein linkes Bein stark hüpfen läßt, ist es eigentlich erstaunlich, daß er nicht vom Sofa fliegt. Er hält die Hände ineinander verkrampft und starrt über meine Schulter auf die purpurfarbenen Blüten der Jacaranda-Bäume vor dem Fenster des Raums. Ich bin mir ziemlich sicher, daß er von der Schönheit der Natur so gut wie nichts wahrnimmt und nicht einmal meine Gegenwart registriert. Statt zuzulassen, daß er sein inneres Selbstgespräch weiter seinen Lauf nehmen läßt, unterbreche ich vorsichtig die Stille.

»Heh, Jeff, was sagt die Amy Ihnen in diesem Moment?«

Er blinzelt, schaut mich schließlich an und stellt eine Gegenfrage: »Warum meinen Sie, daß die Amy im Moment im Spiel ist?«

Ich deute auf das Bein, das immer noch heftig auf und ab wippt, und auf seine zusammengekrampften Hände. »Irgend jemand muß doch diese Energie in Bewegung setzen, Jeff. Und wir wissen beide, daß die Amy Ihnen gern etwas ziemlich Massives über Ihren Wert sagt.«

Er seufzt vorsichtig und läßt dabei einen leichten Anflug von Verärgerung erkennen, während er seine Hände aus ihrer Verkrampfung löst. Dann verändert er seine Haltung, um Druck auf sein Bein ausüben zu können und so dessen Gezappel durch Anwendung physischer Kraft zu unterbinden. Bevor ich etwas sagen kann, schaut er mich mit rollenden Augen an, schlingt die Arme um seinen Oberkörper, als würde er sich umarmen, und atmet tief. »Ich weiß, ich weiß, Self-Havening«, sagt er. »Sie brauchen es nicht zu sagen. Ich muß die Amy beruhigen, damit sie die alten Schnellstraßen nicht überlastet.«

Als er mit der Self-Havening-Berührung beginnt und leise das Lied »Row, Row, Row Your Boat« summt, kann ich ein Kichern nicht unterdrücken.

Ich frage: »Hätten Sie Lust auf ein Brain-Game?« Seine Amygdala hatte offenbar gerade einen Tobsuchtsanfall, und wahrscheinlich war das auch schon seit ein paar Tagen so. Eine Runde »Row, Row, Row Your Boat« würde kaum ausreichen, um die tief verwurzelten Erzählungen über Zurückweisung und Wertlosigkeit zu neutralisieren. »Wie wäre es mit Musiker von A bis Z?« Das war eines von Jeffs Lieblingsspielen. Als ambitionierter Musiker Mitte Zwanzig lachte er sich über meine Generation-X-Bands jedesmal schlapp, und ein wenig Lachen und Verbundenheit waren möglicherweise genau der Balsam, den seine Amygdala brauchte.

Er nickt. Ich schließe mich ihm mit dem Self-Havening an und bereite mich auf sein prustendes Lachen wegen der von mir ausgewählten Bands vor. »A für *Ace of Base!*« beginne ich, selbst schon grinsend.

Ich werde nicht enttäuscht. Sein Lachen schallt durch den Raum, und der echte Jeff tritt für einen Augenblick aus der Angst hervor, während er ausruft: »Oh nein, das hast du nicht gesagt!«

Unabhängig von unserem Alter treffen meiner Meinung nach grundsätzlich zwei Dinge auf jeden Menschen zu: Wir alle lieben Belohnungssterne, und wir alle bekommen gelegentlich Wutanfälle. Was es mit der Belohnung auf sich hat, ist leicht zu verstehen: Anerkennungen und Auszeichnungen zu bekommen fühlt sich einfach gut an. Das liegt in unserer Natur. Wir sollten uns aber ein wenig Zeit nehmen, um darüber nachzudenken, warum auch Wutanfälle ein grundlegendes Element unserer Emotionalität sind.

Lassen Sie Ihren Geist über die letzten Wochen und Monate schweifen, und registrieren Sie Situationen, in denen Sie nicht in bester Verfassung waren. Vielleicht haben Sie Ihren Partner, Ihr Kind oder einen Arbeitskollegen angeblafft. Vielleicht haben Sie auch jemand anderen zu Unrecht kritisiert. Oder Sie sind während einer Autofahrt wütend geworden, weil ein anderer Fahrer Ihr Auto unerwartet geschnitten hat. Zwar mögen deutlich erkennbare Ausbrüche dieser Art für Sie leichter zu identifizieren sein, doch können Wutanfälle von Erwachsenen auch in weniger auffälligen Formen auftreten. Sie können sich in Form verzweifelter Gefühle der Unsicherheit äußern, die von alten inneren Selbstbezichtigungen wie »Ich bin ein Versager«, »Ich werde immer allein sein« oder »Ich kann mich nicht ändern« gespeist werden. Solche Wutanfälle entstehen fast immer, weil Ihre Amygdala Sie auf eine besonders schmerzhafte neuronale Schnellstraße der Vergangenheit treibt.

Die Amygdala und die Grübelschleife

Wir werden uns nun ein wenig damit beschäftigen, wie die Amygdala auf Ihre Fähigkeit, schwierige Augenblicke zu deuten, einwirkt. Vergessen Sie nie: Die Amy ist die Hüterin Ihrer Vergangenheit und die Heroldin Ihrer Zukunft. Sie denkt ständig daran, was geschehen *könnte*, und nimmt dabei Bezug auf Dinge, die Sie früher einmal erlebt haben. Wenn heute etwas geschieht, das sie an ein schmerzliches Ereignis aus der Vergangenheit erinnert, übermittelt sie Ihrem System ein Warnsignal, um es auf eine eventuelle Gefahr aufmerksam zu machen. Sie bemüht sich unablässig, für Ihre Sicherheit zu sorgen.

Sobald die Amy mit einer gelben Signalflagge auf eine Gefahr hinweist, bezieht sie auch andere Bereiche des Gehirns in die Suche nach weiteren Informationen ein – wobei es sich sowohl um Fakten als auch um imaginäre Ereignisse handeln kann, sowohl um frühere als auch um gegenwärtige –, die sie an die vermeintliche aktuelle Gefahr erinnern. In dieser Hinsicht ähnelt sie einem Detektiv, der nach Hinweisen auf die Lösung eines Rätsels sucht. Die Amygdala vergleicht in der riesigen Suchmaschine, die Ihr Gehirn ist, mit Hilfe der Ressourcen Ihres Arbeitsgedächtnisses Informationen. Deuten einige dieser Informationen auf eine Gefahr hin, wird die gelbe Fahne zur roten Fahne, und die Amy übernimmt die Kontrolle über Ihre Denkprozesse, was dazu führen kann, daß Sie in schmerzhaftes Grübeln verfallen. Falls Sie jemals ein für Sie schmerzhaftes Gespräch im Geiste Mal für Mal wiedererlebt haben, falls Sie nicht umhin konnten, Was-wenn-Szenarien bezüglich eines bevorstehenden Ereignisses immer wieder zu durchdenken, oder falls es Ihnen einmal nicht gelungen ist, sich von der Erinnerung an eine in der Vergangenheit erlebte schwierige Situation zu lösen, dann kennen Sie das, was gewöhnlich als Grübeln oder Rumination bezeichnet wird.

Zur Veranschaulichung werden wir nun zu Jeff und seiner wachsamen Amygdala zurückkehren. In einer unserer Sitzungen berichtete er über ein »Desaster«, das zwei Tage vorher in einem Aufnahmestudio passiert war.

»Die Aufnahmesitzung lief sehr gut! Ich sah, daß alle im Aufnahmeraum zum Beat des Songs nickten.« Jeffs Beine zappelten wieder, und seine Hände verkrampften sich erneut.

»Und was ist dann passiert, Jeff? Was hat die Amy so aus der Fassung gebracht?« Ich nicke, um ihn zur Fortsetzung seiner Erzählung zu ermuntern, und gleichzeitig fange ich mit Self-Havening an.

Seine Hände spiegeln automatisch meine sanften Bewegungen, und er atmet tief und beruhigend. »Und dann schüttelte der Produzent den Kopf. Er schüttelte den Kopf! Und ging!« Er bewegt seine Arme in die Position der großen Selbstumarmung zurück und fährt mit dem Self-Havening fort. »Als ich das sah, blieb mir die Luft weg. Für mich brach alles zusammen!«

Als Jeff sah, daß der Produzent den Kopf schüttelte und das Studio verließ, gab seine Amygdala ein Warnsignal. Sein denkendes Gehirn entwickelte augenblicklich eine Erzählung darüber, was im Gange war. Was war die Folge? Jeffs Gehirn begab sich auf eine schmerzhafte Reise in die Welt der Erinnerungen, zu den zahllosen Situationen, in denen sein überkritischer Vater verächtlich den Kopf geschüttelt hatte, wenn er mit einem von Jeffs ausgefallenen kreativen Einfällen konfrontiert worden war. Häufig wurde das abfällige Kopfschütteln des Vaters noch unterstrichen durch eine harsche Zurückweisung oder einen verletzenden Vergleich mit den Leistungen von Jeffs sportlich sehr erfolgreichem älteren Bruder Ben, auf den der Vater große Stücke hielt. Infolge dieser Erlebnisse hatte Jeff die Überzeugung entwickelt, er sei ein Versager, der niemals gut genug sein würde, und diese Überzeugung wurde jedesmal reaktiviert, wenn etwas geschah, das die Amy an Jeffs Vergangenheit erinnerte. Dies war der Ursprung von Jeffs schmerzhaften Grübelanfällen.

Jeffs Beispiel veranschaulicht, das sich wie ein Verkehrsstau auf der Autobahn anfühlt, wenn die Amy das Steuer übernimmt. Das denkende Gehirn verfängt sich dann in schmerzhaftem Grübeln und redet uns ständig Dinge ein wie »Ich bin dumm«, »Ich bin nichts wert« oder »Ich bin nicht liebenswert«, wobei ein Ende dieser Tortur nie absehbar ist. Und da die Amy niemals Ruhe gibt, wenn sie eine Gefahr wittert, schickt sie immer mehr Fahrzeuge auf die neuronale Schnellstraße, wodurch der Stau dort immer länger wird.

Das Wunderbare am Gehirn ist, daß wir jede alte, nutzlos gewordene Schnellstraße abreißen und eine neue Straße bauen können, die auf der Überzeugung basiert, daß wir klug, wertvoll und liebenswert sind. Um mit dem Abriß der alten, nutzlos gewordenen Schnellstraßen und dem Bau neuer zu beginnen, möchte ich Sie nun bitten, sich auf eine kurze Übung einzulassen, die das Selbstgewahrsein bezüglich Ihres aktuellen Selbst-Rahmens stärkt. (So drückt man im psychologischen Jargon Sinn und Zweck der Frage »Was denken Sie über sich selbst und die Welt?« aus.) Nehmen Sie sich ein wenig Zeit, um sich mit den folgenden beiden Wortlisten zu beschäftigen:

LISTE 1	LISTE 2
Nicht gut genug	verdient
Versager	kreativ
wertlos	stark
nicht liebenswert	mächtig
»Ich kann das nicht.«	liebenswert
unwürdig	geliebt
hilflos	fähig
hoffnungslos	genug
weniger als	versiert
dumm	kompetent
unwissend	schlau
schwach	witzig
peinlich	emsig
gebrochen	zuversichtlich
enttäuschend	erfolgreich

Fällt Ihnen auf, daß Sie zu bestimmten Wörtern eine stärkere Verbindung haben als zu anderen? Es könnte verstörend auf Sie wirken, wenn Sie zu den Wörtern in der ersten Spalte eine stärkere Verbindung als zu denjenigen in der zweiten haben. Sollte Ihnen auffallen, daß sich die Amy in irgendeiner Weise bemerkbar macht, während Sie über diese Listen reflektieren, sollten Sie dies als Chance nutzen. Sie teilt Ihnen dann nämlich mit, daß Sie ein wenig mehr Liebe gebrauchen könnten. Nehmen Sie sich dann ein wenig Zeit, und führen Sie *CPR für die Amygdala* aus, bis Ihr Geist und Körper sich beruhigt haben. Es ist wichtig, sich selbst – und die Amygdala – immer wieder daran zu erinnern, daß Sie die Fähigkeit zur Selbstheilung in Ihren Händen halten.

Schemata, die uns heimsuchen

Unabhängig davon, wo auf den obigen Listen Sie sich gefunden haben, ob auf der Liste positiver oder der Liste negativer Attribute, die Gedanken, die Ihr Selbstempfinden unterstützen, wirken in jedem Fall stimulierend auf das Belohnungszentrum des Gehirns (Gibbs et al. 2007; Joensson et al. 2015). Sie haben richtig gelesen: Ihr Gehirn erhält in jedem Fall eine chemische Belohnung, unabhängig davon, ob Sie sich etwas übelnehmen oder ob Sie sich loben. Wie ist das möglich?

Wie ich schon erwähnte, sind Sie für Ihr Gehirn die oberste Priorität. Da Sie nur ein einziges Gehirn haben, das Sie Ihr ganzes Leben lang begleitet, verläßt dieses sich auf die am besten zugänglichen und am häufigsten genutzten neuronalen Verbindungen. Es verhält sich damit ähnlich wie mit der Gewohnheit, immer auf dem gleichen Weg zur Arbeit zu fahren, einfach weil Sie ihn so gut kennen. Wenn Sie etwas tun, das Ihr Gehirn als »korrekt« wahrnimmt (etwa beim Lösen eines Puzzles oder beim Erlernen einer neuen Fertigkeit), werden Sie mit einer kleinen Menge Dopamin belohnt, einem der chemischen Wohlfühlstoffe, die das Gehirn erzeugt. Das Dopamin verstärkt das Verhalten und erhöht so die Wahrscheinlichkeit, daß Sie dieses wiederholen.

Doch Ihr Gehirn definiert als »korrekt«, was Ihnen in der Vergangenheit geholfen hat, erfolgreich zu sein, und was Ihnen vertraut ist, also nicht unbedingt immer etwas, das positiv, wahr oder gesund ist. Hat Ihr Gehirn aufgrund von früheren Erfahrungen gelernt, daß Sie »dumm« sind, wird bei Ihnen jedesmal, wenn Sie sich selbst als dumm bezeichnen, Dopamin ausgeschüttet. Der Grund ist also nicht, daß es für Sie *gut* ist zu glauben, daß Sie dumm sind, oder auch nur, daß Sie glauben *wollen*, daß Sie dumm sind – Ihr Gehirn belohnt Sie nur dafür, daß Sie bekräftigen, was Sie in der Vergangenheit gelernt haben (Pignatelli & Bonci 2015). Damit werden wir uns nun noch eingehender befassen.

Vielleicht erinnern Sie sich noch daran, daß 90 Prozent dessen, wie Sie den gegenwärtigen Augenblick erleben, von Ihrer Vergangenheit bestimmt werden. Während Ihrer Kindheit und Jugend hat Ihr Gehirn Zusammenhänge hergestellt, Schemata entwickelt und so die Grundlage dafür geschaffen, wie Sie sich heute in der Welt sehen. Ein Schema ist ein mentaler Rahmen, der Ihrer Deutung der Sie umgebenden Welt zugrunde liegt. Es hilft Ihnen, Informationen schneller zu verarbeiten und Ihre tägliche kognitive Belastung zu verringern. Stellen Sie sich vor, Ihr Gehirn müßte jedes Mal, wenn Sie etwas mit Flügeln und einem Schnabel sehen, das zwitschert und fliegt, sämtliche Informationen, die Sie diesbezüglich jemals erhalten haben, bei denen eine der genannten Komponenten irgendeine Rolle spielt, überprüfen. Ein Flugzeug? Nein. Ein Drachen? Nein. Superman? Nein. Ein

Vogel? Ja! Wir haben einfach nicht die Zeit und körperliche Energie, um dies beim größten Teil der Verarbeitungsaktivitäten zu tun, die unser Gehirn in jeder Millisekunde bewältigen muß. Ein Schema vereinfacht all dies sehr stark.

Wir werden die Vorstellung der Schemata nun auf die schmerzhaften Grübeleien anwenden, mit denen wir uns bereits früher beschäftigt haben. Während wir lernen, wachsen und uns entwickeln, erzeugen wir im Geist stereotype Verhaltensweisen, die zu Schemata unserer Annäherung an die Welt werden. Bei Jeff war der Gedanke »Ich bin ein Versager« ebenso automatisiert wie die Fähigkeit seines Gehirns festzustellen, daß ein Lebewesen mit Flügeln und einem Schnabel, das zwitschert und fliegt, ein Vogel ist. Das ist deshalb so, weil die Schemata, die wir bezüglich unseres Selbstempfindens entwickeln, mit dem zusammenhängen, was uns die Menschen, in deren Nähe wir aufgewachsen sind, immer wieder gesagt

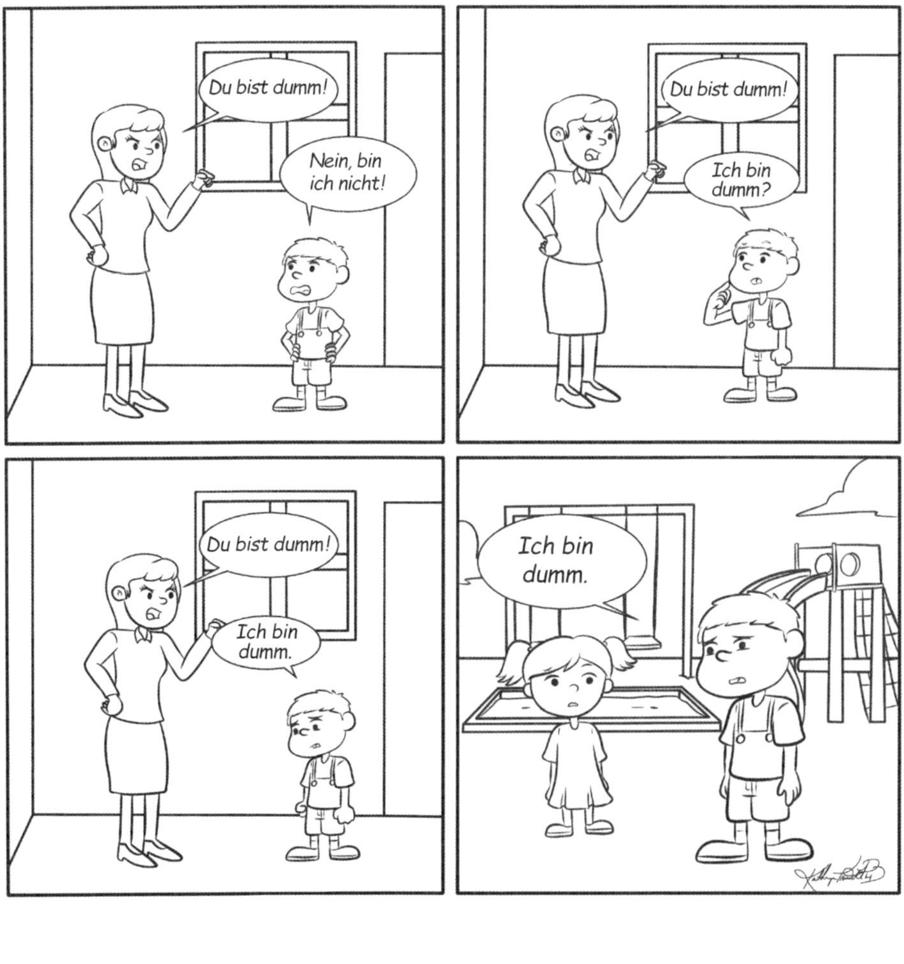

haben. Haben wir in einer Umgebung gelebt, in der Kritik und Negativität ständig präsent waren, erwarten wir auch in unserem weiteren Leben nichts anderes. In unserem Geist werden dann entsprechende Muster immer wieder aktiviert, und wir entwickeln dann vielleicht die Tendenz, uns der Welt eher pessimistisch zu nähern, wobei wir stets Kritik erwarten und sowohl uns selbst als auch andere Menschen kritisieren. Die über lange Zeit eingeprägten Muster bestimmen dann unsere Erwartungen bezüglich der Gegenwart und Zukunft – und damit ist eine sich selbst erfüllende Prophezeiung entstanden.

Die Schmerzen verursachenden Muster entstehen durch Streßerlebnisse, die das Gehirn in Ihrem ganzen weiteren Leben aufrechterhält. Dieser Prozeß ist so eigentümlich, daß in der Neurowissenschaft ein spezieller Begriff dafür geprägt wurde: *streßinduzierte strukturelle Plastizität* (Vyas et al. 2006; Wang et al. 2017). Schemata können aber auch durch die konventionellere Neuroplastizität entstehen. Beispielsweise entwickelt ein Mensch, der in einer positiven, unterstützenden und liebevollen Umgebung aufwächst, das Vorstellungsmuster, daß die Welt grundsätzlich auf seiner Seite steht, daß die betreffende Person wahrscheinlich bedingungslose Unterstützung erhalten wird und daß »alles gut sein wird«.

Das Erstaunliche an der Neuroplastizität ist, daß Sie selbst dann, wenn sich Ihr Gehirn in negativen Grübelschleifen verfangen hat, Schemata identifizieren können, die nicht adaptiv sind, und – bei entsprechendem Aufwand an Zeit und Arbeit und ausreichender Exposition – Ihre Resultate ändern können. Falls Sie die Schemata, die Sie heimsuchen, überwinden wollen, empfehle ich Ihnen, die folgende Übung auszuprobieren. Sie wird Ihnen zu verstehen helfen, wie sich Ihre früheren Erlebnisse auf Ihr Leben in der Gegenwart auswirken.

ÜBUNG

Wie Ihre Vergangenheit auf Ihre Gegenwart einwirkt

Diese Übung hilft Ihnen zu erforschen, was Sie als Kind gelernt haben und inwieweit diese Schemata auch in Ihrem Erwachsenenleben eine Rolle spielen. Zunächst lernen Sie ein Beispiel aus Jeffs Lebensgeschichte kennen. Anschließend können Sie dann Ihre eigenen Antworten entwickeln.

BEISPIEL

Die Vergangenheit

1. Wie haben Ihre primären Bezugspersonen Sie motiviert, als Sie noch ein Kind waren?

   Weil es für meine Eltern sehr wichtig war, daß ich stets die besten Zensuren bekam, versuchten sie, mich zu motivieren, indem sie mir jedesmal Geld schenkten, wenn ich eine Eins bekam. (Für sie war eine Zwei ein Makel, und alles, was unter einer Zwei war, war völlig inakzeptabel.) Da ich aber nie eine Eins bekam, bekam ich auch nie Geld; deshalb versuchten sie, mich zu motivieren, indem sie mich kritisierten und verurteilten. Und wenn ich in der Schule zu weit zurückfiel, bestraften sie mich, indem sie mir meine Musik wegnahmen.

2. Was haben sie Ihnen über Ihren Wert beigebracht?

   Sie haben mir beigebracht, daß ich nie gut genug war. Mein Bruder Ben war absolut perfekt. Der Mustersohn. Ich fühlte mich wertlos, weil ich weder sportlich noch besonders klug war.

3. Wie haben Sie gelernt, mit schwierigen Situationen fertig zu werden?

   Ich habe alles ausgeblendet und mich ausschließlich auf meine Musik konzentriert. Dadurch wurde ich ein sehr guter Musiker, aber wenn sie mir meine Instrumente wegnahmen, fuhr ich aus der Haut. Irgendwann bin ich einfach nicht mehr nach Hause gegangen und habe bei Freunden auf Sofas geschlafen, bis ich die High-school abgeschlossen hatte. Ich habe mit schwierigen Momenten hauptsächlich umzugehen gelernt, indem ich verschwand – entweder in die Welt meiner Musik oder indem ich buchstäblich mein Elternhaus verlassen habe.

Die Gegenwart

1. Wie motivieren Sie sich heute selbst?

   Wenn die Dinge gut laufen, versuche ich, mich in Stimmung zu bringen, indem ich mir in Erinnerung rufe, daß ich es geschafft habe, dorthin zu kommen, wo ich jetzt stehe. Daß ich an das, was ich tue, glaube. Und wenn es schlecht läuft, tue ich genau das, was meine Eltern getan haben! Ich nehme mir dann die Musik weg. Ich besaufe mich, feiere und kapsele meine kreative Seite völlig ab.

2. Wie reden Sie in schwierigen Situationen mit sich selbst?

   Ich sage mir dann genau das, was mein Vater immer gesagt hat: »Ich bin ein Versager, ein Verlierer. Ich werde nie etwas schaffen. Ich muß es einfach aufgeben, etwas erreichen zu wollen.«

3. Wie verhalten Sie sich in schwierigen Situationen?

   Ich werde ziemlich gut damit fertig, solange ich Schnaps habe. Wenn nicht, fühlt sich mein Gehirn so an, als ob ich verrückt werden würde. Und ich kann es nicht davon abhalten, mich fertig zu machen. Schnaps ist heute meine Methode zu verschwinden. Deshalb nehme ich an, daß ich nicht besonders gut darin bin.

Die Vergangenheit

1. Wie haben Ihre primären Bezugspersonen Sie als Kind motiviert?

____

____

____

2. Was haben sie Ihnen über Ihren Wert beigebracht?

____

____

____

3. Wie haben Sie gelernt, mit schwierigen Situationen fertig zu werden?

____

____

____

Die Gegenwart

1. Wie motivieren Sie sich heute selbst?

____

____

____

2. Wie reden Sie in schwierigen Situationen mit sich selbst?

____

____

____

3. Wie verhalten Sie sich in schwierigen Situationen?

____

____

____

Haben Sie beim Durcharbeiten der vorigen Übung Parallelen zwischen Ihren ersten und letzten drei Antworten bemerkt? Wenn ja, spiegelt dies die in der Vergangenheit erlernten negativen Schemata, die sich im Hier und Jetzt bemerkbar machen und ständig abgespult werden. Bedauerlich ist, daß die Erlebnisse mit Eltern und anderen primären Bezugspersonen, durch die Schemata entstanden sind, von den Betreffenden oft nicht in der Absicht, Schmerzen oder sogar Traumata zu verursachen, angewandt wurden. Trotzdem wurden diese Schemata in unserem Gehirn enkodiert. Noch schlimmer ist, daß sie unsere Wahrnehmungen verzerren und uns hindern können, objektiv zu denken.

Beispielsweise schickte mir Jeff zwei Tage nach meiner Sitzung mit ihm eine eMail, in der er mir mitteilte, das Studio habe Kontakt zu ihm aufgenommen und sich für das abrupte Verschwinden des Produzenten während der Aufnahmesitzung entschuldigt. Über die Gründe für das merkwürdige Verhalten teilte das Studio nicht viel mit, nur daß der Produzent aufgrund eines familiären Problems sofort hätte handeln müssen. Man stelle sich Jeffs Reaktion vor, als plötzlich alle Teile des Puzzles wie von Zauberhand ihren Platz fanden. Plötzlich erinnerte er sich, daß der Produzent auf sein Handy geschaut hatte, bevor er den Kopf geschüttelt hatte und verschwunden war. Der ganze Vorfall hatte mit Jeff nicht das Geringste zu tun gehabt.

Dies ist ein Beispiel für einen ungewöhnlichen menschlichen Augenblick. Wir filtern die Handlungen anderer Menschen durch unsere eigenen früheren Erlebnisse – und gelangen so oft zu falschen Schlußfolgerungen. Wir sitzen infolgedessen oft in Grübelschleifen fest, insbesondere in solchen, in denen es um Furcht, Angst und Sorgen geht. Unsere Selbstheilungsarbeit besteht darin, daß wir dem Gehirn helfen, die Pausentaste zu drücken, die Aufnahme zu stoppen und sie im Idealfall zu entfernen und völlig zu eliminieren.

Eine intensivere Auseinandersetzung mit dem »Warum«

Wenn Sie merken, daß Sie sich mit Sie selbst betreffenden schmerzhaften Überzeugungen abmühen, sollten Sie sich einige schwierige Fragen stellen: Unterstützt mich diese Überzeugung? Ermutigt die Überzeugung mich dazu, Risiken einzugehen, und fordert sie mich heraus, neue Dinge auszuprobieren? Erinnert mich diese Überzeugung daran, daß ich es wert bin, geliebt zu werden und dazu zu gehören? Falls Sie eine dieser Fragen mit nein beantworten, ist es an der Zeit, neugierig darauf zu werden, was Ihr Gehirn dazu veranlaßt hat, diesen Gedanken zu entwickeln.

Denken Sie stets daran, daß Sie, sobald Sie verstehen können, *warum* Ihr Gehirn etwas tut, bewußt Schritte in die Wege leiten können, um es zu heilen und neue Möglichkeiten für die Zukunft zu entwickeln.

Die folgende Übung soll Ihnen helfen, tiefer zu graben, indem Sie sich fünf Fragen stellen:

1. Wie könnte Ihre Amygdala diesen Gedanken nutzen, um Ihnen zu helfen, für Ihre Sicherheit zu sorgen?
2. Woher stammt dieser Gedanke? Welche Annahmen liegen ihm zugrunde?
3. Welche Vor- und Nachteile sind mit diesem Gedanken verbunden?
4. Wie wirkt sich dieser Gedanke auf Ihre Interaktionen mit anderen aus?
5. Wie wirkt sich der Gedanke wahrscheinlich auf Ihr zukünftiges Handeln aus?

Es folgt nun ein Beispiel, das Sie sich anschauen sollten, bevor Sie sich daranmachen, die Fragen selbst zu beantworten. Jeff hat die Übung bezogen auf den Gedanken »Ich bin ein Versager« ausgeführt.

»Ich bin ein Versager«

1. Wie könnte Ihre Amygdala diesen Gedanken nutzen, um Ihnen zu helfen, für Ihre Sicherheit zu sorgen?

   Wenn ich ein Versager bin, versuche ich erst gar nichts. Und wenn ich nichts versuche, kann ich nicht zurückgewiesen werden. Ich entscheide, was in meinem Leben passiert, nicht andere Menschen, die Macht über mich haben.

2. Woher stammt dieser Gedanke? Welche Annahmen liegen ihm zugrunde?

   Dieser Gedanke stammt aus meiner Kindheit. Damals hielt mich nie jemand für gut genug. Aus Sicht meines Vaters war ich nie »richtig«. Zwei Annahmen liegen diesem Gedanken zugrunde, nämlich (1) »Ich kann in keinem Fall Erfolg haben« und (2) »Ich werde immer zurückgewiesen werden«.

3. Welche Vor- und Nachteile sind mit diesem Gedanken verbunden?

   Von Vorteil ist, daß er mir die Erlaubnis gibt, mich nicht mehr selbst anzutreiben. Der Nachteil ist, daß ich mich wegen dieses Gedankens schrecklich fühle. Wenn ich völlig aufhören würde mit allen Bemühungen, etwas zustande zu bringen, und wenn ich mich wirklich damit abfände, ein Versager zu sein, würde ich mein Leben und meine Beziehungen völlig durcheinanderbringen.

4. Wie wirkt sich dieser Gedanke auf Ihre Interaktionen mit anderen aus?

   Ich sabotiere mich selbst, und das wirkt sich auf meine Musikerkollegen und meine Freunde aus. Ich betrinke mich, um meine Versagensängste zu betäuben, und das macht mich letztendlich zum Versager, weil ich anschließend verkatert und nicht in bester Verfassung für Auftritte bin.

5. Wie wird sich dieser Gedanke wahrscheinlich auf Ihr zukünftiges Handeln auswirken?

   Ich bleibe dabei, kleine Brötchen zu backen, und versuche erst gar nicht, meine Träume zu verwirklichen. Oder ich zerstöre meine Träume sogar. Wenn meine Chancen größer werden, wird auch die Stimme der »Ich bin ein Versager«-Amy lauter. Sie könnte schließlich so laut werden, daß ich völlig aufgebe. Dann hätte ich wegen eines einzigen Gedankens meine jahrelangen Bemühungen weggeworfen.

Probieren Sie die Übung nun selbst aus. Denken Sie daran, daß Sie jedesmal eine Pause einlegen und *CPR für die Amygdala* praktizieren können, wenn Ihre Amygdala ein wenig zusätzliche Liebe braucht. Die Fähigkeit zu heilen befindet sich in Ihren eigenen Händen, und Sie können damit nicht nur die Gegenwart beruhigen, sondern auch den Schmerz der Vergangenheit auflösen und Ihre Zukunft aufbauen.

ÜBUNG

Das »Warum« finden

Immer wenn Sie mit schmerzhaften Gedanken ringen, können Sie diese Übung nutzen, um die Intentionen der Amygdala besser zu verstehen. Schreiben Sie zunächst einen Gedanken auf, den Sie in der vorigen Woche hatten und der Sie aufgebracht oder erschüttert hat. Vielleicht ist es eine Selbstbezichtigung wie »Ich bin ein Versager« oder eine Verallgemeinerung wie »Ich werde das niemals richtig machen«. Beantworten Sie anschließend die folgenden Fragen.

Negativer Gedanke: ______________________________

____

1. Wie könnte Ihre Amygdala diesen Gedanken nutzen, um Ihnen zu helfen, für Ihre Sicherheit zu sorgen?

____

____

____

____

____

____

2. Woher stammt dieser Gedanke? Welche Annahmen liegen ihm zugrunde?

____

____

____

____

____

3. Welche Vor- und Nachteile sind mit diesem Gedanken verbunden?

4. Wie wirkt sich dieser Gedanke auf Ihre Interaktionen mit anderen aus?

5. Wie wird sich dieser Gedanke wahrscheinlich auf Ihr zukünftiges Handeln auswirken?

Wie Sie Ihren Selbst-Rahmen verändern können

Da Sie nun das *Warum* hinter Ihren problematischen Gedanken und Überzeugungen besser verstehen, können wir uns daranmachen, diese so zu verändern, daß eine gesunde Beziehung zwischen ihnen und Ihrem Gehirn möglich wird. Zu Beginn dieses Kapitels haben Sie sich zwei Listen von Wörtern angeschaut, um sich darüber klar zu werden, wie Sie über sich selbst und die Welt denken. Stellen Sie nun den Wörtern aus den Listen jeweils »Ich bin« voran, werden daraus sogenannte Selbstaussagen. Sind solche Selbstaussagen negativ aufgeladen, können sie positives Handeln fast unmöglich machen. Sie tauchen Ihr Gehirn dann in eine emotionale Wahrheit des »Ich bin« ein und schließen jede andere Möglichkeit aus. Wie oft haben Sie schon jemanden sagen hören: »Ich bin ängstlich«, »Ich bin dumm« oder: »Ich bin zu vehement«? Wie oft haben Sie selbst schon solche Aussagen formuliert und dann festgestellt, daß Sie sich dadurch selbst in die Klemme gebracht hatten?

Um Ihre Selbstsicht und Ihre Weltsicht zu verändern, können Sie eine simple sprachliche Veränderung vornehmen: Statt sich mit dem gewählten Adjektiv (»Ich bin ängstlich.«) zu bezeichnen, können Sie damit auch Ihre Gefühle und Erlebnisse beschreiben (»Ich empfinde Angst.«). Es folgen ein paar Beispiele.

Statt …	**… können Sie es versuchen mit**
Ich bin ängstlich.	Ich empfinde Angst.
Ich bin ein Versager.	Ich habe in dieser Hinsicht (*bei einer Aufgabe, einem Examen/Ereignis usw.*) versagt.
Ich bin depressiv.	Ich fühle mich deprimiert.
Ich bin dumm.	Das (*Aufgabe/Interaktion/Erlebnis usw.*) war dumm.

Wenn Sie auf diese Weise Ihre Sprache verändern, verändert sich auch die Beziehung Ihres Gehirns zu der Aussage. Während Aussagen wie »Ich bin ängstlich« oder »Ich bin zu vehement« Ihnen ein Etikett anhängen, schaffen die alternativen Formulierungen Raum, in dem sie Neugier auf Ihr Fühlen und Erleben wecken – Angst, Enttäuschung usw. Die Neugier ermöglicht Ihnen dann, aktiv zu werden oder zumindest mit der Entwicklung einer anderen Art, über sich selbst zu denken, zu beginnen.

Wir kehren nun zu der Übung *Das »Warum« finden* zurück und arbeiten an der Veränderung Ihrer Sprache. Sie werden aufgefordert, nach Beweisen für das Nicht-Zutreffen Ihrer negativen Selbstaussage zu suchen. Anschließend werden Sie im Rahmen eines Brainstormings nach einer nützlicheren Aussage über sich selbst suchen. Auch bezüglich dieser Übung schauen wir uns zunächst Jeffs Antworten auf die Fragen an.

Negative Selbstaussage: *Ich bin ein Versager.*

1. Wenn Sie Ihre negative Selbstaussage widerlegen wollten, wie würden Sie dann Ihre Argumentation stützen?

   Wenn ich wirklich ein Versager wäre, würde ich nicht immer wieder etwas versuchen. Ich hätte dann schon vor langer Zeit aufgegeben. Ich habe einen weiten Weg von zu Hause zurückgelegt – sowohl in geographischer Hinsicht als auch was meine Fähigkeiten angeht. Es erfordert sehr viel wirklich harte Arbeit, trotz so massiver Zurückweisung zu überleben und erfolgreich zu sein. Trotz meiner Ängste habe ich nicht aufgegeben. Mein Handeln spricht lauter als meine innere Stimme, die mir vorhält, ein Versager zu sein.

2. Mit welcher alternativen Aussage können Sie Ihre negative Selbstaussage kontern?

   Klar, ich habe viele Male versagt. Aber deshalb bin ich noch kein Versager. Ich habe Mut und komme immer wieder auf die Füße. Ich bin unerschütterlich.

Wie Jeffs Beispiel zeigt, kann eine Veränderung der Ausdrucksweise zu einer Veränderung des Selbstempfindens führen. Sie haben die Macht, Ihr Gehirn so zu formen, wie Sie in der Welt sein wollen. Probieren Sie es auf der nächsten Seite selbst aus.

ÜBUNG

Verändern Sie Ihren Selbst-Rahmen

Wenn Sie Ihren Selbstrahmen verändern wollen, sollten Sie zur Übung *Das »Warum« finden* zurückkehren und den schmerzhaften Gedanken identifizieren, mit dem Sie einmal gerungen haben. Arbeiten Sie anschließend die Fragen durch, um Ihre sprachliche Ausdrucksweise – und damit Ihre Perspektive – zu verändern.

Negative Selbstaussage: ______________________________

____

1. Wenn Sie Ihre negative Selbstaussage widerlegen wollten, wie würden Sie dann Ihre Argumentation stützen?

____

____

____

____

____

____

____

____

____

2. Mit welcher alternativen Aussage können Sie die negative Selbstaussage kontern?

____

____

____

____

Im nächsten Kapitel werden wir ausgiebiger erforschen, wie unser Körper Streß und Traumata ertragen kann – und wie wir zu flexiblen Gefäßen für einen förderlichen Seinszustand werden können. Mittlerweile wird Ihnen klar sein, daß unsere Gefühle, Emotionen und Gedanken nicht isoliert von unserem Körper existieren, weil sie aus einem Teil des Körpers, dem Gehirn, hervorgehen. Die Wahrheit ist, daß Geist und Körper harmonisch darauf hinarbeiten, eine Art Gleichgewicht innerhalb des Systems zu schaffen. Die eigentlich wichtige Frage lautet: Entspricht das aktuelle System Ihren Vorstellungen davon, wie Sie leben wollen? Oder wird es immer noch von Ihren früheren Erlebnissen bestimmt?

6

Wie Sie die Informationen Ihres Körpers für eine Veränderung nutzen können

»Es gibt eine Stimme, die keine Worte benutzt. Höre.«

— Rumi

Mora sitzt im Untersuchungsraum und wartet auf die Ärztin. An diesem Montagmorgen ist sie aufgewacht, nachdem sie die ganze Nacht über unruhig geschlafen hatte. Sie hatte sich in ihrem Bett herumgewälzt und über die Belastungen gegrübelt, die sie in der kommenden Woche erwarteten: lange Arbeitstage und eine Deadline nach der anderen. Am Freitagmorgen sollte ein neues IT-System für das ganze Unternehmen, das sie entwickelt hatte, eingeführt werden, für sie die Krönung eines Jahres sorgfältiger Arbeit … oder eine Katastrophe für das ganze Unternehmen.

Während Sie sich aufrichtete und streckte, um den anbrechenden Tag zu begrüßen, fühlte sie sich trotz der unruhig verbrachten Nacht gut, wenn nicht sogar gut ausgeruht. Zumindest glaubte sie das, bevor ihre Füße den Boden berührten und sie in den Stand wechselte. Ein stechender Schmerz im Unterrücken warf sie vorwärts auf den Boden. Es fühlte sich an, als sei ihre Wirbelsäule zusammengebrochen. Als sie sich auf den Rücken rollte, traf der Schmerz sie erneut. Dann lag sie so reglos wie möglich da und versuchte, ihren Mann zu wecken, indem sie stöhnend seinen Namen hervorbrachte.

Ein paar Stunden später sitzt Mora in einem winzigen Raum in der Notaufnahme. Dr. Natalie tritt ein. Nach ein wenig Smalltalk beginnt die Ärztin, nach dem Ursprung von Moras Schmerz zu forschen, wobei sie sich auf die linke Seite des Unterrückens der Patientin konzentriert, wo der Schmerz nach ihren Angaben am stärksten ist. Mora verzerrt das Gesicht, stöhnt und weicht den Berührungen der Ärztin aus. Sie tastet Moras Wirbelsäule ab und stellt einige Fragen.

»Haben Sie Schmerzen, wenn ich mittig auf die Wirbelsäule drücke?«

»Nein«, antwortet Mora, »aber fast überall sonst.«

»Sie haben gesagt, der Schmerz sei das erste Mal beim Aufstehen aus dem Bett aufgetreten. Sind Sie dabei gestolpert und haben sich eine Zerrung zugezogen?«

»Nein, der Schmerz war schon vorher da, und er hat mich regelrecht umgeworfen. Mein Rücken konnte mich nicht aufrechterhalten. Mein Mann hat mich auf dem Weg hierhin stützen müssen.«

Die Ärztin fragt weiter: »Haben Sie in letzter Zeit einmal etwas Schweres gehoben? Beispielsweise bei der Arbeit?«

Mora erklärt, daß Sie IT-Managerin ist und daß das Schwerste, was sie jemals trägt, das Tablet ist, das sie ständig bei sich hat.

»Dann haben Sie wahrscheinlich viel gesessen?« fragt die Ärztin weiter.

Mora lacht. »Ha, das wäre schön! Aber in meinem Beruf ist das nicht so. Sehen Sie meine Fitness-Uhr? Wenn es ruhig ist, zeigt sie mir mindestens 8 000 Schritte täglich an. Ich muß bei meiner Arbeit Laufschuhe tragen.«

»Was sagt Ihre Fitness-Uhr über Ihren Schlaf?«

»Na ja, ich habe in den letzten Nächten nicht gut geschlafen. Ich habe mich ziemlich viel hin und her gewälzt. Mir geht dieses große Projekt nicht aus dem Kopf.«

Die Ärztin steht auf, macht sich auf ihrem Laptop ein paar Notizen und sagt dann: »Ich werde vorsichtshalber eine Röntgenaufnahme anordnen. Aber ich denke, wenn Sie die Dinge etwas langsamer angehen und ein paar Tage lang alle vier Stunden Ibuprofen oder Naxopren einnehmen, wird das Problem verschwinden. Angesichts dessen, wo der Schmerz aufgetreten ist und wie Sie auf meine Manipulation an Ihrem Rücken reagiert haben, nehme ich an, daß der Schmerz durch Streß verursacht wurde.«

»Wollen Sie damit sagen, das Ganze spiele sich nur in meinem Kopf ab?«

»Nein, Ihr Schmerz ist natürlich real, und er kommt eindeutig von Ihrem Rükken, nicht aus Ihrem Kopf«, erklärte die Ärztin. »Aber er kann durch Streß hervorgerufen werden, und Streß kann tatsächlich so starken Schmerz verursachen.«

Nichts ist »ausschließlich in Ihrem Kopf«

Unser Geist und unser Körper und all das, was wir in beiden erleben, sind untrennbar miteinander verbunden. Demnach sind psychisches und physisches Leiden auf eine komplizierte Weise, aber unvermeidlich miteinander verbunden. Das gleiche gilt für Behagen, Ruhe und noch viele andere Geist und Körper gleichermaßen betreffende Erlebnisse. Nicht nur für unsere körperliche Gesundheit, sondern auch für die psychische und emotionale Gesundheit ist es wichtig, daß wir unsere Wahrnehmung dieser Geist-Körper-Verbindung vertiefen.

Denken Sie einmal an Situationen zurück, in denen Sie nervös waren, Angst hatten oder unter emotionalem Schmerz litten. Sind Ihnen in solchen Momenten in Ihrem Körper schon einmal bestimmte Empfindungen aufgefallen? Sie könnten beispielsweise eine Anspannung im Nacken, eine Enge in der Brust oder ein starkes Herzklopfen verspüren. Emotionaler Schmerz, so wie Menschen ihn erleben, wenn ihnen etwas das Herz »gebrochen« hat, kann tatsächlich sowohl physisch als auch psychisch *schmerzen*.

Wenn physischer und emotionaler Schmerz so eng miteinander verbunden sind, müßten doch ein paar Tylenol-Tabletten den Schmerz eines gebrochenen Herzens lindern können, oder? Vielleicht überrascht es Sie zu hören, daß das tatsächlich helfen würde. Eine Studie hat ergeben, daß der aktive Wirkstoff im Tylenol, Acetaminophen, durch soziale Zurückweisung hervorgerufenen Schmerz wirksam zu lindern vermag – was die Verbindung zwischen physischem und sozialem Schmerz bestätigt (DeWall et al. 2010).

Mir geht es ganz sicher nicht darum, daß jeder Mensch, der emotionalen Schmerz empfindet, Tylenol einnehmen sollte; die erwähnte Studie veranschaulicht aber, daß zwischen Geist und Körper eine wirkmächtige Verbindung besteht. Diese tiefe Verbindung wird durch den Vagusnerv gefördert, der vom Hirnstamm bis in den Bauch verläuft und auf seinem Weg zahlreiche lebenswichtige Funktionen kontaktiert, beispielsweise die Herzfrequenz, die Atmung, die Verdauung und die Weitung und Verengung der Blutgefäße. Die wörtliche Übersetzung des lateinischen Wortes *Vagus* ist »Wanderer«, was insofern passend ist, als dieser Nerv tatsächlich durch den Körper wandert.

Eine der Funktionen des Vagusnervs ist, Informationen von allen wichtigen inneren Organen zu sammeln und ins Gehirn zu übermitteln. Er leitet permanent Berichte über alle Vorgänge im Körper dorthin weiter. Beispielsweise kennen Sie vermutlich das Gefühl, »Schmetterlinge im Bauch« zu haben, wenn Sie von einer hohen Klippe oder einem hohen Gebäude in die Tiefe schauen. Diese Empfindung wird durch Ihren Vagusnerv hervorgerufen – er übermittelt auf diese Weise Informationen aus dem Bauch ins Gehirn.

Der Vagusnerv steuert auch das Parasympathische Nervensystem, das die Amygdala beruhigt und uns aus dem Kampf-, Flucht-, Erstarrungs- und Unterwerfungsmodus befreit (Breit et al. 2018). Demzufolge ist die Stimulation des Vagusnervs eine Möglichkeit zu verhindern, daß die Amygdala die neuronale Schnellstraße, auf der Streß und Traumata befördert werden, noch stärker belastet. Dies ist eine der Möglichkeiten, Ihnen die Rückkehr in Ihre Resilienzzone zu ermöglichen. In der folgenden Übung werden drei Werkzeuge vorgestellt, mit deren Hilfe Sie Ihren Vagusnerv stimulieren können.

ÜBUNG

Stimulieren Sie Ihren Vagusnerv

Eine Möglichkeit, Angst, Streß oder emotionalen Schmerz zu verringern, besteht darin, durch Stimulation des Vagusnervs die Macht der Geist-Körper-Verbindung zu nutzen. Die folgenden drei simplen Übungen aktivieren den Vagusnerv auf förderliche Weise und ermöglichen Ihrem Geist, sich von dem, was Ihnen zu schaffen macht, zu distanzieren. Sie können die Wirkung dieser Übungen noch verstärken, indem Sie sie durch Self-Havening ergänzen.

1. **Erzeugen Sie ein Geräusch.** Singen oder summen Sie ein paar Minuten lang, oder gurgeln Sie mit Wasser. Der Vagusnerv verläuft durch Ihre Stimmbänder und wird somit durch diese Formen vokalen Ausdrucks aktiviert. (Erinnern Sie sich daran, daß wir das Summen oder Singen in Zusammenhang mit *CPR für die Amygdala* genutzt haben? Wir haben uns dort den Vagusnerv zunutze gemacht, um die durch die Self-Havening-Berührung erzeugte Beruhigung zu verstärken.) Probieren Sie diese Technik aus, wenn Sie Angst verspüren oder sich eine erfrischende Pause wünschen. Auch Lachen vermag den Vagusnerv zu stimulieren, und wir alle könnten zweifellos von dieser Stimulation profitieren!

2. **Üben Sie sich darin, tief zu atmen.** Sie haben in diesem Buch schon einige Atemübungen kennengelernt. In der hier vorgestellten geht es darum, länger aus- als einzuatmen und so den Vagusnerv zu aktivieren. Atmen Sie zunächst drei Sekunden lang tief und sanft durch die Nase ein und anschließend fünf Sekunden lang durch den Mund aus. Stellen Sie sich bei jedem Atemzug vor, Sie versuchten, einen Spiegel mit Ihrer Atemluft zu befeuchten, indem Sie bei jedem Ausatmen ein »Hhhhhhhhhh«-Geräusch erzeugen. Ihr Bauch sollte sich bei jedem Einatmen ausdehnen und sich beim Ausatmen zusammenziehen.

   Sie können allmählich dazu übergehen, mit längeren Zeitspannen des Aus- und Einatmens zu experimentieren, indem Sie beispielsweise fünf Sekunden ein- und sieben Sekunden ausatmen. Fahren Sie mit dem Verlängern der Zeitspannen fort, bis Sie die längste Zeitspanne erreicht haben, über die Sie tief aus dem Bauch heraus ausatmen können. Es geht darum, die Atemsequenz auf maximal fünf Atemzüge pro Minute zu reduzieren. (Ich versichere Ihnen, daß das durch entsprechenden Übungsaufwand erreichbar ist.)

3. **Probieren Sie das Valsalva-Manöver aus.** Wenn Angst und Streß zu Herzrasen führen, können Sie das Valsalva-Manöver ausprobieren, das den Blutdruck schnell erhöht und dann senkt und den normalen Herzrhythmus wiederherstellt.

   Vorsicht: Menschen, die an einer Herzkrankheit oder an Retinopathie (Erkrankung der Netzhaut) leiden, sollten das Valsalva-Manöver nicht ausführen. Falls das Herzrasen bei Ihnen in Verbindung mit anderen Symptomen auftritt, beispielsweise Schmerzen im Arm, Benommenheit oder Übelkeit, sollten Sie sofort einen Arzt aufsuchen.

   Bei der Anwendung dieser Technik sollten Sie sich setzen oder legen und dann folgende Schritte ausführen:

   a. Atmen Sie tief ein, und halten Sie die Atemluft in der Lunge.
   b. Verschließen Sie die Nase mit den Fingern, und schließen Sie den Mund.
   c. Versuchen Sie, möglichst kräftig auszuatmen, als wollten Sie einen Ballon aufblasen. Halten Sie dabei aber Mund und Nase fest geschlossen.
   d. Üben Sie starken Druck aus, als versuchten Sie, Stuhlgang zu erzwingen.
   e. Fahren Sie damit zehn bis fünfzehn Sekunden fort.

Wenn sich Ihr Herz nach dieser Prozedur immer noch nicht beruhigt hat, können Sie den Vorgang wiederholen, sollten aber vorher eine bis zwei Minuten warten.

Im Zweifelsfall atmen

Der lebende Körper atmet unablässig. Die Atmung bewegt sich ständig in Ihnen und um Sie. Die Atmung ist zwar eine von vielen Körperfunktionen, die durch das Autonome Nervensystem gesteuert werden, doch ist sie insofern einzigartig, als sie die einzige autonome Funktion ist, die wir bewußt beeinflussen können. Wir können die Stärke des Blutflusses oder die Verdauungsaktivität nicht bewußt steuern, weil diese Dinge automatisch geschehen; aber wir können unsere Atmung bewußt beeinflussen. Dieser Vorgang wird bewußtes Atmen genannt. Er beinhaltet, daß wir unser Gewahrsein auf die Atmung richten, deren Intensität beeinflussen und die Dauer des Ein- und Ausatmens variieren, um die Geist-Körper-Verbindung zu vertiefen und die Resilienz zu stärken.

Untersuchungen haben ergeben, daß bewußtes Atmen die Herzratenvariabilität (HRV) verbessern kann, die als Marker für Streßresilienz angesehen wird (Steffen et al. 2021). Die HRV registriert die Schwankungen der Länge des Intervalls zwischen aufeinanderfolgenden Herzschlägen, also die zeitlichen Differenzen zwischen den einzelnen Schlägen. Da sie vom Autonomen Nervensystem gesteuert wird, wird die HRV geringer, wenn der Körper in den Kampf-, Flucht-, Erstarrungs- oder Unterwerfungsmodus (in den Zustand sympathischer Aktivierung) wechselt. Sind Sie hingegen ruhig und befinden sich in einem Zustand der Entspannung (dem Zustand parasympathischer Aktivierung), wird die HRV größer. Deshalb kann sie zur Messung von Ungleichgewichts- und Gleichgewichtszuständen im Autonomen Nervensystem und damit auch der emotionalen Gesundheit herangezogen werden.

Weil die Atmung eng mit dem Zustand des Autonomen Nervensystems verbunden ist, kann die Art, wie ein Mensch atmet, seine HRV beeinflussen. Wenn Sie Angst haben – beispielsweise weil Sie mit einem wütenden Menschen konfrontiert sind –, könnten Sie nach Luft schnappen oder sogar die Atmung anhalten, wodurch Ihr sympathisches Nervensystem aktiviert wird. Fühlen Sie sich hingegen sicher und entspannt, weil Sie beispielsweise mit einem guten Buch oder einem geliebten Menschen auf dem Sofa liegen, atmen Sie meist langsam und tief, wodurch Ihr Parasympathisches Nervensystem aktiviert wird. Sie können aber auch bewußt langsam und tief atmen, wenn Sie unter Streß leiden, und so Geist und Körper beruhigen. Mit Hilfe der folgenden beiden Übungen können Sie versuchen, Ihre Geist-Körper-Verbindung zu vertiefen und Streß abzubauen.

ÜBUNG

Seufzeratmung*

Wenn Sie nicht genug Sauerstoff im Blut haben, hat das unmittelbare emotionale und kognitive Auswirkungen. Sie fühlen sich dann eventuell träge oder nicht aufnahmefähig. Sie können den Sauerstoffgehalt des Blutes unter anderem verbessern, indem Sie absichtlich seufzen; dadurch werden die Lungenbläschen mit Luft gefüllt, und der Sauerstoffgehalt des Blutes wird erhöht. Daran erkennt die Amy, daß Sie nicht ersticken, und es hilft Ihnen, den Kampf-, Flucht-, Erstarrungs- oder Unterwerfungsmodus zu verlassen. Sie stoßen dann im wahrsten Sinne des Wortes einen Seufzer der Erleichterung aus.

Versuchen Sie mit Hilfe der folgenden simplen Schritte ein Seufzen zu provozieren.

1. Atmen Sie sanft und langsam durch die Nase ein, und zählen Sie dabei bis zwei.
2. Atmen Sie vor dem Ausatmen erneut sanft ein (stellen Sie sich dies als doppeltes Einatmen vor).
3. Atmen Sie nun aus, und seufzen Sie dabei hörbar, und entfernen Sie so die Atemluft vollständig aus der Lunge.

Wenn Sie sich gestreßt oder abgelenkt fühlen, können Sie diese Übung drei bis vier Mal wiederholen.

---

* Diese Übung basiert auf einer Kombination der Arbeit von Jack Feldman, Professor für Neurobiologie an der David Geffen School of Medicine der UCLA und Mitglied des UCLA Brain Research Institute, sowie der Arbeit von Andrew Huberman, einem Neurowissenschaftler und Professor am Department of Neurobiology der School of Medicine der Stanford University (Ashhad & Feldman 2020; Wapner 2020).

ÜBUNG

Pendelatmung

Das Pendeln stärkt Ihre Fähigkeit, in einer gesunden Beziehung jederzeit vielfältige Gefühlszustände zu erleben. Es fördert Ihre Resilienz, indem es Ihr Gehirn dazu anleitet, auch in von Unbehagen geprägten Augenblicken zu etwas Neutralem oder Angenehmem in Kontakt zu treten. Grundsätzlich beinhaltet Pendeln, daß Sie Ihre Aufmerksamkeit zwischen etwas, das Leiden verursacht, und etwas, das nicht belastend oder sogar angenehm ist, wechseln lassen. Leiden Sie beispielsweise unter Spannungskopfschmerzen, kann Ihr Gehirn mit dem unangenehmen Gefühl der Kopfschmerzen besser fertig werden, wenn Sie sich auf ein neutrales Gefühl in Ihrem kleinen Finger konzentrieren. Dies ist eine wunderbare Möglichkeit, Ihr Gehirn nach Ihren Vorstellungen zu beeinflussen.

1. Wenden Sie die Self-Havening-Berührung an, und werden Sie sich darüber klar, welcher Teil Ihres Körpers ein wenig mehr Liebe oder Unterstützung gebrauchen könnte – ganz gleich, ob es sich um Kopfschmerz, Muskelanspannung oder Schmerzen in einem bestimmten Körperbereich handelt.
2. Werden Sie sich nun darüber klar, welchen physischen Energiezustand Sie sich in diesem Augenblick in Ihrem Leben wünschen. Dazu können Sie sich eine Situation vorstellen, in der Sie sich so fühlten. Sie können sich aber auch im Geist eine symbolische Repräsentation davon vergegenwärtigen. Falls Sie sich beispielsweise stark fühlen möchten, können Sie an ein besonders erfolgreiches Training im Fitness-Studio denken. Und wenn Sie sich ruhig fühlen wollen, können Sie sich den Duft und die Farbe von Lavendel vorstellen. Ganz gleich, was Sie sich wünschen, lassen Sie Ihr Gewahrsein des gewählten Zustandes so lebendig wie möglich werden.
3. Fokussieren Sie Ihre Aufmerksamkeit auf diesen physischen Zustand oder die Energie, und laden Sie Ihre Sinne ein, dies mit Ihnen gemeinsam zu erleben. Was sehen, riechen, hören, schmecken und berühren Sie?
4. Richten Sie die Aufmerksamkeit nun nach innen, und achten Sie darauf, wo im Geist und Körper Sie eine sensorische Verbindung zu diesem Erlebnis spüren. Sobald Sie einen entsprechenden Ort in Ihrem Körper identifiziert haben, können Sie feststellen, ob dieses innere Empfinden mit einer Farbe, einer Temperatur oder einer Bewegung verbunden ist.

5. Stärken Sie Ihre Verbindung zu diesem Erlebnis, indem Sie die Farbe des physischen Zustandes oder die entsprechende Energie vier Zählzeiten lang ein- und anschließend sechs Zählzeiten lang ausatmen. Wiederholen Sie dieses Atemmuster dreimal.
6. Überprüfen Sie kurz – aber wirklich nur kurz – den Körperteil, den Sie zuvor als den Ursprung von Leiden erkannt haben.
7. Kehren Sie zu dem von Ihnen bevorzugten Erlebnis oder Symbol, das Sie häufiger spüren möchten, zurück, und atmen Sie dabei erneut die Farbe des Erlebnisses vier Zählzeiten lang ein und sechs Zählzeiten lang aus. Wiederholen Sie dieses Atemmuster drei Mal.
8. Überprüfen Sie den Körperbereich, der ursprünglich ein wenig zusätzlicher Liebe und Unterstützung erforderte, noch einmal, und stufen Sie ihn auf Ihrem Emotionsthermometer ein.

- Wenn Sie ihn bei 2 oder noch niedriger einstufen, dann stellen Sie fest, ob Sie das bevorzugte Erlebnis oder Symbol mit dem Körperteil verbinden können. Stellen Sie sich vor, daß Sie beide miteinander verbinden und sie zur Koexistenz einladen können.
- Wenn Sie den Körperbereich über 2 einstufen, dann wiederholen Sie Schritt 5 oder wechseln zu *CPR für die Amygdala*. Nötigenfalls können Sie dies noch vier- oder fünfmal wiederholen, bis Sie merken, daß entweder die Intensität des ursprünglichen Belastungserlebnisses nachgelassen hat oder das positive Erlebnis, das Sie häufiger genießen möchten, präsenter ist. Bringen Sie die Selbstheilungsübung anschließend liebevoll zum Abschluß.

Die Geschichten, die unser Geist unserem Körper erzählt

Haben Sie schon einmal eine physische Empfindung in Ihrem Körper entdeckt und dann sofort eine Erzählung darüber entwickelt? Beispielsweise könnten Sie ein Kitzeln in der Kehle verspürt haben, woraufhin Ihr Geist erklärt hat: »Ich bekomme eine Erkältung!« Dies gilt insbesondere, wenn Sie in der Vergangenheit unter starken Schmerzen oder einer Krankheit gelitten haben oder wenn Sie Geschichten darüber gehört haben, worauf bestimmte Empfindungen hindeuten. Ich möchte, daß Sie sich das Wort *Empfindung (sensation)* merken, weil es für die Vermittlung eines Erlebnisses zwischen Gehirn und Körper ein besonders wichtiger Begriff ist. Der Körper vermittelt Ihnen Informationen durch Empfindungen (etwa durch ein Kitzeln oder Kribbeln in der Kehle), und Ihr Geist entwickelt dann auf der Grundlage dieser Empfindungen ein Narrativ, um Ihnen zu helfen, die Empfindungen zu verstehen (»Ich bekomme eine Erkältung«). Auch dies ist eine Art, auf die sich Schemata aus der Vergangenheit bemerkbar machen und unsere Gegenwart und Zukunft beeinflussen. Ich werde nun mit Hilfe einer Body-Scan-Übung zu veranschaulichen versuchen, was ich meine.

ÜBUNG

Einen Körperteil begrüßen

1. Beginnen Sie mit Self-Havening-Berührungen, und heißen Sie drei beruhigende Atemzüge willkommen, wobei Sie vier Zählzeiten lang einatmen und dann jeweils sechs Zählzeiten lang die Luft aus der Lunge strömen lassen.
2. Führen Sie während der Self-Havening-Berührungen einen langsamen Body-Scan durch, um sich über den inneren Zustand Ihres Geistes und Körpers klar zu werden. Beginnen Sie am obersten Punkt Ihres Kopfes, und laden Sie Ihr Gewahrsein ein, langsam und aufmerksam durch den ganzen Körper zu reisen. Schenken Sie jedem wichtigen Bereich auf dem Weg Aufmerksamkeit. Bewegen Sie sich von der Nase über das Kinn zum Schlüsselbein und zu den Schultern, an beiden Armen hinab, dann vom Brustkorb zum Bauch, zu den Hüften, Beinen und Füßen, bis Sie die Zehenspitzen beider Füße erreichen.
3. Während Sie auf diese Weise alle Körperteile durchstreifen und zu ihnen allen in Verbindung treten, können Sie jeden dieser Bereiche im Geiste herzlich willkommen heißen. »Hallo Nase! Heh, Kinn! Schön, euch zu sehen, Schultern. Was ist los, Ellbögen?«
4. Sobald Sie die Zehen erreicht haben, atmen Sie erneut dreimal, wobei Sie vier Zählzeiten lang ein- und anschließend sechs Zählzeiten lang ausatmen, während Sie mit beruhigenden Self-Havening-Berührungen fortfahren.
5. Setzen Sie die Self-Havening-Berührungen weiter fort, und lassen Sie die Aufmerksamkeit wieder aufwärts durch den Körper reisen. Achten Sie dabei darauf, ob ein Körperteil Ihre Aufmerksamkeit weckt. Vielleicht handelt es sich um einen Bereich, in dem gewisse Spannungen oder sogar Schmerzen bestehen. Vielleicht ist es ein Bereich, der Ihren Geist und Ihre Emotionen ein wenig aufwühlt. Viele von uns sind von bestimmten eigenen Körperregionen nicht besonders angetan (oder mögen diese gar nicht). Sie können aber auch auf einen Teil ihres Körpers fokussieren, den Sie besonders mögen – wegen seiner Stärke oder weil er Ihnen bestimmte Möglichkeiten eröffnet.
6. Sobald Sie solch einen Körperteil identifiziert haben, können Sie feststellen, welche Gedanken oder Gefühle auftauchen, wenn Sie ihm Ihre volle Aufmerksamkeit schenken. Welche Geschichten erzählen Sie sich über diesen Körperteil? Sind irgendwelche Selbstaussagen damit verbunden? Beispielsweise könnte ein Schmerz im Rücken bei Ihnen Besorgnis wegen des Älterwerdens wecken;

Spannungen im Bereich der Schultern können Sie an einen kürzlich aufgetretenen Stressor erinnern; und ein Völlegefühl könnte Sie an die Freude erinnern, die Sie anläßlich eines köstlichen Essens erlebt haben (andererseits könnte auch Scham dadurch hervorgerufen werden, weil Sie daran erinnert werden, daß Sie einmal wieder zuviel gegessen haben). Welche Informationen hält der gewählte Körperteil für Sie bereit?

7. Danken Sie zum Abschluß der Übung dem Körperteil für seine Informationen. Übermitteln Sie ihm im Geiste Ihre Dankbarkeit: »Ich danke dir. Ich weiß sehr zu schätzen, was du mir mitgeteilt hast.« Lassen Sie erneut drei beruhigende Atemzüge folgen, wobei Sie vier Zählzeiten lang einatmen und die Luft dann sechs Zählzeiten lang wieder aus der Lunge strömen lassen. Fahren Sie bei alldem mit der heilend wirkenden Self-Havening-Berührung fort.

Wie die soeben erläuterte Übung zeigt, sind die körperlichen Empfindungen eng mit dem mentalen Erleben der Welt verbunden. Reflektieren Sie über die Gedanken und Gefühle, die aufgetaucht sind, während Sie Ihre Aufmerksamkeit auf einen einzigen Körperteil konzentriert haben. Ganz gleich, ob Ihre Gedanken liebevoll und gütig oder besorgt und kritisch waren, der Prozeß, der dem zugrunde liegt, ist der gleiche: Ihr Gehirn nutzt verschiedene Erzählungen, um Ihren physischen Empfindungen einen Sinn zuzuschreiben. Eine Erzählung mag bewirken, daß Sie sich schlecht fühlen, eine andere bewirkt, daß Sie sich besser fühlen.

Unser emotionales und physisches Erleben des In-der-Welt-Seins befindet sich manchmal im Einklang und manchmal im Konflikt. Wir können uns auf *psychischer* Ebene zuversichtlich, stark und fähig fühlen, während unser Körper signalisiert, daß er sich erschöpft fühlt und auf *physischer* Ebene eine Pause braucht. Womit wir zu Mora und ihrem gestreßten Rücken zurückkehren. Als sich Mora am nächsten Tag online zu einer Video-Notfallsitzung meldete, konnte ich den Streß und die Anspannung, die von ihrem Körper ausgingen, fast physisch spüren. Ihre Amy hatte sie sowohl emotional als auch körperlich völlig blockiert.

»Das mit dem Projekt wird wohl schiefgehen, Dr. Kate.«

»Mora?« fragte ich, »wieviel Prozent Ihrer Energie haben Sie in den letzten 24 Stunden darauf verwendet, Ihr Gehirn und Ihren Körper zu heilen?«

Sichtlich bemüht, sich nicht zu bewegen, brachte Mora ihre Verärgerung über meine Frage in Form eines dramatischen Augenrollens zum Ausdruck. »Ha! Heilung?! Ich muß dieses Projekt abschließen! Ich bin unglaublich sauer darüber, daß mein Körper das getan hat. Das ist völlig inakzeptabel!« Bei diesem letzten Wort stockte ihr Atem, und ihr Körper verspannte sich. Eine weitere Welle von Schmerz durchfuhr sie. Ihre Amygdala wollte uns ganz offensichtlich mitteilen, welche Empfindungen bewirkten, daß sie sich unwohl fühlte.

Weil mir klar war, daß wir die Amygdala dazu bringen mußten, sich zu beruhigen und ein wenig in den Hintergrund zu treten, geleitete ich Mora durch die Übung *CPR für die Amygdala*, verbunden mit Atemarbeit, und ich ermutigte sie, zwischen ihrem stark reagierenden emotionalen Gehirn und ihrem bedrängten Körper ein wenig Raum zuzulassen. Nach Abschluß der Übung schlug ich ihr vor, mit der Übung *Einen Körperteil begrüßen* fortzufahren, um herauszufinden, welcher Teil ihres Körpers ein wenig mehr Liebe oder Unterstützung gebrauchen könnte.

»Was fällt Ihnen auf, Mora?«

Moras Körper wirkte nun deutlich entspannter. Ganz offensichtlich profitierte ihre Amygdala von der beruhigenden Self-Havening-Berührung und der ablenkenden Wirkung der Übung auf das schmerzhafte Grübeln wegen ihres noch nicht abgeschlossenen Projekts. Als Mora die Augen öffnete, wischte sie verstohlen eine Träne ab, die sonst über ihre Wange gerollt wäre.

»Mein Herz tut weh«, flüsterte sie kaum hörbar. Ein überraschender Ausdruck von Verletzlichkeit von seiten einer Frau, die es gewohnt war, sich als unbesiegbar hinzustellen. »Mein Rücken schmerzt zwar auch, aber mein Herz braucht Liebe. Ich befürchte wirklich, daß ich alle enttäusche. Daß ich Sanjay enttäuscht habe.«

Ah, Sanjay. Das war Moras Mentor und Chef. Er hatte sie und ihre Karriere jahrelang gefördert. Sanjay glaubte an sie, wie es ihr eigener Vater nie getan hatte. Für Mora war dieses Projekt zu einer Repräsentation der drei zentralen Werte der Amy geworden. Gelänge es ihr, das Projekt erfolgreich abzuschließen, hätte sie sich selbst bewiesen, daß sie nicht in Gefahr und daß sie liebenswert und erfolgreich war. Doch Moras Körper hatte die Hauptlast ihrer erschöpfenden Arbeitsbelastung und der damit verbundenen Vernachlässigung tragen müssen und sah sich dazu nicht mehr in der Lage.

Unsere Motivationen und Antriebe basieren sehr oft auf dem Bedürfnis unserer Amygdala, ihren zentralen Werten im Sinne unserer Vergangenheit Geltung zu verschaffen. Manchmal wirkt sich das zu unseren Gunsten aus, insofern es uns zu immer größeren Erfolgen führt. Aber wenn die Amy zeigt, daß sie in Sicherheit, liebenswert und erfolgreich ist, indem sie uns dazu bringt, 16 Stunden am Tag zu arbeiten, setzt sie sich über die Signale des Körpers hinweg, die darauf hinweisen, daß er Ruhe braucht. So wie bei Mora drängt uns das, unsere normalen Grenzen zu ignorieren, und führt zum Burnout (hierzu mehr in Kapitel 9). Natürlich werden diese einander widersprechenden Erzählungen letztlich von den grundlegenden Überzeugungen bestimmt, welche die Amy für uns aufrechterhält.

Zum Ende dieses Kapitels möchte ich Ihnen den Bericht über den Abschluß von Moras großem Projekt schildern. Ihre Präsentation war ein Erfolg, obwohl sie die Vorbereitungen dafür in der letzten Woche vom Sofa aus hatte steuern müssen. Wichtiger noch ist, daß Moras eigentlicher Erfolg in ihrer Fähigkeit lag, zu einem schon seit langem bestehenden Muster in Kontakt zu treten, dem gemäß sie ihren Körper ihrer unablässigen Suche nach äußerer Bestätigung opferte. Daß sie auf den Rücken gefallen war, hatte sie gezwungen, sich mit den Informationen zu befassen, die sie von ihrem Körper erhielt. Dadurch hatte sie eine liebevolle Beziehung zu sich selbst entwickeln können.

7

In Verbindung treten, um einen Sinn zu finden

»Die Fähigkeit, sich in Gegenwart anderer Menschen sicher zu fühlen, ist wohl der wichtigste Aspekt psychischer Gesundheit; sichere Beziehungen sind für ein sinnvolles und befriedigendes Leben wahrscheinlich unerläßlich.«
— Bessel A. van der Kolk (»*Verkörperter Schrecken*«, S. 97)

Bisher wurde in diesem Buch hervorgehoben, wie wichtig es ist, eine Vertrauensbeziehung zum eigenen Gehirn aufzubauen. In diesem Kapitel wechselt der Fokus zur Frage unserer Beziehungen zu anderen Menschen. Das Bedürfnis nach Verbundenheit und Intimität ist für alle Menschen von grundlegender Bedeutung. Wir alle sind als Menschen auf Bindungen angewiesen. Weil wir auf uns gestellt nicht besonders gut dastehen, sind gesunde Beziehungen für unsere Fähigkeit, unser Alltagsleben zu bewältigen und wirklich zu gedeihen, entscheidend.

Die Amy spielt hinsichtlich unseres Erlebens von Sicherheit, Verbundenheit und Erfolg in Beziehungen eine wichtige Rolle (Sato et al. 2016, 2020). Deshalb sollten wir sie unterstützen und das Gefühl des Vertrauens zu uns selbst vertiefen, damit wir Beziehungen zu anderen Menschen, die uns wertschätzen und respektieren, aufbauen können.

Wenn Sie in diese neue Phase Ihrer Reise zur Selbstheilung eintreten, sollten Sie einen wichtigen Punkt im Auge behalten: Sie sind in Ihrer Welt die wichtigste Person. Sie verdienen es, geschätzt zu werden, und die Menschen, die Zutritt zu Ihrer Welt haben, sollten das wissen.

Vom Ich zum Wir

Die Amy bezieht in ihre Bemühungen, für unsere Sicherheit zu sorgen, nicht nur unsere persönliche Situation, sondern auch die Gemeinschaft, in der wir leben, und unsere Beziehungen ein. Dieser Zusammenhang zwischen sozialer Verbundenheit und Überleben ist vor Hunderttausenden Jahren entstanden (Harari 2015/2013). Um sich den historischen Kontext für diese Assoziation zu vergegenwärtigen, können Sie sich vorstellen, Sie hätten vor 30 000 Jahren in der Prärie gelebt. Eines Tages sind Sie mit Ihren Freunden Grogg und Luda und einem neueren Stammesmitglied, Neni, auf Ihrer täglichen Wanderung und unterhalten sich über neu entdeckte Möglichkeiten, giftige Beeren zu identifizieren. Plötzlich fesselt das Geräusch eines abbrechenden Zweiges Ihre Aufmerksamkeit. Sie fordern Ihre drei Kameraden auf, still zu sein, und deuten auf Büsche, die sich bewegen.

Nun ist Ihre Amygdala in höchster Alarmbereitschaft. Sie sind auf der Stelle erstarrt, atmen kaum und versuchen herauszufinden, welches Tier sich hinter den wogenden Zweigen verbirgt. Sie nehmen wahr, daß Grogg und Luda ähnlich wachsam und reglos wie Sie sind, wohingegen Neni zittert und bereit scheint, auf den Busch zuzustürzen. In diesem Moment werden hinter den Büschen die Augen eines Tigers erkennbar, der die Gruppe genau beobachtet. In diesem Moment schießt Neni wie ein Blitz los. Seine Amygdala bringt ihn dazu, davonzulaufen; er ist neu in diesem Stamm und hat noch keine starke Beziehungen zu Ihnen und den beiden anderen entwickeln können.

Sie, Grogg und Luda reagieren völlig anders auf die Situation. Sie initiieren alle eine Bewegungsfolge, die Sie schon viele Male ausgeführt haben: Sie ergreifen Ihre Jagdspeere, drängen sich zusammen und stürmen dann auf den Busch zu, wobei Sie gemeinsam so laut wie möglich brüllen. Offensichtlich ist der Tiger erstaunt, daß er plötzlich der Gejagte ist; deshalb zieht er sich aus seinem Versteck zurück, schleicht davon, und begibt sich auf die Suche nach einer weniger angriffslustigen Beute.

Aufgrund Ihrer gemeinsamen Erfahrungen bezüglich Verbundenheit, Sicherheit und Vertrauen ist Ihre Dreiergruppe in der Lage, sich zu verteidigen und den Tiger in die Flucht zu schlagen. Ihre Gehirne waren während dieser Aktion ruhiger und besser in der Lage, eine Strategie zu verfolgen, weil zwischen Ihnen eine Verbindung bestand und weil Sie schon entsprechende gemeinsame Erfahrungen gemacht hatten. Deshalb sind unsere Beziehungen zu anderen Menschen so wichtig und komplex. Sie werden aber sehen, daß Menschen andere Menschen nicht nur für ihr Überleben in der Kindheit und auch später brauchen, sondern auch, um ein Gefühl der Sicherheit, des Wohlbefindens und der Zufriedenheit genießen zu können.

Wie sich die Vergangenheit auf unsere aktuellen Beziehungen auswirkt

Die meisten von uns bringen mindestens ein unzuträgliches Kindheitserlebnis mit ins Erwachsenenleben (Merrick et al. 2019). Dabei kann es sich um das Miterleben oder Beobachten von Gewalttätigkeit handeln, um erlebte Vernachlässigung, Mißhandlung oder Mißbrauch sowie um Stressoren wie Substanzmißbrauch, psychische Probleme oder eine instabile familiäre Situation infolge der Trennung der Eltern. Doch Beziehungserlebnisse, die unser Selbstempfinden beeinträchtigen, brauchen nicht einmal besonders traumatisch zu sein. Jeffs Erlebnisse der Zurückweisung und ständiger Kritik durch seine Eltern aus Kapitel 5 sind hierfür ein Beispiel. Wie Jeff haben die meisten Menschen in ihrer Kindheit und Jugend schmerzhafte Erlebnisse in Beziehungen, die, wenn sie entsprechend stark sind, unserem Geist und Körper das Gefühl vermitteln können, der Umgang mit einigen Menschen sei gefährlich. Solche Erlebnisse können mit Zurückweisung, Schikanen, Hänseleien, sozialem Druck, Furcht und dergleichen verbunden sein.

Wenn wir schmerzhafte Kindheitserlebnisse dieser Art ertragen, nimmt die Amy sie in Ihr Erwachsenenleben mit und übermittelt jedesmal ein Warnsignal, wenn sie eine Gefahr wittert, die sie mit dem früheren Erlebnis assoziiert. Wenn Sie beispielsweise in der Gegenwart ein kontroverses Gespräch mit einem Freund führen, kann der Klang der Stimme des Freundes oder seine Augenfarbe die Amy an jemanden erinnern, mit dem Sie in der Vergangenheit etwas ähnliches erlebt haben. Eskaliert solch ein Gespräch stark, kann die Amy Ihnen durch ein Warnsignal signalisieren, daß Sie in Gefahr sind. In der Regel wendet sie Muster aus der Vergangenheit auf eine aktuelle Situation an. Es ist wichtig, daß Sie über diese Information verfügen, denn Sie können mit ihrer Hilfe erkennen, wann Sie getriggert werden, und dann ein wenig Raum schaffen, um innerhalb Ihrer Resilienzzone zu bleiben.

Was denken Sie, was Ihnen zu wichtigen Einsichten darüber verhilft, wie sich die Vergangenheit in Ihrer Gegenwart niederschlagen könnte? Natürlich das, was Sie überall und immer begleitet: Ihr Gehirn und Ihr Körper. Die folgenden beiden Übungen helfen Ihnen, mit dem Aufspüren dieser Informationen zu beginnen und Ihr Selbstgewahrsein zu stärken.

ÜBUNG

Muster aus der Vergangenheit, die in der Gegenwart präsent sind

Denken Sie an Ihre Interaktionen mit anderen Menschen in den letzten Wochen, Monaten oder Jahren. Benennen Sie für jede der folgenden vier Kategorien eine Person, und notieren Sie einige Details über sie.

1. Eine Interaktion mit jemandem, den Sie mögen, die gut verlaufen ist.

2. Eine gut verlaufene Interaktion mit jemandem, dem gegenüber Sie sich neutral fühlen – beispielsweise gegenüber einem Verkäufer oder jemandem, der im gleichen Gebäude wie Sie arbeitet.

3. Eine Interaktion mit jemandem, den Sie sehr mögen, die nicht gut verlaufen ist.

____

____

____

____

____

____

____

4. Eine nicht gut verlaufene Interaktion mit jemandem, dem gegenüber Sie sich neutral fühlen.

____

____

____

____

____

____

____

Rekapitulieren Sie diese Interaktionen nun auf sensorischer Ebene. Was haben Sie in der Situation gesehen, gehört, gerochen, geschmeckt oder berührt? Welche Einzelheiten kommen Ihnen sofort in den Sinn? Wie erinnern Sie sich an den Gesichtsausdruck der anderen Person? An ihre Körperhaltung? An den Klang ihrer Stimme? Was ging in Ihrem Geist und Körper vor sich? Ergänzen Sie Ihre obigen Antworten um diese Details.

Denken Sie, während Sie über die einzelnen Gespräche reflektieren, darüber nach, *woher* Sie wissen, ob die Interaktion gut oder nicht gut verlaufen ist und daß es sich um eine Person handelte, die Sie mochten (oder nicht mochten). Fügen Sie Ihren obigen Antworten auch diese Details bei.

Vergleichen Sie die Erlebnisse nun miteinander. Erkennen Sie irgendwelche Muster? Gibt es Ähnlichkeiten oder Unterschiede zwischen den gut verlaufenen Interaktionen und denjenigen, bei denen dies nicht so war? (Wahrscheinlich werden Sie starke Unterschiede zwischen den gut verlaufenen Interaktionen und den weniger gut verlaufenen feststellen.)

Diese Details sind wichtig, wenn wir unsere persönlichen Interaktionen mit Menschen in unserer Umgebung verstehen wollen. Wir nehmen zwar in jeden Augenblick unseres Lebens vorgefaßte Vorstellungen mit hinein, doch agieren wir so lange blind, bis wir etwas über uns selbst und darüber herausfinden, wie sich unser Gehirn und unser Körper in solchen Interaktionen verhalten. Echte Resilienz setzt voraus, daß wir verstehen, wie sich unsere Vergangenheit in der Gegenwart äußert, denn nur auf dieser Grundlage können wir unsere Zukunft schaffen.

ÜBUNG

Die Gegenwart nutzen, um die Vergangenheit zu enthüllen und die Zukunft zu schaffen

Nach dem Abschluß der Übung *Muster aus der Vergangenheit, die in der Gegenwart präsent sind* wird Ihnen nun folgende Übung helfen, noch einen Schritt weiter zu gehen. Weil Ihre Vergangenheit bei der Feststellung dessen, worauf Ihr Geist und Körper in diesem gegenwärtigen Augenblick eingestimmt sind, eine wichtige Rolle spielt, werden Sie diese Informationen nun nutzen, um herauszufinden, welche Arten von Interaktionen Sie häufiger erleben wollen – und deren damit verbundene neuronale Netzwerke Sie stärken möchten –, und anschließend auch diejenigen, die Sie seltener erleben wollen.

1. Beginnen Sie mit den Self-Havening-Berührungen, um Ihrem System zu helfen, tiefer in einen Zustand entspannter Nachgiebigkeit einzutreten. Das durch die sanften Berührungen des Self-Havening hervorgerufene elektrochemische Erlebnis spornt Ihr Gehirn an, zu assoziierten Erinnerungen in Kontakt zu treten.
2. Kehren Sie, während Sie mit dem Self-Havening fortfahren, zu der ersten Interaktion zurück, die Sie in der vorigen Übung beschrieben haben. Lesen Sie Ihre Notizen noch einmal durch, und schauen Sie sich insbesondere genau an, was Sie über die sensorischen Einzelheiten jener Interaktion notiert haben. Lassen Sie diese Informationen so lebendig wie möglich werden, als durchlebten Sie die gesamte Interaktion in der Gegenwart erneut. Konzentrieren Sie sich darauf, was während des Wiedererlebens jener Situation in Ihrem Geist und Körper vor sich geht.
3. Fallen Ihnen Aspekte auf, die Ihnen vorher noch nicht aufgefallen waren? Hat sich vielleicht verändert, wie sich Ihr Geist oder Körper anfühlt? Sind Ihre Muskeln stärker angespannt oder entspannter? Oder hat sich Ihre Körperhaltung verändert? Verfolgen Sie, worauf Ihr Blick fällt. So können Sie die Interaktion im Hier und Jetzt lebendig werden lassen.
4. Sobald Ihnen die Interaktion deutlich vor Augen steht, können Sie sich in der Vergangenheit umschauen und dort nach ähnlichen Erlebnissen suchen. Halten Sie bei auftauchenden Erinnerungen, die sich ähnlich anfühlen, auch dann inne, wenn sie sich in Einzelheiten stark unterscheiden. Es ist, als würden Sie Ihrem früheren Ich einen Besuch abstatten. Diese Erlebnisse waren für Sie so wichtig,

daß Ihr Gehirn sie registriert hat. Während der Rückschau ziehen Millionen von Augenblicken, die aus irgendeinem Grund für Sie besonders wichtig waren, an Ihnen vorüber. Es hat einen Grund, daß die aktuelle Interaktion Ihre Aufmerksamkeit geweckt hat.

5. Wir werden Ihre Untersuchung früherer Erlebnisse noch vertiefen. Ist mit den Erinnerungen ein Gefühl oder Gedanke verbunden? Vielleicht geht es um ein Gefühl der Ruhe oder Zuversicht. Vielleicht um ein Gefühl innerer Wärme oder starker Erregung. Stellen Sie fest, ob zwischen den Erlebnissen Verbindungen bestehen. Wenn ja, dann lassen Sie einen sanften Atemzug zu, vertiefen Sie das Erlebnis, heißen Sie es willkommen, und fahren Sie mit den Self-Havening-Berührungen fort. So verstärken Sie für Ihr Gehirn und Ihren Körper, daß es sich um Informationen handelt, nach denen Sie suchen wollen. Letztlich bringen Sie Geist und Körper so bei, auf bestimmte Signale zu achten, die auf die Arten von Interaktionen hinweisen, die Sie häufiger erleben wollen, und auf Menschen, die eine positive Wirkung auf Sie haben. Das schafft neue Möglichkeiten, Offenheit und Verbundenheit zu fördern.
6. Wenn Sie Ihre Untersuchung beendet haben, dann wiederholen Sie die Arbeit mit den restlichen drei Interaktionen aus der Übung *Muster aus der Vergangenheit, die in der Gegenwart präsent sind.* Auch nicht zufriedenstellend verlaufene Interaktionen können Ihnen wertvolle Informationen liefern. Sie ermöglichen, verborgene Trigger zu erkennen, die solchen Interaktionen zugrunde liegen. Vielleicht beeinflussen Sie die Interaktionen auf eine Weise, die bewirkt, daß sie einen für Sie weniger positiven Verlauf nehmen. Vielleicht werden Sie auch feststellen, daß die Erinnerungen mit Gefühlen des Unbehagens, der Verärgerung, der Unsicherheit oder der Frustration verbunden sind.

Durch die Vertiefung Ihrer Beziehung zum Warnsystem Ihres Körpers und Geistes werden Sie der Arten von Menschen und Erlebnissen gewahr, die bei Ihnen bestenfalls ein Gefühl der Unausgeglichenheit und im schlimmeren Fall der Erschöpfung hervorrufen. Diese Informationen sind von großem Wert, wenn Sie sich darüber klar werden wollen, welche Beziehungen Sie in Ihrem Leben fördern und von welchen anderen Sie sich lieber distanzieren wollen. Und falls Ihnen eine emotionale Aktivierung auffällt, während Sie auf diese für Sie schwierigen Erlebnisse zurückblicken, dann bedenken Sie, daß dies eine wunderbare Gelegenheit ist, *CPR für die Amygdala: Linderung nach einem unangenehmen Ereignis* (S. 63) zu üben und mit Hilfe des *Creating Possibilities Protocol* Verbindungen zu Ihrem neu aufblühenden Gehirn zu schaffen.

Die Muster, die an uns haften

Nachdem Sie nun begonnen haben herauszufinden, wie effektiv Ihr Geist und Körper Informationen sammeln können, werden wir uns genauer anschauen, inwiefern Ihre Beziehungen belastende Muster verbergen können, die Sie daran hindern, Ihr Leben zu Ihrem Besten zu gestalten. Phänomene dieser Art werden *zyklische maladaptive Muster* genannt, und es handelt sich dabei um Glaubenssätze, die Sie darüber verinnerlicht haben, wie Menschen Sie in bestimmten Situationen behandeln werden. Sie beeinflussen Ihre Erwartungen bezüglich des Verlaufs Ihrer Interaktionen mit anderen.

Weil diese Muster großenteils von der Vorgeschichte unserer Interaktionen bestimmt werden, entwickelt Ihr Gehirn – falls Sie in der Vergangenheit keine gefahrlosen Beziehungen zu anderen unterhalten haben – neue Möglichkeiten, in der Gegenwart sicher in der Welt zu leben. Dies kann sehr kompliziert werden, wenn Ihre aktuellen Wünsche den zur Überlebenssicherung entwickelten Mustern unterliegen.

Wir schauen uns nun ein Beispiel dafür an, wie sich solch ein zyklisches Muster auf soziale Angst auswirken kann. Es geht um Cora, die seit einem Monat ein College besucht und sich darauf freut, dort neue Freunde zu finden. Jeden Morgen bietet sie ihren ganzen Mut auf, um zu Mitstudenten in Kontakt zu treten; aber ihre Amygdala hat andere Pläne. Während Cora sich bereit macht, sich in eine ihr neue Welt zu wagen, tut ihr Gehirn alles, um Angst und Furcht zu wecken.

Coras Gehirn verhält sich natürlich wegen früherer Erlebnisse so. Wenn wir mit Cora über ihre frühkindlichen Erlebnisse sprächen, würde sie berichten, sie sei in der ersten Klasse tyrannisiert und »Dumbo« genannt worden, weil ihre Ohren etwas größer als die anderer Kinder waren. Oder sie würde schildern, wie ihre Mitschüler sie in der dritten Klasse ausgelacht hatten, wenn sie Schwierigkeiten damit hatte, in der Klasse etwas vorzulesen. Vielleicht würde sie auch erzählen, daß sie in der siebten Klasse immer allein im Speisesaal gesessen hatte und daß sie in der achten Klasse in der Mädchentoilette gegessen hatte, um ihren Klassenkameradinnen aus dem Weg zu gehen.

Cora hatte sich immer nach Verbundenheit gesehnt. Das College hatte für sie zu einem Neubeginn werden sollen – zu einer Gelegenheit, sich weiterzuentwikkeln und Neues zu erproben. Niemand im College kannte die Spitznamen, die man ihr vorher gegeben hatte, und niemand wußte, daß sie sich in den Jahren, in denen sie sich in der Toilette versteckt hatte, sehr einsam gefühlt hatte. Aber ihr Gehirn wußte das alles. Und die Amy erinnert sich daran. Und wohin sie auch ging, die Amy begleitete sie immer. Als Cora dann einmal vor der Cafeteria des

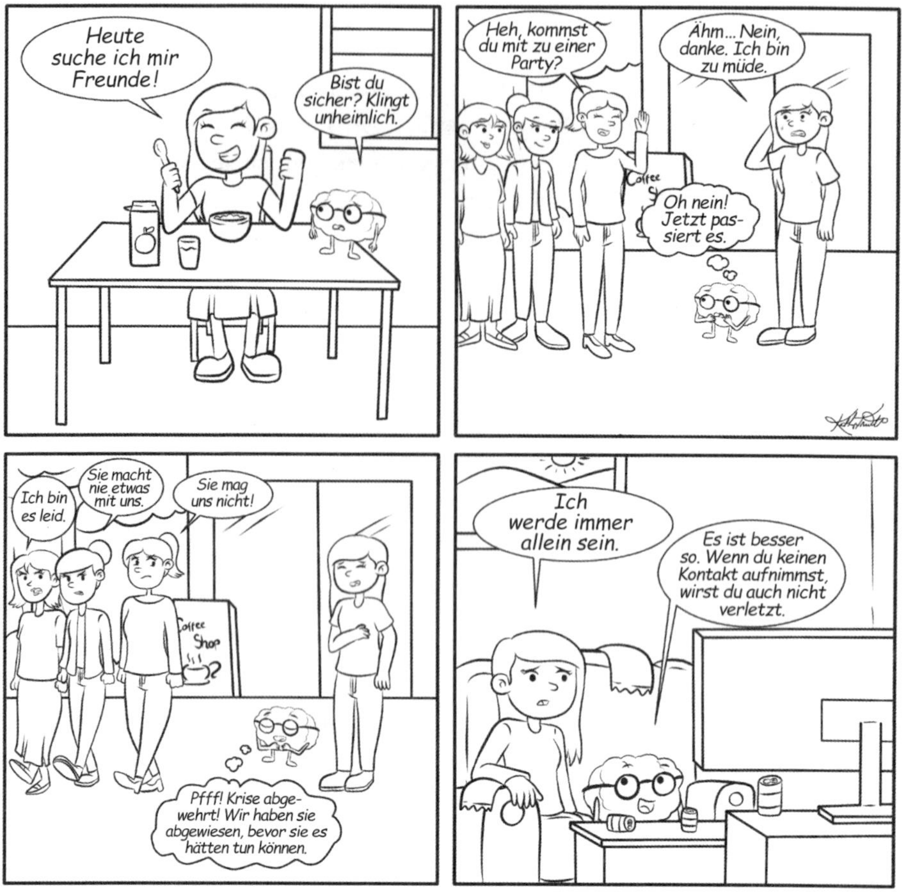
Heute suche ich mir Freunde!
Bist du sicher? Klingt unheimlich.
Heh, kommst du mit zu einer Party?
Ähm... Nein, danke. Ich bin zu müde.
Oh nein! Jetzt passiert es.
Ich bin es leid.
Sie macht nie etwas mit uns.
Sie mag uns nicht!
Coffee Shop
Pfff! Krise abgewehrt! Wir haben sie abgewiesen, bevor sie es hätten tun können.
Ich werde immer allein sein.
Es ist besser so. Wenn du keinen Kontakt aufnimmst, wirst du auch nicht verletzt.

Colleges stand und sich einmal wieder eine Gruppe von Mitstudentinnen ihr näherte, um sie zu einer Party einzuladen, übernahm ihre Amygdala blitzschnell das Kommando. Bevor Cora auch nur einen Augenblick nachdenken und sich hätte klar machen können, was sie wollte, hatte die Amy die Einladung schon abgelehnt. So perpetuierte Cora unabsichtlich das Muster des Alleinseins, das sie seit vielen Jahren begleitete.

Unterwerfung

Um uns in unseren Interaktionen mit anderen Menschen sicher fühlen zu können, brauchen wir Beziehungen, für die eine Bindung, Verbundenheit und Gemeinsamkeit charakteristisch sind. Erinnern Sie sich an die zentralen Werte der Amygdala:

Bin ich in Sicherheit? Bin ich liebenswert? Kann ich erfolgreich sein? Jeder dieser Werte basiert auf Informationen, die wir in Millionen von Interaktionen mit anderen Menschen gesammelt haben. Es entspricht unserer Natur, anderen Menschen in tiefen, sicheren Beziehungen verbunden zu sein, und diese Anlage begleitet uns von unserer Geburt an.

Bedenken Sie, wie verletzlich ein Säugling nach seiner Geburt ist. In dieser wichtigen Entwicklungsphase ist das Kind auf die Präsenz liebevoller, aufmerksamer und Sicherheit vermittelnder Anderer angewiesen, damit es ein Gefühl sicherer Gebundenheit in der Welt entwickeln kann. Hat es dies in der Zeit seiner frühen Entwicklung nicht erlebt, sucht sein Gehirn nach anderen Möglichkeiten, Gefühle der Sicherheit zu erleben. Coras Gehirn im vorigen Beispiel hatte gelernt, daß die beste Möglichkeit, sich sicher zu fühlen, das Vermeiden von Zurückweisungen ist – obwohl eben das verhinderte, daß sie erreichen konnte, was sie wirklich wollte: Verbundenheit zu erleben.

Wenn die Amy auch in unseren Beziehungen auf Überleben fokussiert ist, greift sie auf bekannte Methoden zurück: Kampf, Flucht, Erstarren oder Unterwerfung. Die Unterwerfungsreaktion ist besonders wichtig für das Gefühl von Sicherheit in Beziehungen, weil sie einer der wichtigsten Gründe dafür ist, daß wir an eigentlich schädlichen und dysfunktionalen Beziehungen über Jahre oder gar Jahrzehnte festhalten. Um dies zu veranschaulichen, stellen wir uns nun vor, Cora habe schließlich eine Freundin gefunden, die wir Gemma nennen werden.

Gemma saß im Unterricht jeden Tag neben Cora, und ihr wurde klar, daß Cora sehr klug war. Sie merkte, daß Cora bereit war, in der Klasse besondere Arbeiten zu übernehmen, und daß ihr das sogar offensichtlich Freude machte. Mit der Zeit fing Cora an, Gemma »bei den Hausaufgaben zu unterstützen« (was darauf hinauslief, daß Cora die Arbeit erledigte, während Gemma mit ihrem Freund simste). Jahrelang opferte Cora sich für Gemma auf, um ihre Bedürfnisse zu erfüllen. Schließlich bewarben sich Gemma und Cora für die Graduate School, wobei sie ihre bewährte Praxis fortsetzten: Cora arbeitete intensiv an den Bewerbungen für sich selbst und Gemma, während Gemma mit ihrem Freund unterwegs war. Natürlich litt Cora unter ihrer Situation, aber sie setzte ihre Arbeit für Gemma trotzdem fort, weil diese eine ihrer wenigen Freundinnen war.

Coras Aufgabe war, Gemmas Leben ein wenig Glanz zu geben. Ob das Cora schmerzte? Natürlich. Setzte sie sich jemals dagegen zur Wehr? Natürlich nicht. Hätte sie sich zur Wehr gesetzt, hätte sie ihre älteste und engste Freundschaft gefährdet. Sie hatte tief innerlich das Gefühl, nicht gut genug zu sein; aber sie glaubte auch, sie könnte es sich nicht leisten, die Freundschaft aufs Spiel zu setzen. Unglücklicherweise passiert es uns allen sehr leicht, daß wir uns wegen einer langfristigen Beziehung aufgeben, weil es unserer Natur entspricht, uns auf das zu verlassen, was uns angenehm ist und was wir kennen, auch wenn wir uns dadurch selbst weh tun. Denken Sie daran, daß die Amy das, was *vertraut* ist, oft mit dem gleichsetzt, was *sicher* ist. Das muß aber weder für Cora noch für Sie zwangsläufig so sein.

Durch Verbundenheit mit Ihrem inneren Kind das Gewahrsein vertiefen

Nachdem wir zu erforschen begonnen haben, wie die Vergangenheit in unseren Beziehungsmustern eine wichtige Rolle spielen kann, werden wir nun untersuchen, woher diese Muster stammen. Wir alle haben im Laufe unseres Lebens Situationen erlebt, die unser Gefühl, in der Welt sicher zu sein, unauslöschlich geprägt haben. Wie wir bei Cora gesehen haben, beginnt die Entwicklung des Selbstgefühls häufig in der Kindheit, und schmerzliche soziale Interaktionen in dieser Zeit können unsere Fähigkeit zu Selbstliebe, Selbstmitgefühl und Selbstfürsorge verringern. Bedenken Sie, wie oft Coras Amygdala damit konfrontiert wurde, daß sie inakzeptabel sei, falsch liege oder in irgendeiner Hinsicht eine Last darstelle. Wenn ich an meine eigene Kindheit zurückdenke, kommen mir lebhafte Erinnerungen an meinen ersten Tag in der zweiten Klasse in den Sinn. Ich war gerade in eine neue Schule gewechselt, und dort stellte ich auf der Mädchentoilette fest, daß ich wegen meiner Größe über die Trennwände schauen konnte. Im Augenblick, in dem ich das merkte, fiel es auch einem anderen Mädchen auf, das sofort loskreischte: »Die guckt mir zu!« Daraufhin duckte ich mich sofort und schämte mich meiner Größe und meines Körpers.

Viele von uns haben in ihrer Kindheit schmerzliche Erlebnisse dieser Art gehabt, und für die Amygdala werden solche Erinnerungen zu Leitbildern für den weiteren Verlauf unseres Lebens. Sie möchte, daß wir diese frühen Schwierigkeiten nie vergessen, weil sie dafür sorgen will, daß wir sie auch in der Gegenwart stets meiden. Damit Sie von ihrem jüngeren Ich lernen und es möglichst auch heilen können, empfehle ich Ihnen die folgende Übung, in der Sie über den Verlauf Ihres Lebens bis zurück in die früheste Kindheit reflektieren sollen. Falls Sie irgendwann im Laufe dieser Reise in die Vergangenheit merken sollten, daß eines Ihrer früheren schmerzhaften Erlebnisse im gegenwärtigen Augenblick auftaucht, sollten Sie daran denken, daß dies eine Gelegenheit zur Selbstheilung ist. Nehmen Sie die Heilung in die eigenen Hände, bis die Amy Sie das wunderbare lebendige Selbst kennenlernen läßt, als das Sie in diese Welt hinein eingetreten sind.

ÜBUNG

Ihr inneres Kind lieben

Wir alle haben negative Überzeugungen, die uns ständig begleiten, beispielsweise »Ich bin komisch« oder »Ich bin nicht gut genug«. In dieser Übung werden Sie sich mit erlernten Überzeugungen befassen, die verhindern, daß Sie gedeihen, und Sie werden diese Überzeugungen zu ihren Ursprüngen zurückverfolgen. Achten Sie darauf, daß ich das Wort »erlernt« benutzt habe. Diese Überzeugungen, die sich darauf beziehen, wer Sie sind, sind nicht grundsätzlich in Ihrem Inneren entstanden, und sie sind auch nicht »Sie« – bzw. identisch mit Ihnen. Sie sind in Reaktion auf schwierige Erlebnisse entstanden.

1. Beginnen Sie mit Self-Havening-Berührungen, während Sie über sich selbst in jüngeren Jahren reflektieren. Vielleicht sehen Sie sich in der Zeit, in der Sie die erste, zweite oder dritte Klasse besuchten. Vielleicht sehen Sie sich aber auch in einem noch jüngeren Alter. Wenn es Ihnen schwerfällt, sich vorzustellen, wie Sie in jüngeren Jahren waren, können Sie ein Foto zur Hilfe nehmen oder sich eines Ihrer Lieblingsspielzeuge vorstellen. Treten Sie dann ein wenig aus dem Bild zurück, und erinnern Sie sich an sich selbst als das junge Ich, das sich mit dem geliebten Spielzeug beschäftigte. Dieses junge, lebendige Ich lebt immer noch in Ihnen. In uns allen lebt unter der Bewußtseinsschwelle ein inneres Kind, das uns durch Botschaften vermittelt, was wir jetzt brauchen, oder auch was wir früher im Leben einmal gebraucht hätten, aber von den Menschen in unserer damaligen Umgebung nicht bekommen haben.
2. Sobald Sie dieses wunderschöne innere Kind vor sich sehen, können Sie in eine tiefere Beziehung zu ihm eintreten. Achten Sie auf seine Haare und Augen, und stellen Sie fest, wie es sitzt oder steht. Baden Sie in seinem Sein.
3. Während Sie die Verbindung zu Ihrem inneren Kind vertiefen, können Sie sanft vier Zählzeiten lang ein- und anschließend sechs Zählzeiten lang ausatmen.
4. Stellen Sie sich angesichts Ihres jungen Ich vor, auf seiner linken Seite befinde sich ein Aufnahmegerät, und die Kassette darin enthalte alle seine Erzählungen über Furcht und Angst. Diese Erlebnisse tauchen bis zum heutigen Tag immer wieder auf. Häufig geschieht das in Form von »Ich bin«-Aussagen, etwa »Ich bin komisch« oder »Ich bin dumm«. Und oft sind solche Empfindungen mit einem Gefühl der Unsicherheit oder des Versagens verbunden.

5. Nehmen Sie sich ein wenig Zeit, um einige dieser in Ihrer Kindheit aufgezeichneten Geschichten aufzuschreiben. Falls Ihnen das schwerfällt, können Sie, sobald die Amygdala das Emotionsthermometer steigen läßt, die Übung unterbrechen und zu *CPR für die Amygdala* wechseln. Wickeln Sie die Amy in eine warme, flauschige Decke, und erinnern Sie sie daran, daß Sie beide hier, in der Gegenwart, sind. Ihre Aufgabe ist es, ihr über jeden Zweifel erhaben klarzumachen, daß sie in Sicherheit und liebenswert ist. Sobald Sie Ihre Liste zusammengestellt haben, können Sie sich erneut mit Self-Havening-Berührungen beruhigen.

6. Ziehen Sie sich nun ein wenig zurück, um Ihr junges Ich aus einer weiteren Perspektive betrachten zu können. Achten Sie auf die Energie dieses Kindes, auf seine Augen, sein Lächeln – jede noch so winzige Einzelheit macht es zu dem Wesen, das es ist. Wenden Sie Ihre Aufmerksamkeit anschließend wieder der Liste schmerzlicher Gedanken zu. Ich möchte Sie noch einmal darauf hinweisen, daß Sie diese Dinge *erlernt* haben. Vergegenwärtigen Sie sich erneut das wunderbare Wesen, das Sie damals waren, wohl wissend, daß es beim Eintritt in die Welt noch nicht an jene weniger wünschenswerten Äußerungen glaubte. Dieses lebendige junge Ich kam mit der Fähigkeit in die Welt, Freude, Liebe und Zuversicht zu erleben.

7. Denken Sie noch einmal an das Aufnahmegerät neben dem jungen Ich. Es hat all die schmerzhaften Überzeugungen aufgezeichnet und kann sie immer wieder abspielen, wenn die Amy sich unwohl, nicht liebenswert und unsicher fühlt. Aber dies sind nicht Ihre Wahrheiten und auch nicht die Wahrheiten des Kindes. Vielmehr handelt es sich um Botschaften, die andere Ihnen übermittelt haben.
8. Achten Sie darauf, daß das Gerät einen Aufnahmeknopf hat. Sehen Sie das kleine rote Licht? Was würden Sie gern anstelle der ursprünglichen Aufnahmen aufzeichnen? Welche Botschaften würden Sie Ihrem kindlichen Ich gern übermitteln? Wie lautet die Wahrheit des Wesens, das Sie sind? Die Möglichkeit, liebenswert und wertvoll zu sein? Einfach genug zu sein aufgrund Ihres Atems und Ihres Seinszustandes?
9. Schreiben Sie diese neuen wirkmächtigen Aspekte Ihrer persönlichen Wahrheit auf: »Ich bin liebenswert. Ich kann heilen. Ich bin fähig. Ich verdiene es.« Wenn Sie merken, daß ein Teil Ihres Seins in der Umgebung dieser positiven »Ich bin«-Aussagen ein wenig Staub aufwirbelt, dann treten Sie einen Schritt zurück, und verwandeln Sie die Aussagen in »Was wenn«-Fragen: »Was wäre, wenn ich liebenswert wäre? Was, wenn ich heilend wirken würde?« Laden Sie die magischen Möglichkeiten ein, Ihre authentische Wahrheit zu schaffen.

10. Wenn Sie mit dem Schreiben fertig sind, können Sie erneut mit den Self-Havening-Berührungen beginnen. Heißen Sie einen weiteren tiefen, reinigenden Atemzug willkommen, wobei Sie über vier Zählzeiten einatmen und dann die Luft über sechs Zählzeiten aus der Lunge strömen lassen.
11. Stellen Sie sich nun vor, Sie machen Ihr liebenswertes junges Ich mit der neuen Aufnahme bekannt. Vielleicht schlagen Sie ihm sogar vor, sich vorzustellen, ihm würde eine wunderschöne Symphonie vorgespielt. Stellen Sie sich vor, daß es von positiven Aussagen umschwirrt wird: »Ich bin liebenswert«, »Ich verdiene es«, »Ich bin fähig«. Umhüllen Sie das Kind mit einer sanften, liebevollen Umarmung von Wahrheiten, die Sie zu dem Punkt zurückführt, an dem Sie in diese Welt eingetreten sind. Stellen Sie fest, ob es in Ihrem Inneren eine Möglichkeit gibt, dieses junge Ich dauerhaft im Einflußbereich dieser authentischen Wahrheit zu halten.
12. Indem Sie Ihr junges Ich mit einer wunderbaren Umarmung umhüllen, umgeben Sie es mit Ihrer warmen und sanften Zuneigung, wohl wissend, daß Sie die alten Aufzeichnungen im Hier und Jetzt mit Hilfe der Pausentaste unterbrechen und statt dessen Aufzeichnungen abspielen können, die Ihren inneren Wahrheiten entsprechen: »Ich verdiene es, geliebt zu werden. Ich bin wunderschön. Ich bin liebenswert. Ich bin gütig.«
13. Nutzen Sie neue Gelegenheiten zu tiefer, liebevoller Fürsorglichkeit. Laden Sie Ihr junges Ich ein, in Ihrem Herzen heimisch zu werden, und erinnern Sie es immer wieder an die neuen Wahrheiten, wenn die alten Erzählungen wieder auftauchen.

* * *

Sie haben eine tiefreichende Reise beendet, auf der Sie die Bedeutung Ihrer Vergangenheit für Ihr heutiges Leben erforscht haben. Sie haben sich Ihrem jungen Ich genähert und die erlernten Erzählungen von einem Ort des Mitgefühls und des Verständnisses her kennengelernt. Sie haben Gelegenheiten zur Selbstheilung erkannt und Ihr Gehirn mit Hilfe der Informationen beeinflußt, die Ihre Gefühle, Ihre Gedanken und Ihr Körper Ihnen liefern.

Nachdem Sie Ihre Wahrnehmung der Vorgänge in Ihrem Inneren vertieft und die Fähigkeit, zu ihr in Verbindung zu treten, gestärkt haben, können Sie beginnen, eine solide und liebevolle Zukunft für sich selbst zu schaffen. Zu diesem Zweck werden Sie häufig vorkommende Hindernisse untersuchen, um wichtige Wachstumsmöglichkeiten entdecken zu können. Fangen wir an!

8

Mißerfolge durch Selbstmitgefühl in erste Lernversuche umwandeln

*»Wenn Ihr Mitgefühl Sie selbst nicht einschließt,
ist es unvollständig.«*

— Jack Kornfield

Stellen Sie sich vor, daß die Person, die für Sie die wichtigste auf der Welt ist, verschlossen und verstört wirkt, während sie sich Ihnen nähert. Sie fragen besorgt, was los ist. Sie blafft zurück: »Ich will nicht darüber reden! Ich hab's vermasselt, okay? Ich bin so dämlich! Ich werde das nie richtig hinbekommen, auch wenn ich mich noch so sehr bemühe. Eigentlich kann ich es auch gleich lassen!«

Würden Sie solch einem Menschen daraufhin antworten: »Du hast völlig Recht. Du bist nun einmal ein Idiot. Du wirst es nie richtig hinbekommen, deshalb kannst du es auch gleich lassen«? Natürlich nicht! So etwas würden Sie zu einem Menschen, an dem Ihnen etwas liegt, niemals sagen. Sie würden dem Betreffenden die nächste Stunde zuhören, ihm Ihre Unterstützung anbieten, ihm Alternativen aufzeigen und ihm die stärkste aller Verbindungen zwischen Menschen anbieten – physische Berührung – in Form von Umarmungen und indem Sie der Person eine Schulter anbieten, an die sie sich anlehnen kann.

Denken Sie nun an einen schwierigen Tag zurück, den Sie in letzter Zeit erlebt haben. Eine Situation, in der auch Ihnen Gedanken wie »Ich bin ein Idiot« durch den Kopf gingen. Wie sind Sie sich in diesem Moment selbst begegnet? Mit Güte und empathischer Unterstützung? Oder etwas schroffer?

Obgleich wir Menschen, die uns in unserem Leben wichtig sind, natürlicherweise unterstützen und ihnen mitfühlend begegnen, fällt es uns oft schwer, uns selbst genauso zu behandeln. Wenn wir einen Fehler machen oder glauben, wir hätten versagt, verprügeln viele von uns buchstäblich oder metaphorisch sich selbst. Wir tun dies oft, wenn wir allein sind, und wir tun es stillschweigend – entweder weil wir niemanden haben, an dessen Schulter wir Zuflucht suchen können, oder weil wir fürchten, wir würden uns Beschämungen und Verurteilungen aussetzen, wenn wir anderen unsere schmerzlichsten Augenblicke eingestehen.

Zu Beginn dieses Kapitels habe ich Sie gebeten, sich über die wichtigste Person in Ihrem Leben klar zu werden. Tatsächlich sind *Sie* die wichtigste Person in Ihrem Leben. Ohne Sie gibt es kein Leben für Sie, denn dann gibt es Sie gar nicht. Aber wenn Sie von Ihren Fehlern und vermeintlichen Fehlern besessen sind, können Sie sich nur schwer darüber klar werden, wie wichtig Sie sind. Sie werden in diesem Kapitel erforschen, warum das Akzeptieren der eigenen Mißerfolge und das Fehlermachen wichtige Aspekte eines resilienten Lebens sind. Außerdem werden Sie ein sehr wirksames Heilungswerkzeug kennenlernen, das Gefühle der Scham und des Versagens zu neutralisieren vermag: das Selbstmitgefühl (Neff 2003; Neff & Dahm 2017; Rockliff et al. 2008).

Mißerfolge in einem günstigeren Licht betrachten

Weil wir biologisch so sind, wie wir sind, können wir nicht anders, als Fehler zu machen. Warum ist das so? Damit wir aus Fehlern lernen können. Es gibt sogar eine bestimmte Gehirnwelle, die stark reagiert, wenn wir einen Fehler machen, damit wir uns an das Vorgefallene erinnern und dadurch etwas lernen (Folstein & Van Petten 2008). Dies ist ein wichtiges Fundament unserer Erfolge im Alltagsleben, ganz gleich, ob wir zu gehen oder komplexe mathematische Gleichungen zu lösen lernen wollen. Trotz dieser Möglichkeit fällt es uns jedoch schwer, mit Mißerfolgen fertig zu werden.

Einen Mißerfolg zu erleben, ist enttäuschend, braucht aber nicht schmerzhaft zu sein. Eine meiner Lieblingssichtweisen, was Mißerfolge angeht, stammt von Dr. A. P. J. Abdul Kalam, einem Raumfahrtwissenschaftler und dem elften Präsidenten Indiens, der seinen vielen Mißerfolgen gegenüber ebenso offen war wie seinen zahlreichen Erfolgen gegenüber. Er bezeichnete Mißerfolge als Trittsteine zum Erfolg, und von ihm stammt der berühmte Ausspruch »Wenn der Erfolg ausbleibt, gib auf keinen Fall auf, denn einen Mißerfolg zu erleben (to FAIL) ist ein ›erster Versuch, etwas zu lernen‹ (›*First **A**ttempt **I**n **L**earning*‹).«

Wir können uns selbst gegenüber sehr hart sein, wenn wir Fehler machen oder glauben, versagt zu haben. Aber wie wäre es, wenn wir einen Mißerfolg als Teil des Prozesses verstünden, der uns stärker und weiser werden läßt, statt daß wir zulassen, daß der Mißerfolg zu einem festen Bestandteil unserer zentralen Identität wird? Wir könnten unsere Fehler als wichtige Lektionen verstehen, statt uns ihretwegen selbst zu beschimpfen.

In der folgenden Übung befassen wir uns etwas eingehender mit der Vorstellung, Mißerfolg sei ein »erster Versuch, etwas zu lernen«.

ÜBUNG

Erster Versuch, etwas zu lernen (FAIL)

Diese Übung wird Ihnen helfen, Ihre Beziehung zu Ihren verinnerlichten Ansichten über Mißerfolge zu verstehen. Nehmen Sie sich die Zeit, Ihren Geist forschen zu lassen. Treten Sie wirklich zu jedem Schritt der Übung in Verbindung, und unterbrechen Sie die Self-Havening-Berührungen, während Sie Ihre Antworten auf die folgenden Fragen notieren.

1. Beginnen Sie mit sanften Self-Havening-Berührungen. Lassen Sie Geist und Körper zur Ruhe kommen, indem Sie vier Zählzeiten lang ruhig einatmen und die Luft anschließend sechs Zählzeiten lang aus dem Körper ausströmen lassen.
2. Stellen Sie sich vor, Sie stehen vor einer Tafel, auf der in großen Blockbuchstaben das Wort MISSERFOLG steht. Lassen Sie zu, daß Ihr Geist und Ihr Körper Ihnen Gedanken, Gefühle oder Empfindungen mitteilen, die sich einstellen, wenn Sie an das Wort *Mißerfolg* denken.

____

____

____

____

3. Lassen Sie Ihren Geist nun schweifen, während Sie über alles nachdenken, was Sie über Mißerfolge wissen oder in Ihrem bisherigen Leben darüber gelernt haben. Wenn Sie an das Wort Mißerfolg denken, während Sie es auf der Tafel sehen, ist dann eine bestimmte Farbe oder ein Symbol damit verbunden? Können Sie feststellen, ob Mißerfolg ein Gewicht hat? Ob er hell oder dunkel ist? Wie empfinden Sie den Begriff Mißerfolg innerlich?

____

____

____

____

4. Erforschen Sie, während Sie das Wort Mißerfolg vor sich sehen, ob der Ursprung Ihrer Vorstellung von Mißerfolg bei Ihnen liegt oder ob Sie diese durch Erlebnisse mit anderen Menschen oder mit der Gesellschaft erlernt haben. Was hat man Ihnen über Mißerfolge beigebracht? Und was bedeutet es für Sie zu versagen? Hat man Ihnen erklärt, daß dies ein positives Erlebnis sein kann, durch das Sie etwas lernen und durch das Sie wachsen können? Oder haben Sie wie viele unter uns gelernt, daß Mißerfolg ein negatives Erlebnis ist – eines, das nicht wünschenswert oder sogar völlig inakzeptabel ist?

____

____

____

____

5. Nehmen Sie sehr genau zur Kenntnis, was man Ihnen über dieses Wort, *Mißerfolg*, das Sie vor sich sehen, beigebracht hat. Lassen Sie gleichzeitig Ihre Atmung allmählich tiefer in den Bauch strömen. Und lassen Sie Ihre Beziehung zu sich selbst und zu diesem Wort stärker werden, während Sie sanft einatmen und Ihren Körper mit möglichst viel Luft füllen. Lassen Sie die Luft anschließend langsam wieder ausströmen, wobei Sie den Geist weiter dazu anregen zu erforschen, was Mißerfolg bisher für Sie bedeutet hat.
6. Wir werden nun noch ein wenig stärker in die Tiefe gehen. Atmen Sie erneut ruhig vier Zählzeiten lang ein und anschließend sechs Zählzeiten lang aus. Stellen Sie sich vor, daß all die Dinge, die Sie über Mißerfolge gelernt haben, kleine mit Luft gefüllte Ballons sind. Jeder dieser Ballons enthält die Geschichte, die Sie sich darüber erzählen, was es bedeutet, mit einem Vorhaben erfolglos zu bleiben. Zwar mag sich ein bestimmtes Erlebnis so anfühlen, als handle es sich um einen wichtigen, tief prägenden Teil von Ihnen, doch dieser Eindruck entsteht nur deshalb, weil Sie an der Sicht festhalten, die Ihr Geist und Ihr Körper hinsichtlich der Vorstellung des Mißerfolgs entwickelt haben. Füllen Sie deshalb einfach weiter die Ballons mit Luft, bis Sie keine mehr finden, die Sie füllen könnten.
7. Wenn Sie alle Ballons mit Luft gefüllt haben, dann lassen Sie sie nacheinander aufsteigen, um sich von den alten Narrativen zu lösen. Vergegenwärtigen Sie sich, was Sie auf diese Weise aus Ihrem Leben entfernen: *Plopp! Ich brauche diesen Gedanken oder dieses Gefühl nicht mehr. Plopp! Ich brauche mich deswegen nicht mehr zu schämen.* Fahren Sie damit so lange fort, bis alle Ballons weggeflogen sind.

8. Nachdem Sie alle Ballons haben aufsteigen lassen, können Sie Ihre Aufmerksamkeit wieder auf die imaginäre Tafel vor Ihnen richten und das Wort MISSERFOLG darauf löschen. Wischen Sie es mit einer Hand weg. Und überlegen Sie sich ein Wort, das Sie an seine Stelle setzen wollen, wenn Ihnen das nächste Mal etwas nicht gelingt. Entwicklung? Stärke? Gelegenheit? Bedeutung? Denken Sie daran, daß Sie Ihr System dazu bringen wollen, die Situation als Ihren ersten Versuch, etwas zu erlernen, zu verstehen. Selbst wenn Sie beim Versuch, die betreffende Aufgabe zu bewältigen, schon dreißigmal versagt haben, nähern Sie sich dem Problem bei jedem neuen Versuch, es zu bewältigen, ein wenig anders – weshalb im Grunde jeder Versuch ein erster Versuch ist.
9. Sobald Sie sich für ein Wort entschieden haben, schreiben Sie es in großen und fetten Buchstaben auf die Tafel:

   ____

   Heißen Sie einen ruhigen Atemzug willkommen, während Sie zurücktreten und das gewählte Wort betrachten. Wo in Ihrem Geist und Körper befindet sich diese Energie? Wie fühlt es sich an, wenn Sie das Wort verkörpern? Ihr Körper ist in der Lage, sich im Zustand bewußter Aufmerksamkeit innerhalb eines Augenblicks so zu fühlen.
10. Stellen Sie zum Schluß eine Liste aller Situationen zusammen, in denen Sie glauben, versagt zu haben oder einen Fehler gemacht zu haben. Verwenden Sie anschließend ein wenig Zeit darauf, die betreffenden Situationen im Sinne des neuen Wortes auf der Tafel zu durchdenken. Was wäre aus dieser Perspektive betrachtet bezüglich der Erlebnisse anders?

    ____

    ____

    ____

    ____

    ____

    ____

    ____

    ____

    ____

Der erste Schritt auf dem Weg zum Selbstmitgefühl: Der Amy ein wenig Liebe zukommen lassen

Wenn wir uns angesichts unserer wahrgenommenen Mißerfolge oder Unzulänglichkeiten kritisieren oder selbst tadeln – statt solche Augenblicke als Gelegenheiten zum Lernen zu verstehen –, schaffen wir für uns Leiden. Das ist schmerzhaft. Wenn wir uns hingegen Selbstmitgefühl zukommen lassen, bedenken wir uns in solchen Augenblicken, in denen wir Schwierigkeiten haben oder einen Mißerfolg erlebt haben, mit Gnade.

Nach Ansicht von Dr. Kristin Neff, Expertin für Selbstmitgefühl, bilden folgende drei Elemente den Kern von Selbstmitgefühl:

1. **Freundlichkeit sich selbst gegenüber:** Wir sollten uns selbst mit der gleichen Güte und Freundlichkeit behandeln wie diejenigen, die wir am meisten lieben, und wir sollten anerkennen, daß wir diese Zuwendung ebenso verdienen wie sie.
2. **Das Gefühl, so zu sein, wie alle Menschen:** Wir sollten anerkennen, daß Fehler ein unvermeidlicher Teil der menschlichen Existenz sind und daß niemand vollkommen ist.
3. **Achtsamkeit:** Wir sollten schmerzhafte Gedanken und Gefühle anerkennen und validieren, ohne uns übertrieben stark mit ihnen zu identifizieren.

In stark von Leiden geprägten Augenblicken erscheint es uns manchmal als unmöglich, diese Art von Mitgefühl zuzulassen. Das ist so, weil Selbstmitgefühl teilweise eine erlernte Fertigkeit ist. Wenn wir Selbstmitgefühl nicht bei anderen miterlebt haben, gleicht das Bemühen, uns selbst Mitgefühl zukommen zu lassen, dem Erlernen einer Fremdsprache. Anfangs ist es sehr schwer, aber mit der Zeit und wenn wir uns genug darin üben, wird es allmählich leichter und wirksamer. Man kann aber tatsächlich lernen, sich selbst mitfühlend zu begegnen.

Für die Amy ist die Vergangenheit immer präsent; deshalb müssen wir, um uns von der Scham zu heilen, der Amy auf ihrer Heilungsreise eine große Portion Liebe zukommen lassen, denn nur dann können wir auf unserer eigenen Heilungsreise Fortschritte erzielen. Dies ist der erste Schritt auf dem Weg zum Selbstmitgefühl: Wir müssen der Amy unsere Anerkennung und sogar unser Mitgefühl zeigen, weil sie ihre Aufgabe erfüllt. Sie ist ständig bemüht, für unsere Sicherheit zu sorgen! Zwar mag ihre Arbeit die meiste Zeit über als paradox erscheinen, es ist und bleibt aber trotzdem harte Arbeit.

Es folgt nun eine Übung, die ich gern benutze, wenn Menschen sich wegen wahrgenommener Mißerfolge und Fehler selbst Vorwürfe machen. Sie hilft dabei, kritisierende oder beschämende Gedanken und Überzeugungen angesichts von Mißerfolgen zu hinterfragen, und gleichzeitig erkennt sie an, daß die Amy ihre Aufgabe erfüllt. Ich werde Sie durch die gesamte Übung geleiten; aber vorher werden wir uns mit ihren fünf zentralen Schritten vertraut machen:

1. Beschreiben Sie eine Situation in Ihrem Leben, in der Sie einen Fehler gemacht und sich anschließend deswegen innerlich Vorwürfe gemacht haben.
2. Schreiben Sie drei selbstkritische Gedanken in Reaktion auf diese Fehler auf.
3. Notieren Sie drei Hypothesen, die erklären könnten, warum die Amy im Interesse Ihrer Sicherheit auf diese Gedanken gekommen sein könnte.
4. Fragen Sie sich bezogen auf jede der drei Hypothesen, wie Sie aus einem Zustand mitfühlenden Verstehens und der Liebe heraus auf die Amy reagieren können.
5. Entwickeln Sie für jede verständnisvolle und liebevolle Äußerung eine neue Möglichkeit in Verbindung mit einer entsprechenden »Was wenn«-Frage.
6. Führen Sie Self-Havening-Berührungen aus, während Sie die »Was wenn«-Fragen fünfmal wiederholen.

Bevor ich Sie bitte, diese Übung selbst auszuführen, möchte ich Ihnen ein Beispiel aus meiner eigenen Erfahrung schildern. Als Kind und Jugendliche hatte ich mit starken sozialen Ängsten zu kämpfen. Diese verfolgten mich bis ins College, und ich erinnere mich noch gut, daß ich mit 19 Jahren zitternd im Auto saß und zu verängstigt war, um in einen Laden zu gehen und mich dort um einen Job zu bewerben. Das »Was wenn« einer antizipierten Zurückweisung und damit eines Mißerfolgs wirbelte mir durch den Kopf; aber schließlich gelang es mir, den Mut aufzubringen, mich zu bewerben, so daß ich in einer lokalen Boutique arbeiten konnte.

Eines Tages kurz vor der Ferienzeit erhielt ich den Auftrag, Preisschilder an einem Stapel neuer Jeans anzubringen. Weil ich diese Arbeit abschließen wollte, bevor das Geschäft öffnete, stellte ich auf der Auspreispistole irrtümlich eine falsche Zahl ein. An diesem Tag haben viele Kunden einen sehr guten Kauf machen können; die Jeans flogen bei dem unfaßbar günstigen Preis von 19,99 Dollar geradezu aus dem Regal, denn eigentlich hätten sie 79,99 Dollar zahlen sollen. Erst nach einer Stunde wurde der Irrtum entdeckt.

Nach diesem Fehler machte ich mir durch Scham und Selbstkritik das Leben zur Hölle. Mir gingen ständig die folgenden drei selbstkritischen Gedanken durch den Sinn:

1. Ich bin eine Vollidiotin.
2. Ich kann aber auch nichts richtig machen.
3. Ich sollte es besser ganz sein lassen.

Der nächste Schritt besteht darin, solchen Gedanken gegenüber Neugierde zu entwickeln. Warum könnte meine Amygdala so etwas in ihrem Bemühen zu mir sagen, für meine Sicherheit zu sorgen? Welche drei Hypothesen könnten dies erklären? Eine Hypothese braucht in der Wissenschaft nicht zutreffend zu sein; es geht nur darum, zu Beginn einer Untersuchung eine plausible Erklärung zu formulieren. Hier also nun meine Hypothesen:

1. Wenn ich mich eine »Idiotin« oder »dämlich« nenne, sage ich das, bevor meine Chefin es sagen kann, denn wenn ich es selbst sage, verletzt mich der Vorwurf weniger stark. Macht meine Chefin mir dann den Vorwurf (und das wird sie ja wohl tun, nicht wahr?), dann verletzt es mich nicht so sehr, weil die Amy und ich der gleichen Meinung sind. Und wenn ich mich der Sicht meiner Chefin anschließe, bewirkt das, daß ich mich liebenswerter fühle.
2. Wenn ich nichts richtig machen kann und ich schon weiß, daß ich andere Menschen ohnehin enttäusche, führt das dazu, daß ich gar nicht erst versuche, ein anderes Resultat zu erzielen. Und wenn ich nichts versuche, kann ich niemanden enttäuschen. Und wenn ich niemanden enttäusche, bleibt es mir erspart, zurückgewiesen zu werden!
3. Wenn ich selbst kündige, bevor ich entlassen werde, bleibt mir ein Gefühl der Macht und Kontrolle über mein Schicksal. Das ist eine rückwärtsgerichtete Art des Erfolgs, weil ich dabei die Kontrolle behalte, auch wenn ich mir selbst weh tue.

Erkennen Sie die zentralen Werte der Amy darin wieder?

Nun wende ich mich dem nächsten Schritt zu, der in der Suche nach drei Arten, der Amy und letztlich mir selbst Liebe und Zuwendung zu übermitteln, besteht. Weil dieser Schritt schwierig sein kann, stelle ich mir vor, daß ich auf die Amygdala einer guten Freundin, eines Kindes oder eines Partners reagiere, die sich in der gleichen Situation befinden. Hier meine Antworten:

1. Fehler zu machen ist menschlich. Es bedeutet nicht, daß ich dämlich bin.
2. Wir lernen durch Ausprobieren und indem wir uns entwickeln. Es ist wichtig, unabhängig vom Resultat immer wieder Dinge auszuprobieren.

3. Mir ist klar, daß das Aufgeben wie eine Entlastung empfunden werden kann; es könnte sich aber noch besser anfühlen, tapfer zu sein und zu sehen, wie man auf anderem Wege ein positives Ergebnis erreichen kann.

Und schließlich erzeuge ich ein neuroplastisches Erlebnis der Selbstliebe, indem ich die bereits erwähnten liebevollen Äußerungen, die ich für die Amy entwickelt habe, in eine auf mich selbst bezogene »Was wenn«-Frage verwandle. (Vielleicht erinnern Sie sich an diesen Schritt aus dem *Creating Possibilities Protokoll.*) Hier nun meine »Was wenn«-Fragen:

1. Was, wenn es okay wäre, einen Fehler zu machen?
2. Was wäre, wenn ich meine Versuche fortsetzen und mich auf die Reise, nicht auf das Ergebnis, konzentrieren würde?
3. Was wäre, wenn ich tapfer sein könnte?

Mit Hilfe der soeben beschriebenen Schritte gelang es mir, Mitgefühl mir selbst gegenüber anzunehmen, indem ich der Amy ein wenig Liebe zeigte. Auf der folgenden Seite erhalten Sie Gelegenheit, diese Übung selbst auszuprobieren. Denken Sie daran, daß die Amy die tapferste und engagierteste Kämpferin für Ihr Überleben ist. Indem Sie Mitgefühl ihr (und sich selbst gegenüber) entwickeln, können Sie Ihrem Gehirn helfen, von einem Zustand der Scham in einen Zustand der Aufmerksamkeit und der Konzentration auf den gegenwärtigen Augenblick zu gelangen.

ÜBUNG

In einem schwierigen Augenblick Mitgefühl willkommen heißen

Führen Sie diese Übung immer dann aus, wenn Sie das Gefühl haben, sich selbst zu tadeln oder sich auszuschimpfen. Sie hilft Ihnen, Ihre selbstkritischen Äußerungen zu erkennen, zu erforschen, warum die Amy solche Dinge zu Ihnen sagt, und letztlich der Negativität Mitgefühl und Liebe sowohl der Amy als auch sich selbst gegenüber zu zeigen. Wahrscheinlich müssen Sie die Übung viele Male wiederholen, während Sie eine neue Art von Beziehung zu sich selbst entwickeln, die auf fürsorglicher Zuwendung und Mitgefühl, statt auf Kritik und Furcht, basiert. Ich komme auch heute noch immer wieder auf die Übung zurück, wenn ich das Gefühl habe, sie zu brauchen. Je mehr Sie sich in der Entwicklung von Selbstmitgefühl üben, um so natürlicher manifestiert es sich in Ihrem Leben.

Beschreiben Sie die Situation (den Fehler, Mißerfolg usw.), dessentwegen Sie sich beschimpfen oder kritisieren, in Reaktion auf:

____

____

____

Notieren Sie drei konkrete selbstkritische Gedanken, die Sie beschäftigen:

1. ______________________________________

2. ______________________________________

3. ______________________________________

Notieren Sie drei Hypothesen, die folgende Frage beantworten: »Warum könnte meine Amygdala in ihrem Bemühen, für meine Sicherheit zu sorgen, diese Dinge sagen?« Dies ist eine ausgezeichnete Gelegenheit, um über die zentralen Werte der Amy zu reflektieren, nämlich (1) für Ihre Sicherheit zu sorgen sowie (2) liebenswert und (3) erfolgreich zu sein. Wie könnte sie – ob Ihnen dies nun als logisch erscheint oder nicht – hart dafür arbeiten, dafür zu sorgen, daß diese Werte jetzt oder in Zukunft zur Geltung kommen?

1. ______________________________

2. ______________________________

3. ______________________________

Beantworten Sie für jede dieser drei Hypothesen folgende Frage: »Wie kann ich aus einem Zustand mitfühlenden Verstehens und der Liebe heraus auf die Amy reagieren?«

1. ______________________________

____

2. ______________________________

____

3. ______________________________

____

Entwickeln Sie für jede der Äußerungen, die mitfühlendes Verstehen und Liebe betreffen, eine neue Möglichkeit mit einer dementsprechenden »Was wenn«-Frage, die sich auf Sie selbst bezieht:

1. ______________________________

____

2. ______________________________

____

3. ______________________________

____

Fangen Sie nun mit der Anwendung der Self-Havening-Berührungen an, und wiederholen Sie jede »Was wenn«-Frage fünfmal. So laden Sie Ihren Geist ein, diese neue Möglichkeit zu erforschen und die Wahrscheinlichkeit des automatischen Auftauchens von Mitgefühl, wenn Sie das nächste Mal einen allzu menschlichen Fehler machen, zu vergrößern.

Außerdem können Sie für jede »Was wenn «-Frage das *Creating Possibilities Protocol* vollständig ausführen.

Tiefer in das Selbstmitgefühl eintauchen

Wie Sie nun wissen, beinhaltet Selbstmitgefühl, daß wir uns selbst genauso behandeln wie eine enge Freundin – gütig, fürsorglich, wertschätzend und bereit zu vergeben. Wenn ich an Selbstmitgefühl denke, fällt mir auch der Inhalt vieler traditioneller Hochzeitsgelübde ein, nämlich daß man eine Person, die man zum Mann oder zur Frau nimmt, in guten wie in schlechten Zeiten, in reicheren wie in ärmeren, in Krankheit und Gesundheit, und bis ans Lebensende liebt und ehrt.

Wie wäre es, wenn wir für uns selbst solch ein Gelübde ablegen würden?

Selbstmitgefühl brauchen wir zwar ständig, aber ganz besonders, wenn wir unter Armut und Krankheit leiden – wenn wir das Gefühl haben, daß es uns besonders schlecht geht. Vielleicht haben wir unsere Arbeit verloren, vielleicht wollen wir nicht aus dem Bett aufstehen, um keinen weiteren Mißerfolg zu erleiden, oder wir betäuben uns durch Alkohol, Drogen oder übermäßiges Essen. In solchen Situationen ist Mitgefühl eines der wirkmächtigsten Geschenke, die wir uns selbst zukommen lassen können.

Nun muß ich ein wenig Zeit und Mühe darauf verwenden klarzustellen, daß Selbstmitgefühl nicht beinhaltet, daß sich die ganze Welt um uns drehen muß. Es geht darum, in schwierigen Situationen sanft mit sich selbst umzugehen, statt sich zu schaden. Obwohl sich viele Menschen vor einer mitfühlenden Haltung sich selbst gegenüber fürchten, weil sie meinen, dies halte sie davon ab, persönlich Verantwortung zu übernehmen, und es werde sie dazu verführen, sich zu sehr zu verwöhnen, ist tatsächlich das Gegenteil der Fall (Neff 2011). Nicht Selbstmitgefühl, sondern Selbstkritik fördert die Selbstsabotage und schadet uns auf jede erdenkliche Weise. Durch Selbstmitgefühl werden wir eher motiviert und dazu gebracht, aus unseren Fehlern zu lernen.

Doch vielen Menschen fällt es schwer, Selbstmitgefühl zu entwickeln, und das gilt insbesondere für Situationen, in denen die Amy das Geschehen bestimmt. Eine Möglichkeit, diese Schwierigkeit zu überwinden, besteht darin, Self-Havening-Berührungen in das Einüben von Selbstmitgefühl einzubeziehen, weil das dazu beiträgt, das als unerreichbar erscheinende Erblühen zu ermöglichen. Die Self-Havening-Berührung beruhigt den Körper und führt dem Gehirn Oxytocin zu, was eine sehr wirksame Möglichkeit ist, die Amy zu beruhigen und die Empfänglichkeit für Selbstmitgefühl zu verbessern. Denken Sie an die Rolle des Oxytocin bei der Aufrechterhaltung von Sicherheit und Verbundenheit, und daran, daß beide Aspekte für unsere Fähigkeit, uns selbst gegenüber Mitgefühl auszudrücken, sehr wichtig sind (Kirschner et al. 2019; Wang et al. 2019). Auch Dr. Kristin Neff (2012), als Expertin für Selbstmitgefühl bekannt, empfiehlt uns, uns in schwierigen

Situationen ein wenig mehr fürsorgliche Zuwendung zukommen zu lassen, beispielsweise in Form »einer liebevollen Selbstumarmung, sanften Streichelns eines Arms oder des Gesichts oder sanften Wiegens des Körpers. Wichtig ist dabei in jedem Fall, klar zu signalisieren, daß es darum geht, Gefühle der Liebe, Fürsorge und Zärtlichkeit zu übermitteln.«

Die nächsten beiden Übungen leiten Sie deshalb dazu an, Ihre Bemühungen um Selbstmitgefühl zu vertiefen, wobei Sie das Erlebnis durch sanfte Self-Havening-Bewegungen verstärken können. Die erste Übung habe ich aus Dr. Neffs Schriften adaptiert. In ihr geht es darum, daß Sie aus der Perspektive einer Person oder Wesenheit, die Sie von innen wie von außen gut kennt und der Sie viel bedeuten, einen von Mitgefühl geprägten Brief an sich selbst schreiben. Die zweite Übung soll Sie dazu befähigen, bei Ihrem Leiden zu bleiben, statt sich davor zu verstecken, und gleichzeitig zu Selbstliebe und Güte in Verbindung zu treten.

ÜBUNG

Selbstmitgefühlsbrief

Schritt 1: Einen Brief schreiben

Vergegenwärtigen Sie sich eine Person oder ein Wesen, die oder das Sie bedingungslos liebt und unterstützt und Sie so gut kennt, wie Sie selbst sich kennen. Es kann sich um eine Person aus Ihrem Umfeld, ein spirituelles Wesen oder ein geliebtes Haustier handeln. Stellen Sie sich vor, dieses Wesen kennt Ihre ganze Vorgeschichte, also auch alles, was zu dem Kampf geführt hat, den Sie momentan erleben.

Schreiben Sie aus der Perspektive dieses Wesens einen Brief an sich selbst über die Schwierigkeiten, mit denen Sie momentan zu kämpfen haben. Ich stelle im folgenden ein kurzes Beispiel dafür vor, was ich für mein 19-jähriges Selbst aus der Perspektive einer älteren und weiseren Existenz (also mir!) aufgeschrieben hätte.

Liebste Katy,

ich verstehe, daß du wegen des Fehlers, den du heute gemacht hast, sehr erschrocken bist. Ich weiß auch, daß du dich deswegen sehr ängstigst und schämst. Deshalb möchte ich dich darauf hinweisen, daß solche Erlebnisse menschlich sind. Wir alle erleben solche Dinge. Ich weiß, wie sehr du dich unter Druck setzt und wie dringend du dir wünschst, akzeptiert zu werden – und das ist in Ordnung! Und wie wäre es, wenn du so, wie du bist, okay wärest, mit allen Fehlern und Macken? Ich glaube, daß du so, wie du bist, in Ordnung bist, ich werde immer an dich glauben, egal, was passiert.

In Liebe
Kate

Probieren Sie es jetzt selbst aus. Schreiben Sie einen ausführlichen Brief aus der Sicht der anderen Person an sich selbst, in dem Sie Ihre Gedanken zum Ausdruck bringen, ohne zu urteilen, mit Güte und Empathie. Und berücksichtigen Sie dabei, daß niemand vollkommen ist und daß wir alle zufrieden und glücklich sein wollen. Wenn Sie merken, daß sich ein Urteil oder eine andere negative Regung einschleicht, sollten Sie kurz innehalten und die Übung *CPR für die Amygdala* ausführen.

Schritt 2: Anwenden des Self-Havening

Wenn der Brief fertig ist, können Sie mit den Self-Havening-Berührungen beginnen und sich den Brief dabei selbst vorlesen. Achten Sie besonders auf liebevolle Worte, die an den Teil von Ihnen, der Schmerz empfindet, gerichtet sind. Lesen Sie sich den Brief dreimal laut vor, während Sie mit der Anwendung des Self-Havening fortfahren.

Schritt 3: Möglichkeiten schaffen

Schauen Sie sich den Brief erneut an, und wählen Sie diesmal einen Gedanken, eine Überzeugung oder einen Wunsch aus diesem Brief, dem oder der Sie in Ihrem Leben gern stärker zum Ausdruck verhelfen würden. Beispielsweise springt mir die Formulierung »Wie wäre es, wenn du so, wie du bist, okay wärest?« ins Auge, wenn ich der jungen Katy meinen Brief vorlese. Ich empfinde die Aussage »Ich bin okay« zwar heute als zu hundert Prozent zutreffend, doch hätte Katy diesen Satz damals ganz sicher gern gehört, obwohl es ihr schwergefallen wäre, ihn zu glauben.

Was fällt Ihnen in Ihrem Brief auf? Was wollen Sie für sich selbst? Stärken Sie den Aspekt, den Sie in Ihrem Leben gern stärker kultivieren möchten, mit Hilfe des *Creating Possibilities Protocol.*

Jedesmal wenn Ihnen irgendwelche Urteile, negativen Emotionen oder emotionalen Aktivierungen auffallen, kehren Sie zu *CPR für die Amygdala* zurück. Dies ist an und für sich ein Akt des Selbstmitgefühls.

ÜBUNG

Verkörperung von Güte

1. Stellen Sie sich eine Person, ein Wesen oder eine Farbe vor, die oder das für Sie Güte und Mitgefühl verkörpert, vielleicht auch ein Erlebnis mit einer anderen Person, bei dem Sie Güte und Verbundenheit empfunden haben. Wenn Sie an die letzten Tage und Wochen zurückdenken, um sich auf solch ein Erlebnis zu besinnen, dann verbinden Sie sich mit einem sanften Atemzug damit, wobei Sie sich vorstellen können, daß es durch Ihr Einatmen in den Mittelpunkt Ihrer Aufmerksamkeit rückt. Atmen Sie ein, und lassen Sie die Luft dann sanft wieder ausströmen.
2. Wenn Sie zu diesem Erlebnis in Kontakt treten, dann achten Sie darauf, ob es mit einer Farbe, Form oder Energie verbunden ist. Fragen Sie sich, was an diesem Augenblick oder diesem Wesen Ihre Aufmerksamkeit geweckt hat, als Sie an Güte und Mitgefühl dachten.
3. Achten Sie darauf, ob sich in Ihrem Körper etwas verändert, während Sie sich auf das ausgewählte Erlebnis konzentrieren. Vielleicht fällt Ihnen ein Gefühl der Leichtigkeit auf, ein Gefühl der Wärme oder ein sanftes Sich-Niederlassen in Ihrem Geist, im Körper oder in der Seele. Laden Sie Geist und Körper ein, mit Ihnen zu erleben, wie Güte und Mitgefühl aussehen und sich anfühlen.
4. Richten Sie Ihre Aufmerksamkeit nun auf einen Bereich in Ihrem Geist oder Körper, der sich ein wenig angespannt oder gestreßt anfühlt. Um solch einen Bereich zu finden, können Sie einen Body-Scan durchführen, indem Sie Ihre Aufmerksamkeit langsam vom obersten Punkt Ihres Kopfes abwärts bis zu den Zehenspitzen wandern lassen. Versuchen Sie dabei, einen Aspekt Ihres Seins zu finden, der ein wenig mehr Liebe gebrauchen könnte. Haben Sie solch einen Bereich gefunden, können Sie ihn zum neuen Fokus Ihres Gewahrseins machen. Atmen Sie dann vier Zählzeiten lang sanft ein, und lassen Sie die Atemluft danach sechs Zählzeiten lang wieder ausströmen.
5. Stellen Sie sich nun vor, Sie entfernen sich langsam und achtsam zehn Schritte von diesem angespannten oder belastenden Erlebnis, distanzieren sich also räumlich ein wenig davon, damit Sie wirklich dazu in Verbindung treten können, aber gleichzeitig auch davon getrennt bleiben. Während Sie sich vorstellen, daß Sie sich entfernen, können Sie einen weiteren sanften, beruhigenden Atem-

zug willkommen heißen. Treten Sie beim Einatmen erneut zu dem wunderbaren Erlebnis von Güte und Mitgefühl in Verbindung, und stellen Sie sich beim Ausatmen vor, daß diese wunderbare Energie Anspannung und Streß in Ihrem Leben durch Liebe verringert.

6. Atmen Sie Güte und Mitgefühl erneut ein, und atmen Sie die verbliebene Anspannung und den noch vorhandenen Streß aus. Laden Sie die liebevolle, mitfühlende Energie ein, zu umhüllen, was an Ihnen ein wenig mehr Liebe braucht. Stellen Sie sich vor, wie es wäre, einen liebevollen, gütigen Gedanken zu hegen: *Wie wäre es, wenn ich mir selbst gegenüber gütig sein könnte? Was wäre, wenn ich meinem Sein Mitgefühl übermitteln könnte?* Und wiederholen Sie noch einmal: *Was wäre, wenn ich meinem Sein Mitgefühl übermitteln könnte?*
7. Richten Sie Ihre Aufmerksamkeit nun wieder auf das ursprüngliche Erlebnis von Güte und Mitgefühl, atmen Sie es ein, und ermöglichen Sie der Energie, sich in Ihrem Inneren auszubreiten, so groß, stark und lebendig, wie es Ihnen möglich ist. Atmen Sie den Gedanken *Wie wäre es, wenn ich mir selbst gegenüber gütig sein könnte?* vier Zählzeiten lang ein, und lassen Sie dann zu, daß die Luft langsam und tief über sechs Zählzeiten ausströmt. Atmen Sie anschließend den Gedanken *Was wäre, wenn ich meinem Sein Mitgefühl übermitteln könnte?* tief ein, und lassen Sie die Atemluft anschließend wieder ausströmen.
8. Achten Sie, während Sie diese Übung liebevoll, gütig und mitfühlend zum Abschluß bringen, darauf, wo in Ihnen sich diese Energie befindet; und denken Sie daran, daß Sie jederzeit in diesen gütigen, mitfühlenden Raum zurückkehren können. Immer wenn ein Teil von Ihnen ein wenig mehr Liebe braucht, können Sie dieses Erlebnis von Güte und Mitgefühl willkommen heißen, sich damit umhüllen und so Ihre Verbindung dazu vertiefen, wohl wissend, daß es sich in Ihnen befindet und ein Teil von Ihnen ist.

Selbstmitgefühl im Alltagsleben finden

Manchmal tun wir nicht das absolut Beste, was uns möglich ist. Andere Menschen sind unter Umständen enttäuscht von uns, obwohl wir uns größte Mühe gegeben und auch tatsächlich viel erreicht haben. Wir können nicht viel tun, um daran etwas zu ändern. Hingegen können wir verändern, wie unser Gehirn mit Mißerfolgen umgeht: Wir können uns ein wenig liebende Güte zukommen lassen, wenn wir mit einer Situation nicht gut fertig werden. Indem wir uns Selbstmitgefühl schenken, befreien wir unseren Geist und stoppen alte Neigungen zum Urteilen. So schaffen wir die Voraussetzungen für eine neue Art, in unserer Welt und gegenüber Menschen, die wir lieben, präsent zu sein. Selbstmitgefühl ermöglicht uns zu lernen und uns weiterzuentwickeln, wohingegen uns Scham in unseren alten Gewohnheiten gefangen hält.

Wenn Sie nach Möglichkeiten suchen, Ihr Selbstmitgefühl zu stärken, können Sie das auch anders erreichen, als es in den vorangegangenen Übungen beschrieben wurde. Sie können die Entwicklung von Selbstmitgefühl auch fördern, indem Sie sich Zeit für sich selbst nehmen, zwischen Ihrem privaten und beruflichen Leben Raum schaffen und nach Möglichkeiten suchen, Veränderungen zum Positiven zu erreichen. Nehmen Sie sich Zeit, um für sich selbst präsent zu sein, und entwickeln Sie Neugierde gegenüber dem, was in Ihnen vor sich geht. Erkennen Sie Ihre Erfolge an, ganz gleich, wie groß oder klein sie sind; und seien Sie sich selbst gegenüber ein wenig nachsichtig, wenn Sie versagen. Sie können sich auch mitfühlend behandeln, indem Sie Ihrer körperlichen Gesundheit Vorrang geben und darauf achten, daß Ihr Körper die Nahrung erhält, die er braucht, genug Schlaf bekommt und sich zeitweise von dem digitalen Lärm, der uns ständig umgibt, distanzieren kann.

All dies kann Ihnen helfen, im Gleichgewicht zu bleiben und sich vor einem Burnout zu schützen. Im nächsten Kapitel werden wir uns eingehender mit Burnout beschäftigen – damit, wie wir ihn vermeiden können und wie wir uns davon heilen können. Wir werden uns dort damit befassen, was passiert, wenn wir gezwungen werden, weit über die Grenzen unserer Möglichkeiten hinauszugehen, also in Situationen, in denen die Nutzung von Selbstmitgefühl nicht einmal eine Möglichkeit ist. Doch selbst in solchen Situationen gibt es immer eine Chance weiterzukommen.

9

Durch Stärkung der Resilienz Burnout bezwingen

»Das Geheimnis des menschlichen Seins besteht nämlich nicht darin, daß man lediglich lebt, sondern darin, wofür man lebt.«

— Fjodor Dostojewski

Als Jackson zur Online-Sitzung auf meinem Bildschirm auftaucht, schaue ich genau auf sein Kinn. Er korrigiert seine Position, und nun sehe ich, daß er in zusammengesunkener Haltung auf seinem Sofa sitzt. Ich sehe ihn in die Polster versinkend vor mir. Sein Burnout ist im vergangenen Monat stärker geworden. Trotzdem fühlt er sich weiterhin dazu getrieben, immer stärker und schneller für das Produktionsstudio, das er leitet, zu arbeiten, täglich 14 bis 16 Stunden. Ich bitte ihn, den Laptop, den er in seinen Händen hält, so zu positionieren, daß ich ihn richtig sehen kann.

Meine Bitte lockt Jackson ein Grinsen auf das Gesicht. Mit erheblichem Aufwand, großer Mühe und starkem Ruckeln des Bildschirms gelingt es ihm schließlich, sich aufrecht hinzusetzen, indem er den Laptop auf den Couchtisch vor ihm stellt. Da ich nun sein Gesicht sehen kann, frage ich mich, ob es besser gewesen wäre, es beim ursprünglichen Anblick des Kinns zu belassen. Jacksons Haut ist blaß und angespannt, und seine Augen liegen tief in den Augenhöhlen und sind blutunterlaufen. Sein Haar wirkt zerzaust. Er versucht, sich in der neuen Welt der Work-Life-Balance zurechtzufinden, aber für ihn gibt es momentan kein Leben, sondern nur Arbeit.

Beim Ertönen eines »Ding!« in der Nähe springt er ein wenig hoch. Er schneidet Grimassen, und mir ist sofort klar, daß er sich bewußt dem inneren Drang, nach seinem Handy zu greifen, widersetzt. Wir haben schon in früheren Sitzungen an seiner Fähigkeit gearbeitet, zumindest diese eine Stunde pro Woche ausschließlich für sich zu reservieren, statt sich zum Sklaven seines Studios zu machen. Ich muß meinem eigenen Drang widerstehen, ihn aufzufordern, die SMS zu lesen, um dafür zu sorgen, daß er nichts Wichtiges versäumt. Ich kenne den Sog dieses Geräuschs nur zu gut, insbesondere wenn wichtige Projekte anstehen. Und ich kenne die süchtig machende Verlockung des Adrenalinschubs, die Menschen dazu bringt, gegen alle Widerstände und ungeachtet der Reserven des eigenen Körpers weiter produktiv zu sein und sich dadurch antreiben zu lassen.

Was ist ein Burnout?

Hatten Sie schon einmal das Gefühl, Ihren Optimismus bezüglich Ihres Lebens teilweise eingebüßt zu haben? Haben Sie schon erlebt, daß Ihnen alltägliche Anforderungen plötzlich wie unüberwindbare Hindernisse vorkamen? Haben Sie das Gefühl, daß Sie die Erwartungen anderer an Sie – oder, was noch schlimmer ist, Ihre eigenen Erwartungen an sich selbst – nicht erfüllen können? Verfolgt Sie die körperliche und mentale Erschöpfung, die Sie bislang gelegentlich am Abend verspürten, nun unbarmherzig rund um die Uhr?

Wenn eine dieser Fragen oder alle bei Ihnen etwas ansprechen, sind Sie wahrscheinlich auf dem Weg zum Burnout, der eine Depression oder Angst maskieren kann. Doch ein Burnout ist weder eine Depression noch eine übermächtige Angst. Es handelt sich dabei um ein völlig eigenständiges Problem – ein »Tier ganz eigener Art« (Koutsimani et al. 2019). Burnout ist ein Zustand emotionaler und körperlicher Erschöpfung, der durch eine Anhäufung von unaufgelöstem chronischem Streß über längere Zeit entsteht. Die WHO (2019) bezeichnet Burnout als ein »berufsbedingtes Phänomen«, das durch »chronischen Streß am Arbeitsplatz« entsteht, »dem entgegenzuwirken nicht gelungen ist. Charakteristisch für Burnout sind drei Dimensionen: Gefühle des Mangels an Energie oder der Erschöpfung; verstärkte mentale Distanz vom Beruf oder negative oder zynische Gefühle dem Beruf gegenüber; sowie eine verringerte berufliche Leistungsfähigkeit.«

Ich möchte die Definition des Burnout als ein Phänomen, das nur den Arbeitsplatz oder Beruf betrifft, erweitern, weil mir diese Sicht als zu einschränkend erscheint. Beispielsweise leiden auch viele hauptsächlich im Haushalt aktive Eltern und Betreuer chronisch kranker Menschen unter Burnout, der durch den permanenten Streß ihrer Lebenswirklichkeit hervorgerufen wird. Ein Burnout kann Menschen in fast jeder Rolle treffen.

Ich werde Ihnen in diesem Kapitel einige Übungen vorstellen, die Ihnen helfen können herauszufinden, ob Sie für Burnout anfällig sind und ob Sie unter den Auswirkungen eines Burnout leiden. Anschließend werde ich Ihnen Übungen vorstellen, mit deren Hilfe Sie Burnout bekämpfen und durch Stärkung Ihrer Resilienz die Heilung fördern können. Selbst wenn Sie annehmen, Burnout sei für Sie kein

Problem, dürfte es sich für Sie lohnen, dieses Kapitel zu lesen, weil ein Burnout uns alle jederzeit treffen kann – und wenn nicht Sie selbst, dann vielleicht einen Menschen, der Ihnen nahesteht. Wenn Sie an Ihrem Arbeitsplatz oder zu Hause von Menschen umgeben sind, die unter Burnout leiden, sind auch Sie in Gefahr, die negativen Auswirkungen dieses Zustandes zu erleben.

Sind Sie anfällig für Burnout?

Da unser Geist und unser Körper untrennbar miteinander verbunden sind, kann sich der langsame Tsunami des Streß, der einen Burnout erzeugt, in unserem Körper manifestieren, unsere Immunreaktion verringern und uns dazu bringen, uns nicht gesund zu ernähren und auf Körpertraining zu verzichten. Dies alles kann Burnout-Symptome verstärken, die beispielsweise in Form eines permanenten Gefühls körperlicher Erschöpfung zum Ausdruck kommen können (Salvagioni et al. 2017; Seiler et al. 2020). Dies ist ein Teufelskreis.

Um Ihnen zu helfen herauszufinden, wie anfällig Sie für Burnout sind, habe ich eine Fragenliste zusammengestellt. Wenn Sie merken, daß Ihr Beruf, Ihr Privatleben und sogar Ihre Selbstfürsorge für Sie zur Last werden und es gelingt Ihnen nicht, den Trübsinn, der Sie umgibt, auch nur am hellsten Tag zu verscheuchen, ist es für Sie an der Zeit zu handeln. Es dauert lange, bis ein Burnout sich bemerkbar macht, und von allein verschwindet er auch nicht so schnell wieder. Aber machen Sie sich keine Sorgen – im Anschluß an die Fragenliste finden Sie einen Werkzeugkasten mit großen und kleinen »Hacks« (Lösungsansätzen), die Ihnen helfen können, in Ihrem Gehirn eine neue Schnellstraße anzulegen, die zu einem besseren Ort führt.

ÜBUNG

Einschätzung der Anfälligkeit für Burnout

1. Wie gut tun Ihnen Ihre augenblickliche Ernährung, Ihre Schlafgewohnheiten, Ihre Trainingsaktivitäten und Ihre Bewältigungsfertigkeiten? Sind Sie mit einem dieser Aspekte unzufrieden? Verbringen Sie beispielsweise mehr Zeit damit, sich durch Alkohol, Marihuana oder Surfen in den sozialen Medien zu betäuben, als Ihrer eigenen Meinung nach gut für Sie ist? Verbringen Sie weniger Zeit damit, Tagebuch zu schreiben, zu meditieren oder mit Freunden auszugehen, als Sie eigentlich gerne möchten?

____

____

____

____

____

____

2. Haben sich Ihre Gefühle bezüglich Ihrer Bemühungen um Selbstfürsorge im Laufe der Zeit verändert? Hatten Sie beispielsweise früher einmal das Gefühl, diese Gewohnheiten wirkten verjüngend auf Sie, aber jetzt empfinden Sie sie als betäubend? Empfanden Sie sie früher einmal als erholsam, aber jetzt als zwanghaft? Wirkten sie früher einmal motivierend, aber jetzt belastend?

____

____

____

____

____

____

3. Wie viele Stunden verbringen Sie mit bezahlter Arbeit und/oder anderen Arten verantwortungsvoller Tätigkeit (z. B. damit, sich um Kinder oder ältere Ver-

wandte zu kümmern)? Wie fühlen Sie sich bezüglich Ihres Aufwandes an Zeit für diese Aktivitäten? Hat sich Ihre Produktivität im Laufe der Zeit verändert?

4. Verspüren sie eine unangenehme emotionale Veränderung oder Reaktion, wenn Sie eine Nachricht (in Form eines Anrufs, einer SMS, einer eMail usw.) von Ihrer Firma oder von Menschen, die bei Ihren übrigen Verpflichtungen eine Rolle spielen, erhalten?

5. Wie empfinden Sie Ihr Alltagsleben? Beginnen Sie jeden Tag in einer eher optimistischen oder eher pessimistischen Stimmung?

6. Haben Sie das Gefühl, daß Sie jeden Tag mindestens eine Sache tun, die für Sie und die Welt in Ihrer Umgebung wichtig ist? Haben Sie das Gefühl, daß Sie für Ihren Beitrag von sich selbst oder anderen Anerkennung erhalten?

7. Schlafen Sie gut? Oder fühlen Sie sich emotional oder körperlich erschöpft? Grübeln sie nachts häufig, obwohl Sie eigentlich schlafen sollten? An wie vielen Tagen pro Woche wachen Sie morgens erfrischt auf?

8. Wie stark ist Ihre Motivation? Hat sich Ihr Interesse an Ihrer Arbeit oder Ihren Beziehungen, Ihre Begeisterung für sie oder Ihr Engagement dafür verändert? Wirken Dinge, die Ihren Tagen früher einmal Glanz verliehen haben, immer noch so?

9. Ist Ihnen wichtig, was Sie tun? Haben Sie das Gefühl, daß Ihre Arbeit wichtig oder von Bedeutung ist?

Reagiert Ihr Gehirn mit einer Warnung, wenn Sie über die obigen Fragen nachdenken? Vielleicht sogar mit einer massiven Warnung? Wenn ja, haben Sie es wahrscheinlich mit Symptomen eines Burnout zu tun. Denken Sie stets daran, daß solche Signale darauf verweisen, welche Veränderungen zum Positiven Sie vornehmen können, um Ihr Wohlbefinden zu fördern.

Raum schaffen im Gehirn und im Leben

Wenn Sie nicht zu Hause arbeiten, ist eine der besten Möglichkeiten, von einem Burnout zu genesen, Geist und Körper zu schützen, indem Sie zwischen Ihrem Beruf und Ihrem Privatleben Raum schaffen. Damit meine ich keineswegs eine absolut strikte Trennung zwischen beiden. Privatleben und Beruf können nicht völlig voneinander getrennt werden und sollten es auch nicht. Es wäre ohnehin unmöglich, sie voneinander zu trennen, und schon allein der Versuch wäre schädlich. Es geht darum, zwischen diesen beiden Welten eine adäquate Distanz zu schaffen.

Als ich während des Lockdowns in der Corona-Pandemie mit der Arbeit an diesem Buch anfing – eine Zeit, als für viele Menschen statt der morgendlichen Fahrt zu ihrem Arbeitsplatz der kurze Gang in ihr improvisiertes Home-Office erfolgte –, entwickelten viele von uns eine sehr schlechte Gewohnheit: Wir verwischten die Grenzen zwischen Privatleben und Beruf. Viele (und dazu zähle ganz sicher auch ich) verwischten die Grenzen nicht nur, sondern entfernten sie sogar völlig.

Als ich später wieder in meinem Büro zu arbeiten begann, merkte ich, wie sehr ich meine morgendliche Fahrt zum Arbeitsplatz vermißt hatte. Ich freute mich nun sogar darauf. Es war für mich eine kleine Zeitspanne, in der ich nichts mit irgendwelchen Bildschirmen zu tun hatte, ein wenig die Landschaft genießen konnte, einen Becher Kaffee trinken und mir ein Kapitel in einem anregenden Audiobuch oder ein paar gute Songs anhören konnte. Danach machte ich mich gewöhnlich summend auf den Weg ins Büro, bereit, mich den an diesem Tag auf mich wartenden Aufgaben zu stellen. Auf dem Nachhauseweg ging es mir genauso. Ich stellte mir dann vor, alle Stressoren, mit denen ich im Laufe des Tages konfrontiert worden war, würden auf der Straße hinter mir wegschmelzen und wären völlig verschwunden, wenn ich in die Zufahrt zu meinem Haus einbog. Ich hatte meinen Weg zum Arbeitsplatz – diesen physischen Akt der Trennung zwischen meinen beiden Welten – nie als einen wichtigen Puffer wahrgenommen; erst das Ende des Lockdowns ließ mich seinen Wert erkennen. Für diese Erkenntnis bin ich sehr dankbar.

Nehmen Sie sich ein wenig Zeit, um sich klarzumachen, wie Sie momentan Ihre täglichen Verpflichtungen und Ihre täglichen Wechsel ins Privatleben bewältigen. Sind Sie nach der Erledigung Ihrer Pflichten in der Lage, Sorgen, Erwägungen und Gespräche, mit denen Sie im Laufe des Tages beschäftigt waren, hinter sich zu lassen? Oder verfolgen diese Sie bis in Ihre Privatsphäre und Freizeit?

Einen Puffer zwischen den beiden Lebenssphären zu schaffen kann sehr schwierig sein, insbesondere wenn Sie sich ständig um einen anderen Menschen kümmern oder Ihre Zeit zwischen Beruf und häuslichen Verpflichtungen aufteilen müssen. Auch dies habe ich im eigenen Leben kennengelernt. Natürlich habe ich auch während der Pandemie versucht, Privatleben und berufliche Tätigkeit zu trennen; aber dann wurde meine Mutter sehr krank. Plötzlich mußte ich mich nicht nur um meine beruflichen Pflichten und um die Aufrechterhaltung meiner Privatsphäre, sondern auch noch um die Gesundheit meiner Mutter kümmern – und das alles, während sich die Welt im Lockdown befand. Viele meiner Bekannten haben ähnliches erlebt. Diese Art von Streß ermöglicht es dem Burnout, sich auszubreiten, tief ins Gehirn vorzudringen und so langwierige Auswirkungen hervorzurufen.

Ein Burnout läßt sich nicht auf einen einzelnen, deutlich eingrenzbaren Vorfall zurückführen. Tatsächlich handelt es sich dabei um eine heimtückische »schiefe Bahn«, die von den vielen Mikro-Momenten im Leben gespeist wird, die wir aufgrund von Streß und unzureichender Selbstfürsorge erleben, unabhängig davon, ob wir sie wahrnehmen oder nicht. Und der allererste Ort, an dem sich Streß niederschlägt, ist Ihr Zuhause. Deshalb ist es so wichtig, daß wir uns ganz bewußt bemühen, einen gewissen Abstand zwischen unserem Privatleben und außerhäuslichen Verpflichtungen zu schaffen.

Wenn Sie für den erfolgreichen Wechsel in Ihre Privatsphäre am Ende eines Tages Hilfe brauchen, kann Ihnen *CPR für die Amygdala* sehr wirksam dabei helfen. Lassen Sie am Ende eines Arbeitstages Ihren Geist rekapitulieren, was Sie im Tagesverlauf erlebt haben, und stellen Sie dabei fest, ob Ihnen bestimmte Erlebnisse noch immer keine Ruhe lassen. Das kann ein unangenehmes Gespräch mit Kollegen sein, es kann aber auch um Ihre Besorgnis wegen wichtiger eMails gehen, auf die Sie noch keine Antwort erhalten haben. Im Grunde müssen Sie die Amy einladen, sich mit Ihnen über Sorgen zu verständigen, die sie andernfalls in Ihr abendliches Privatleben mitnehmen würde. Sobald Sie diesen Schritt vollzogen haben, können Sie mit *CPR für die Amygdala* beginnen. Wie würden Sie sich gern in Ihrer abendlichen Freizeit fühlen?

Wenn Sie zwischen Ihrem Privatleben und anderen Verpflichtungen Raum schaffen wollen, könnte die Unterstützung von Fachleuten von Nutzen sein, die Ihnen helfen, Grenzen zu setzen, selbstsicher aufzutreten und Kommunikationsfertigkeiten zu erlernen – womit wir uns im nächsten Kapitel ausführlicher befassen.

Eine Haltung der Dankbarkeit entwickeln

Der Umgang mit Burnout erfordert die Nutzung vielfältiger Ansätze, die teilweise außen- und andernteils innenfokussiert sind. Zu den außenfokussierten Ansätzen zählen Körpertraining und die Einbeziehung anderer Menschen als Berater, wohingegen innenfokussierte Ansätze in der Auseinandersetzung mit dem eigenen Geist und in der Reflexion zwecks (Wieder-)Herstellung einer Verbindung zu sich selbst bestehen.

Im vorigen Kapitel haben Sie das Selbstmitgefühl erforscht, einen innenfokussierten Ansatz, der zur Heilung der Auswirkungen von Burnout beiträgt. Eine andere Möglichkeit, sich innerlich selbst ein wenig Liebe zu schenken, besteht darin, eine generelle Haltung der Dankbarkeit zu entwickeln, indem man sich die vielen Dinge vergegenwärtigt, für die man dankbar ist. Wenn wir unter Burnout leiden, machen wir es uns häufig zur Gewohnheit, alles Negative hervorzuheben. Wir glauben in diesem Zustand, nichts werde sich jemals zu unseren Gunsten entwickeln.

Es wird zwar zweifellos immer Situationen geben, in denen sich die Dinge nicht so entwickeln, wie wir es gern hätten, doch wenn es Ihnen gelingt, eine generelle Grundhaltung der Dankbarkeit zu entwickeln, kann Sie das aus der Spirale der Negativität befreien oder, noch besser, Ihnen helfen, diese von vornherein völlig zu meiden. Dankbarkeit erinnert Sie daran, daß bestimmte Dinge im Augenblick ihres Geschehens zwar als schwierig oder hart erscheinen mögen, aber trotzdem nicht grundsätzlich alles fehlschlagen muß. Dankbarkeit vermag sogar die Amygdala zu beruhigen und gleichzeitig die Emotionsregulation und die Motivation zu verstärken (Kyeong et al. 2017). Sich in Dankbarkeit zu üben braucht nicht schwierig zu sein. Es erfordert lediglich, die kleinen angenehmen Erlebnisse im Laufe eines Tages zu bemerken – etwa das Lächeln eines Nachbarn, die überschwengliche Begrüßung eines Haustiers bei Ihrer Heimkehr oder den Duft von Blumen während eines Spaziergangs.

In der folgenden Übung geht es um drei einfache Werkzeuge, die Sie benutzen können, um auf Ihrem Weg zur Heilung vom Burnout in einer Haltung der Dankbarkeit zentriert zu bleiben.

ÜBUNG

Zur Dankbarkeit in Verbindung treten

1. Notieren Sie sich jeden Abend, einige Zeit vor dem Zubettgehen, drei Dinge, für die Sie dankbar sind. Das kann etwas so Großes wie ein aufregendes neues berufliches Projekt sein oder etwas so Kleines wie der Geruch einer frisch aufgegossenen Tasse Tee, die Sie in Händen halten. Machen Sie es sich zur festen Gewohnheit, wirklich jeden Tag eine neue Liste zusammenzustellen, statt immer wieder Ihre Dankbarkeit für die gleichen allgemeinen Kategorien von Dingen zum Ausdruck zu bringen. Dies spornt Ihr Gehirn dazu an, in Ihrem Leben nach mehr Anlässen zur Dankbarkeit zu suchen. Vertiefen Sie diese Praxis darüber hinaus einmal wöchentlich, indem Sie die Self-Havening-Berührungen anwenden, während Sie sich mindestens zehn Punkte von Ihrer Liste laut vorlesen oder dies sogar in Gegenwart eines anderen Menschen, der Ihnen nahesteht, tun.
2. Brechen Sie ein paarmal wöchentlich zu einem »Dankbarkeitsspaziergang« auf. Und stellen Sie sich nicht nur vor, daß Sie auf einem Wanderweg gehen oder am Strand forsch marschieren, sondern gehen Sie wirklich los! Fokussieren Sie während des Dankbarkeitsspaziergangs Ihre Sinne bewußt auf angenehme Empfindungen, die auf dem Weg auftauchen – auf den Anblick und die Geräusche spielender Kinder, auf die warmen Farben eines Sonnenauf- oder -untergangs oder auf das bekannte wohlige Brennen in den Oberschenkeln, während Sie lange Zeit einen steilen Hügel hinaufgehen. Sie können sogar buchstäblich innehalten, um den Blumenduft zu genießen.
3. Nehmen Sie sich jede Woche ein wenig Zeit, um die »kleinen Erfolge« in Ihrem Leben zu feiern. Jedesmal wenn Sie etwas tun, das Sie dazu bringt, mehr Mühe aufzuwenden, oder wodurch Sie etwas Neues lernen, können Sie dies in der Liste kleiner Erfolge vermerken. Diese Liste soll Sie an die positiven Schritte auf dem Weg zu Ihren Zielen erinnern. Außerdem erinnert die Liste Sie an alles, was Sie erreicht haben, und das verhilft Ihnen zu der Selbst-Anerkennung, die wir alle so dringend benötigen. Außerdem ist es manchmal nützlich, eine solche Liste zu haben, wenn in einem Mitarbeitergespräch Ihre beruflichen Leistungen beurteilt werden sollen.

Lähmung und Aufschieberitis: Frontale Begegnung mit den Kennzeichen eines Burnout

Hatten Sie schon einmal Aufgaben auf Ihrer To-do-Liste, von denen Sie sich wünschten, sie würden schlicht und einfach verschwinden? An Ihrem Arbeitsplatz könnte solch eine Aufgabe beinhalten, daß Sie sich einen ganzen Tag lang mit Tabellenkalkulationen beschäftigen müssen, weil Ihr Chef Sie darum gebeten hat, was Sie aber aus Zeitmangel bisher nicht geschafft haben. In der häuslichen Umgebung könnte solch eine Aufgabe bedeuten, daß Sie den Kram in der Garage, den Sie ohnehin nie brauchen, endlich entsorgen. Trotz der Vorteile, die es hätte, wenn Sie diese beiden Aufgaben endlich erledigen würden – beispielsweise könnte Ihnen das Wissen, das Sie durch achtstündige Beschäftigung mit den Tabellenkalkulationen erlangen, jeden Monat zwanzig Stunden Arbeit ersparen, und wenn Sie Ihre Garage ausmisten würden, könnten Sie bei Regen oder Schnee Ihr Auto in der Garage parken –, verschieben wir solche Aufgaben immer wieder (das mache ich übrigens auch). Es ist einfach ein weiterer Punkt auf unserer ohnehin nie endenden To-do-Liste.

Wenn Sie merken, daß Sie auf solche Aufgaben mit Entsetzen oder Widerwillen reagieren – *Igitt! Das will ich wirklich nicht tun!* –, so zeigt das an, daß Ihr Gehirn emotional aktiviert ist. Mit anderen Worten: Die Amy ist auf dem besten Weg, die Kontrolle zu übernehmen, und weil es in ihrer Natur liegt, für Ihre Sicherheit zu sorgen, möchte sie Sie dazu bringen, davonzulaufen, um jedem potentiellen Leiden möglichst schnell zu entkommen. Das hat zur Folge, daß Sie die Erledigung der Aufgabe höchstwahrscheinlich verschieben. Erhebt die Amy die Aufschieberitis auf die nächste Stufe, die der Lähmung, versuchen Sie möglicherweise, die Aufgabe *für immer* zu vermeiden, denn wenn Sie auch nur daran denken, wird die Amy in höchste Alarmbereitschaft versetzt. Insofern ist Aufschieberitis nicht nur ein Burnout-Symptom, sondern auch Bestandteil des Burnout-Zyklus.

Prokrastination (oder auch eine regelrechte Lähmung) ist eine heimtückische Art, auf die ein Burnout angefacht wird (Beheshti et al. 2018). Gefühle des Überwältigt- und Überlastetseins können Menschen völlig handlungsunfähig machen. Jedenfalls kann ich das für mich selbst bestätigen: Landen Aufgaben dieser Art auf meiner To-do-Liste, neige ich deutlich stärker zum Aufschieben oder erlebe sogar ein Gefühl kognitiver Lähmung, einen Zustand, in dem mein Gehirn benebelt ist, schwerfällig wird oder »wegtritt«. Prokrastination ist kein Problem, das man durch Zeit-Management-Lösungen in den Griff bekommen kann. Vielmehr handelt es sich dabei um eine jener nicht besonders sinnvollen Bewältigungsstrategien, welche die Amy für uns entwickelt. Dies ist ein weiterer Grund dafür, daß wir die

Dienste der Amy würdigen, uns aber gleichzeitig um eine sinnvollere Strategie bemühen sollten, die uns tatsächlich weiterbringt.

Die folgenden Übungen sollen Ihnen helfen, dem Teufelskreis der Prokrastination zu entkommen. Wenn Sie sich überwältigt fühlen und das Gefühl haben, nicht weiterzukommen, können die Übungen Ihnen helfen, einen Burnout zu verhindern. Die erste Übung soll Ihnen angesichts einer gefürchteten Aufgabe aus dem Zustand der Lähmung in den der Aktivität zu wechseln helfen.

ÜBUNG

Eine emotionale Lähmung auflösen, um Handeln möglich zu machen

Wenn Sie sich vor einer Aufgabe fürchten oder sich davon überfordert fühlen, können Sie die folgenden Schritte ausführen, um durch die Macht Ihres Gehirns bewußt aktiv werden zu können.

1. Verwenden Sie zunächst ein wenig Zeit auf *CPR für die Amygdala.* Aktivieren Sie so Ihr parasympathisches Nervensystem, und befreien Sie die Amy aus dem Modus der Überlebenssicherung.
2. Sobald Sie ruhiger geworden sind, können Sie an ein Erlebnis denken, das Sie dazu bringt, sich interessiert, begeistert oder erfreut zu fühlen. Vergegenwärtigen Sie sich dieses Erlebnis, und lassen Sie es auf sich wirken; es kann sich dabei um das Beobachten eines Schmetterlings, das Spüren der Sonnenwärme auf dem Gesicht, eine spannende Lektüre oder das Anhören eines ergreifenden Musikstücks handeln.
3. Nachdem Sie in einen neuen energetischen Zustand eingetreten sind, wenden Sie Ihre Aufmerksamkeit wieder der anstehenden, von Ihnen als unangenehm empfundenen Aufgabe zu. Stellen Sie fest, ob sich etwas geändert hat. Da Sie wahrscheinlich nicht begeistert darüber sind, daß Sie sich wieder mit der Aufgabe beschäftigen sollen, sollten Sie feststellen, ob Ihre Energiereserven größer geworden sind und ob Ihnen das bei der Erledigung der Aufgabe helfen könnte.
4. Falls Sie sich bezüglich der Aufgabe weiter im »Igitt!«-Modus befinden, können Sie erneut *CPR für die Amygdala* ausführen und sich anschließend einem anderen Punkt auf Ihrer To-do-Liste zuwenden, der Ihnen als interessanter oder weniger unangenehm erscheint. Indem Sie Ihren mentalen und emotionalen Zustand bewußt in einen Zustand motivierten Engagements verwandeln, fördern Sie ein Gehirnwellenmuster, das für Interesse und Neugier charakteristisch ist. Auch dies stärkt Ihre Fähigkeit, eine Aufgabe zu erledigen, die Sie eigentlich lieber gar nicht in Angriff nehmen würden.
5. Nachdem Sie die Aufgabe erledigt haben, die Ihnen als ein wenig interessanter erschien oder bei der Sie weniger fürchteten, überfordert zu werden, können Sie sich wieder der Aufgabe zuwenden, deren Erledigung Sie schon so lange vor sich her schieben.

Auch nachdem Sie die soeben beschriebene Übung ausgeführt haben, wird es in Ihrem Leben Situationen geben, in denen Ihnen eine Aufgabe als zu schwierig oder als Sie überfordernd erscheint. Oft kommt es in solchen Fällen der Erledigung der Aufgabe zugute, wenn man sie in kleinere Einheiten unterteilt. Wußten Sie beispielsweise, daß Sie Ihrem täglichen Fitness-Programm einen wichtigen Schub geben können, indem Sie morgens die Sportschuhe anziehen? Unterschätzen Sie nie, was kleine Schritte auszurichten vermögen. Die nächsten beiden Übungen geben einen Rahmen vor, in dem Sie Ihre Ziele in konkrete und überschaubare und damit leichter umsetzbare Einheiten unterteilen können.

ÜBUNG

Durch SMART-Ziele Aktivität fördern

Um Erschöpfungs- und Lähmungszustände zu überwinden, sollten Sie sinnvolle, klare, vernünftige und umsetzbare Ziele formulieren, die zu den Ergebnissen führen, die Sie sich wünschen. Eine Möglichkeit, dies zu erreichen, besteht in der Entwicklung von SMART-Zielen.

- **Spezifisch:** Beschreiben Sie Ihr Ziel klar und anschaulich. Je detaillierter Sie es beschreiben, um so leichter können Sie feststellen, ob Sie es erreicht haben. Vermeiden Sie vage Formulierungen wie »gut« oder »erfolgreich«.
- **Meßbar:** Legen Sie Kriterien fest, mit deren Hilfe Sie Fortschritte messen können. Woran werden Sie erkennen, daß Sie ein Ziel erreicht haben?
- **Ausführbar:** Sorgen Sie dafür, daß Sie das Ziel, so wie Sie es heute beschreiben, erreichen können. Ist das nicht der Fall, sollten Sie einen Schritt zurücktreten, um das Ziel besser erfassen zu können. Tun Sie alles in Ihrer Macht Stehende, um einen Erfolg Ihrer Bemühungen möglich zu machen!
- **Relevant:** Stellen Sie fest, ob das Ziel Ihren persönlichen Wertvorstellungen entspricht. Was motiviert Sie, sich dieses Ziel zu setzen? Achten Sie darauf, daß es einen konkreten Nutzen für Sie persönlich, nicht für andere, hat.
- **Termingebunden:** Setzen Sie sich einen Zeitrahmen, innerhalb dessen Sie Ihr Ziel erreichen möchten. Wenn Sie nicht an eine von außen auferlegte Deadline gebunden sind, sollten Sie sich selbst solch einen Termin setzen. Dies wirkt motivierend und erinnert Sie immer wieder daran, daß Sie auf Ihr Ziel hinarbeiten müssen.

Stellen Sie sich nun vor, Sie haben sich zum Ziel gesetzt, regelmäßig *CPR für die Amygdala* zu üben. Als wie erreichbar erscheint Ihnen dieses Ziel? Können Sie sich vorstellen, wie Sie das Ziel erreichen? Oder haben Sie eine klare Vorstellung davon, wie oder wann Sie das Ziel erreicht haben werden? Im Grunde ist die Formulierung »regelmäßig *CPR für die Amygdala* üben« ziemlich unklar; deshalb versuchen wir nun, es in ein SMART-Ziel umzuwandeln:

- **Spezifisch:** *Ich werde CPR für die Amygdala jeden Tag üben.*

  Das ist zwar schon besser, aber immer noch vage.

- **Meßbar:** *Ich werde CPR für die Amygdala einmal täglich üben.*

  Das ist noch ein wenig besser, weil das Resultat nun meßbar ist. Aber was wird Ihnen helfen, das Ziel zu erreichen? Bedenken Sie, daß die Amy Klarheit und Gewißheit mag.

- **Ausführbar:** *Ich werde CPR für die Amygdala einmal täglich vor dem Zubettgehen üben. Ich kann das schaffen, indem ich mir auf meinem Handy einen festen Alarm einrichte, der mich daran erinnert, daß ich die Übung jeden Abend um 22.00 Uhr ausführen will.*

  Jetzt sind wir auf dem richtigen Weg! Das Ziel ist meßbar, und Sie haben es mit einer Infrastruktur umgeben, die es erreichbar macht. Aber warum ist dieses Ziel eigentlich so wichtig?

- **Relevant:** *Ich werde CPR für die Amygdala einmal am Tag vor dem Zubettgehen ausführen, damit ich besser schlafen kann und mich am nächsten Tag ausgeruhter fühle. Ich kann dies erreichen, indem ich mir auf meinem Handy einen festen Alarm einrichte, der mich daran erinnert, daß ich die Übung jeden Abend um 22.00 Uhr ausführen will.*

  Achten Sie darauf, daß die Motivation hier mit dem Ziel verknüpft ist. Wir werden nun auch noch einen terminlichen Rahmen damit verbinden. Anfänge und Enden wirken sehr beruhigend auf unser System. Außerdem ermöglicht uns ein Zeitrahmen festzustellen, wann das Ziel wirklich erreicht ist.

- **Termingebunden:** *Ich werde CPR für die Amygdala einmal am Tag vor dem Zubettgehen ausführen, damit ich besser schlafen kann und mich am nächsten Tag ausgeruhter fühle. Ich werde das während des ganzen nächsten Monats tun. Ich kann dies erreichen, indem ich mir auf meinem Handy einen festen Alarm einrichte, der mich daran erinnert, daß ich die Übung jeden Abend um 22.00 Uhr ausführen will.*

  Jetzt ist es ein Meisterwerk!

Nachdem Sie nun wissen, wie man SMART-Ziele entwickelt und erreicht, können Sie mit Hilfe der folgenden Vorlage ein größeres eigenes Ziel identifizieren, das bei Ihnen ein Gefühl der Erschöpfung oder emotionaler Lähmung hervorgerufen hat, und es in einen ausführbaren Plan umwandeln, indem Sie es in ein SMART-Ziel umwandeln.

Mein Ziel: ______________________________

- **Spezifisch:** ______________________________
  ____
  ____
  ____
- **Meßbar:** ______________________________
  ____
  ____
  ____
- **Ausführbar:** ______________________________
  ____
  ____
  ____
- **Relevant:** ______________________________
  ____
  ____
  ____
- **Termingebunden:** ______________________________
  ____
  ____
  ____

ÜBUNG

Sich für den Erfolg bereit machen

Nachdem Sie Ihr SMART-Ziel entwickelt haben, müssen Sie alles daransetzen, Ihren Erfolg zu ermöglichen. Sie können zu diesem Zweck weitere Schritte in die Wege leiten und Pläne für die Überwindung potentieller Hindernisse entwickeln.

Um uns das konkreter vorzustellen, kommen wir noch einmal auf das SMART-Ziel aus der vorigen Übung zurück. Möglicherweise müssen Sie noch drei zusätzliche Schritte ausführen, um Ihr Ziel zu realisieren, jeden Abend vor dem Zubettgehen *CPR für die Amygdala* zu üben:

1. *Darauf achten, daß mein Telefon in der Nähe ist, damit ich den Erinnerungsalarm hören kann.*
2. *Mich jeden Abend gegen 22.00 Uhr für das Zubettgehen bereit machen.*
3. *Eine Liste von Brain Games und Möglichkeiten, sich abzulenken, neben dem Bett bereithalten.*

Außerdem sollten Sie Pläne entwickeln für den Umgang mit Hindernissen, die Sie daran hindern könnten, Ihren Plan auszuführen. Vergessen Sie nicht, daß die Amy sehr geübt darin ist, uns Dinge auszureden und uns zu ängstigen. Bezogen auf das obige Beispiel könnten folgende Hindernisse auftauchen, die Sie mit Hilfe der jeweils aufgeführten Lösungsansätze überwinden können:

1. **Hindernis:** *Ich muß spät arbeiten und kann deshalb nicht um 22.00 Uhr im Bett sein.*

   Lösung: *Ein zweites Alarmsignal könnte mich daran erinnern, so rechtzeitig mit der Arbeit aufzuhören, daß ich mein Vorhaben noch in die Tat umsetzen und mein Ziel so erreichen kann.*

2. **Hindernis:** *Fühle mich zu müde.*

   Lösung: *Einen Merkzettel mit einem motivierenden Satz auf den Nachttisch legen, der mich dazu inspiriert, mein Vorhaben umzusetzen.*

3. **Hindernis:** *Vorzeitig aufgeben – schließlich ist ein Monat eine lange Zeit!*

   Lösung: *Einen Kalender und Klebis neben die Kaffeemaschine legen, damit ich jeden Morgen meinen Erfolg vermerken und würdigen kann.*

Versuchen Sie nun, diese Schritte auf das von Ihnen formulierte SMART-Ziel anzuwenden. Formulieren Sie zunächst drei kleinere Schritte, die Sie vollziehen müssen, um Ihr Ziel zu erreichen:

1. ______________________________

2. ______________________________

3. ______________________________

Stellen Sie als nächstes fest, welche Hindernisse Ihnen die Umsetzung der drei Schritte unmöglich machen könnten, und entwickeln Sie anschließend Möglichkeiten, die Hindernisse zu überwinden:

1. Hindernis: ______________________________

   Lösung: ______________________________

2. Hindernis: ______________________________

   Lösung: ______________________________

3. Hindernis: ______________________________

   Lösung: ______________________________

Denken Sie während der Arbeit an Ihren SMART-Zielen daran, daß die Amy Gesellschaft mag. Gibt es jemanden, den Sie bitten könnten, Ihnen bei der Arbeit an Ihrem Ziel zu helfen, und sei es auch nur, indem die andere Person Sie moralisch unterstützt? Außerdem ist dies eine sanfte Erinnerung an die dritte zentrale resilienzfördernde Fertigkeit: zu wissen, daß Sie nicht allein sind, daß Sie um Hilfe bitten können und daß Sie es verdient haben, so etwas zu tun.

Vom Burnout genesen: Zurück zu Leidenschaft und Lebenssinn

»Heh, Doc!« Als Jackson auf dem Bildschirm auftaucht, strahlt er mich an. Seit unserer gemeinsamen Arbeit sind einige Monate vergangen, und obwohl seine Genesung ein sehr langsamer Prozeß war, schritt er doch stetig fort. Das größte Hindernis, mit dem Jackson so wie viele Menschen kämpfte, die ihren Beruf einmal sehr leidenschaftlich ausgeübt haben, besteht darin, nach der zermürbenden Kalamität des Burnout ihre Leidenschaft wiederzuerlangen. Wie bestellt, taucht eine berufliche SMS auf Jacksons Handy auf; allerdings begrüßt Jackson sie diesmal mit einem genervten Aufseufzen und stillem Murren: »Warum stellt der ›Nicht stören‹ Modus diesen dämlichen Ton nicht gleich mit ab?« Ich kann nicht umhin, mitfühlend zu grinsen, weil ich mich das auch schon oft gefragt habe.

Jacksons Blick ist an diesem Tag leuchtender als sonst, und seine Haut wirkt frischer. Wie ich hat er es sich zur Gewohnheit gemacht, den Arbeitstag mit einem Gang um den Block abzuschließen, und er hat sogar ein paar Nachbarn getroffen und mit ihnen ein wenig geplaudert. Da er erst seit fünf Jahren in seinem Haus wohnt und er seine Nachbarn vorher nicht kannte, ist dies sicherlich ein erwähnenswerter Erfolg.

Während wir uns allmählich dem schwierigeren Teil unserer Arbeit zuwenden, teilt er mir mit, daß er immer noch nicht die Motivation zurückerlangt hat, die er vor etwa einem Monat auf eine für ihn sehr schmerzhafte Weise verloren hat. Er reflektiert darüber, daß er so viele Jahre lang täglich 14 bis 16 Stunden gearbeitet hat, und bringt seine Verwirrung darüber zum Ausdruck, daß er eines Morgens aufwachte und sich einfach nicht in der Lage fühlte, aus dem Bett aufzustehen. Mittlerweile vergräbt er sich zwar nicht mehr extrem verängstigt unter der Bettdecke, sieht sich aber immer noch nicht in der Lage, mit zermürbenden Zeitplänen und dem starken Druck kreativer Prozesse fertig zu werden, die ihn früher einmal mit so großer Leidenschaft erfüllt haben.

Zwar kann das Festlegen von Zielen Geist und Körper helfen, zur Aktivität zurückzufinden, aber wie kann man Lebenssinn und Leidenschaft zurückgewinnen? Und kann man sie überhaupt erst einmal finden, wenn man nie Gelegenheit hatte, sie zu entwickeln?

Leidenschaft wird oft mit einem Gefühl des Enthusiasmus oder der Begeisterung in Verbindung gebracht, die wir in unserem Leben mit einer Person, einer Situation oder einer Aktivität verbinden. Aber wenn Sie Leidenschaft für etwas oder jemanden empfinden, braucht niemand Ihnen zu erklären, worum es sich dabei handelt, denn das Gefühl ist unverkennbar. Leidenschaft ist viel mehr als

Zuneigung. Echte Leidenschaft entspringt einem sehr tiefen Bereich in Ihnen, der Sie motiviert wie nichts anderes.

Aber es kann sehr schwierig sein, die Leidenschaft zu finden oder die Verbindung zu ihr wiederherzustellen, weil sie in unserem Lebenssinn wurzelt, in etwas, das tief in unserem Inneren liegt. Unser Lebenssinn resultiert aus jenem inneren Antrieb – dem Selbstempfinden. Unser Lebenssinn treibt uns dazu an, unsere Ziele mittels sinnvoller Aktivitäten zu verfolgen. Ein Burnout untergräbt unseren Lebenssinn, indem er uns vergessen läßt, was uns wirklich wichtig ist. Ein Burnout vermittelt uns das Gefühl, daß wir in unserem Leben dem, was wir eigentlich sein sollten, nicht gerecht werden. Die Folge kann sein, daß wir uns nicht mehr bemühen und so unsere Entwicklung völlig blockieren. Um unsere Leidenschaft zu finden, müssen wir uns zunächst über unseren Lebenssinn klar werden.

Eine Möglichkeit, den Lebenssinn zu erkennen, besteht in der Ausführung der folgenden Übung, die dazu anleitet, an eine sehr starke und positive Erinnerung zurückzudenken, die Ihnen sehr wichtig ist. Falls es Ihnen gelingt, sich über Ihren Lebenssinn klar zu werden und ihn mit Ihrer Leidenschaft zu verbinden, können Sie mit einem berauschenden Resultat rechnen. Die Kenntnis des Lebenssinns ist außerdem für die Entwicklung von Resilienz sehr wichtig – es wurde sogar festgestellt, daß sich das Leben dadurch um einige Jahre verlängern läßt (Hill & Turiano 2014). Was ist von solch einem Resilienz-Booster zu halten?

ÜBUNG

Wie Sie zu Ihrem Lebenssinn in Verbindung treten können

1. Beginnen Sie mit den Self-Havening-Berührungen, um Ihre Fähigkeit zu stärken, zu Erinnerungen, die während dieser Übung auftauchen, in Verbindung zu treten. Atmen Sie anschließend ruhig vier Zählzeiten lang ein und sechs Zählzeiten lang aus.
2. Schließen Sie die Augen, und richten Sie Ihre Aufmerksamkeit nach innen. Begrüßen Sie Geist und Körper, und danken Sie ihnen für ihre Präsenz. Danken Sie Ihrem Körper dafür, daß er das Gefäß ist, mit dem Sie sich in dieser Welt bewegen, und danken Sie Ihrem Geist dafür, daß er die vielen Möglichkeiten und Erlebnisse hervorbringt, denen Sie im Laufe jedes Tages begegnen. Lassen Sie Ihre Atmung tiefer werden, während Sie diese Beziehung intensivieren.
3. Lassen Sie Ihren Geist nun über die vergangenen Tage, Wochen, Monate oder sogar Jahre schweifen, und achten Sie darauf, ob etwas auftaucht, das für Sie wichtig ist, ganz gleich, ob es sich um eine Person, ein Tier, eine Aktivität, eine Gemeinschaft, eine Institution oder ein Projekt handelt. Dabei handelt es sich um etwas, worauf Ihr Geist und Körper reagieren, indem sie feststellen: »Ja, das ist mir wichtig!«
4. Wenn Sie dieses Etwas gefunden haben, können Sie es einladen, ins Zentrum Ihrer Aufmerksamkeit zu rücken. Laden Sie sich selbst dazu ein, zu diesem Etwas in Beziehung zu treten, und achten Sie darauf, wie sich Ihr Körper anfühlt, wenn Sie »Ja, das ist mir wichtig!« spüren. Hat Ihr Körper eine bestimmte Temperatur oder energetische Präsenz? Verändert sich Ihr Geist, während Sie das, was Ihnen wichtig ist, begrüßen?
5. Atmen Sie sanft ein, und finden Sie heraus, ob Sie dieses Erlebnis verstärken können, es dazu einladen können, lebendig und präsent zu sein, ganz gleich, wo oder wann es in Ihrem Leben aufgetaucht ist. Achten Sie auf Ihre Fähigkeit, das Etwas in den gegenwärtigen Augenblick einzuladen, während sich Ihr Geist und Ihr Körper an das Erlebte erinnern. So wie Sie es damals erlebt haben, können Sie es auch heute wieder erleben.
6. Stellen Sie fest, ob dieses Erleben einer Bedeutung – dieses Etwas, das Ihnen wichtig ist – mit einem Symbol verbunden ist. Hat es Flügel wie ein Vogel? Steht es für etwas aus Ihrer Kindheit? Worin besteht die tiefere Bedeutung dieses Er-

lebnisses für Sie? Achten Sie darauf, wo in Ihrem Geist oder Körper dieses Etwas lebt. Handelt es sich vielleicht um den Raum Ihres Herzens? Gibt es eine funkelnde, motivierende Energie in Ihren Schultern, Ihrem Geist oder Ihrem Gesicht? Hat es wie die Sonne eine Wärme oder wie eine sanfte Brise eine Kühle?

7. Vertiefen Sie den Symbolismus, die Gefühle und die Empfindungen, die mit diesem Erlebnis verbunden sind. Das für Sie Wichtige ist mit Ihrem Lebenssinn verbunden. Um ein bedeutsames und sinnvolles Leben zu führen, brauchen Sie nicht jeden Tag etwas Bedeutendes und Sinnträchtiges zu tun. Wenn Sie sich nur an Erlebnisse erinnern, in denen Ihr Angetriebensein von einem Lebenssinn zum Ausdruck kommt, an Ihre Beziehung zu etwas, das für Sie sinnvoll ist, wird Ihnen klar werden, daß in Ihrem Leben Bedeutung und Sinn existieren.
8. Stellen Sie zum Abschluß dieser Übung fest, ob es sich um ein Erlebnis oder eine Wesenheit handelt, worüber Sie viel nachdenken, oder ob es um etwas geht, das hinter den trivialeren Alltagserlebnissen verborgen bleibt. Im letzteren Fall können Sie versuchen, zu dieser Wesenheit regelmäßiger in Beziehung zu treten. Indem Sie sich die Farbe, das Symbol oder die Erinnerung vergegenwärtigen, auf die Sie in dieser Übung eingestimmt sind, können Sie jederzeit dazu in Kontakt treten.

Sie haben sich in diesem Kapitel auf das zutiefst persönliche Unterfangen des Umgangs mit einem Burnout konzentriert, indem Sie Ihre Verbindung zu sich selbst und Ihrer Leidenschaft vertieft haben. Halten Sie stets wachsam nach den Anzeichen für einen Burnout Ausschau, denn dieser kann sich unbemerkt nähern und Ihnen die für die Förderung der Resilienz zentralen Fertigkeiten stehlen.

Früher in diesem Kapitel habe ich die Frage aufgeworfen, ob Sie etwas von Ihrem Optimismus dem Leben gegenüber verloren haben. Das ist deshalb wichtig, weil Optimismus zu den ersten (und wichtigsten) Dingen zählt, die ein Burnout stiehlt und wodurch Leidenschaft und Lebenssinn geschädigt werden. Nun ist es sicher nicht realistisch zu erwarten, daß Sie jeden Tag Ihre Füße freudig, begeistert und mit einem breiten Lächeln auf dem Gesicht aus dem Bett schwingen und in dieser Verfassung aufstehen. Einige von uns brauchen dazu erst einmal einen Kaffee!

Jeder Tag ist für uns alle eine neue Herausforderung, und wenn unser Gehirn resilient bleibt, sind Sie in der Lage, sich solchen Herausforderungen zu stellen und sie als Chancen zur Weiterentwicklung zu nutzen. Leiden Sie hingegen unter einem Burnout, schrecken Sie vor Herausforderungen und Chancen zur Weiterentwicklung zurück. Halten Sie ständig nach Anzeichen für das Schwinden von Resilienz Ausschau, nicht nur bei sich selbst, sondern auch bei anderen Menschen.

Und was andere Menschen betrifft, so werden Sie im nächsten Kapitel mehr über den Umgang mit überwältigendem Streß im Kontext Ihres Gemeinwesens und Ihrer Verbindungen zu anderen Menschen erfahren. Sie lernen darin, sich zu behaupten, Grenzen zu setzen und eine gesunde Art der Kommunikation zu entwickeln – Fertigkeiten, die sowohl für die Heilung von Burnout nützlich sind, als auch helfen, Beziehungen zu stärken.

10

Wie man gesunde Beziehungen aufbaut

»Sie können nur dann ›das Beste, was Sie sein können‹, sein,
wenn Sie zutiefst mit einem anderen Menschen verbunden sind.
›Splendid Isolation‹ ist etwas für Planeten, nicht für Menschen.«

— Sue Johnson

Wie mittlerweile klar sein dürfte, sind wir Menschen ohne jeden Zweifel miteinander verbunden. Beziehungen sind für unser Überleben unverzichtbar. Sie lehren uns auch vieles über die unbekannten Facetten unseres Seins einschließlich dessen, wie wir in der Welt wahrgenommen werden. Über einige Aspekte unseres Seins können wir nur durch unsere Erlebnisse mit anderen Menschen und durch deren Feedback etwas in Erfahrung bringen. Deshalb müssen wir herausfinden, welche Beziehungen es uns wert sind, uns darum zu bemühen, wie wir im Falle von Beziehungskonflikten präsent und geerdet bleiben wollen und wie wir insbesondere in schwierigen Augenblicken von anderen Menschen lernen wollen. Das ist die Reise, die uns in diesem Kapitel bevorsteht.

Fühlen Sie sich von Ihren Beziehungen erfüllt? Oder werden Sie durch diese unterminiert?

Wenn Sie zu erforschen beginnen, wie Sie gesunde Beziehungen zu anderen Menschen pflegen können, sollten Sie zunächst ehrlich und tiefgreifend die Beziehungen untersuchen, die momentan in Ihrem Alltagsleben eine Rolle spielen. Das ist deshalb wichtig, weil sich so, wie Sie selbst sich weiterentwickeln und verändern, auch Ihre Beziehungen verändern müssen. Manchmal muß man deshalb unzuträgliche Beziehungen aufgeben. In anderen Fällen müssen Sie feststellen, welche Menschen Ihnen nicht mehr nahestehen, und entscheiden, ob Sie bestimmte Kommunikationskanäle wieder öffnen und so die Weiterentwicklung von Beziehungen ermöglichen wollen. In der Suchtberatung kursiert eine Spruchweisheit, die daran erinnert, daß Menschen in ihrer Heilungsreise nach neuen Möglichkeiten zu spielen und nach neuen Spielgefährten Ausschau halten müssen.

Natürlich bedeutet die Tatsache, daß Sie nach neuen Spielgefährten suchen, nicht zwingend, daß Sie andere Menschen aus Ihrem Leben entfernen müssen. Das möchte ich an dieser Stelle unbedingt klarstellen. Allerdings sollten Sie sich darüber klar werden, wie jede Ihrer Beziehungen in den Kontext Ihres neuen, resilienten Lebens paßt. Je intensiver Sie sich mit Ihren Beziehungen auseinandersetzen – und das gilt ganz besonders für die Menschen, die Ihnen besonders nahe stehen –, um so klarer wird Ihnen vermutlich, daß Sie einige von ihnen in der Vergangenheit zurücklassen sollten. Diese Erkenntnis kann Ihnen zu dem Raum verhelfen, den Sie benötigen, um eine Verbindung zu anderen Menschen herzustellen. Die folgende Übung ermöglicht Ihnen, Ihre derzeitigen Beziehungen zu evaluieren und eine Vision von gesunden und erfüllenden Beziehungen zu entwickeln, die zu schaffen Sie anstreben.

ÜBUNG

Den Beziehungsstatus klären

Wenn Sie sich über Ihre aktuellen Beziehungen klar werden wollen, können Sie das folgende aus zehn konzentrischen Kreisen bestehende Diagramm nutzen. Sie stehen in der Mitte des Kreises, das Zentrum von allem. Die Ringe, die das Zentrum umgeben, veranschaulichen, wie nahe bestimmte andere Menschen Ihnen stehen. Die dem Zentrum immer ferneren Ringe repräsentieren Menschen, die weniger stark mit Ihnen verbunden sind, weniger stark in Ihrem Leben präsent sind und in Ihrem Alltag eine unwichtigere Rolle spielen. Beispielsweise könnten Sie mit Menschen, die Sie den Ringen 8, 9 oder 10 zuordnen, einmal im Monat oder sogar nur einmal im Jahr in Form eines Telefongesprächs in Verbindung treten.

Die Ringe sagen nicht unbedingt etwas darüber aus, wie *wichtig* Beziehungen für Sie sind. Sie deuten nur an, wie viel Sie momentan in Ihrem Alltag mit ihnen zu tun haben. Die Menschen, die Sie in den zentrumsnächsten Ringen verorten, sind diejenigen, mit denen Sie am häufigsten sprechen. Dabei ist es unerheblich, ob es sich um eine Person handelt, an die Sie sich in einer schwierigen Situation wenden, oder um jemanden, der Sie immer wieder belästigt. Mit diesen Menschen haben Sie regelmäßig zu tun, und diese Kontakte können angenehm oder unangenehm sein.

Nehmen Sie sich unter Berücksichtigung dieser Aspekte Zeit, um in dem Kreisdiagramm auf der nächsten Seite alle Beziehungen einzutragen, die in Ihrem Leben momentan eine Rolle spielen, sowohl diejenigen zu Menschen, für die Sie sich entschieden haben (etwa Ihre Freunde oder engen Vertrauten), als auch diejenigen, mit denen Sie gezwungenermaßen verbunden sind (etwa Ihre Arbeitskollegen oder Ihre Familie).

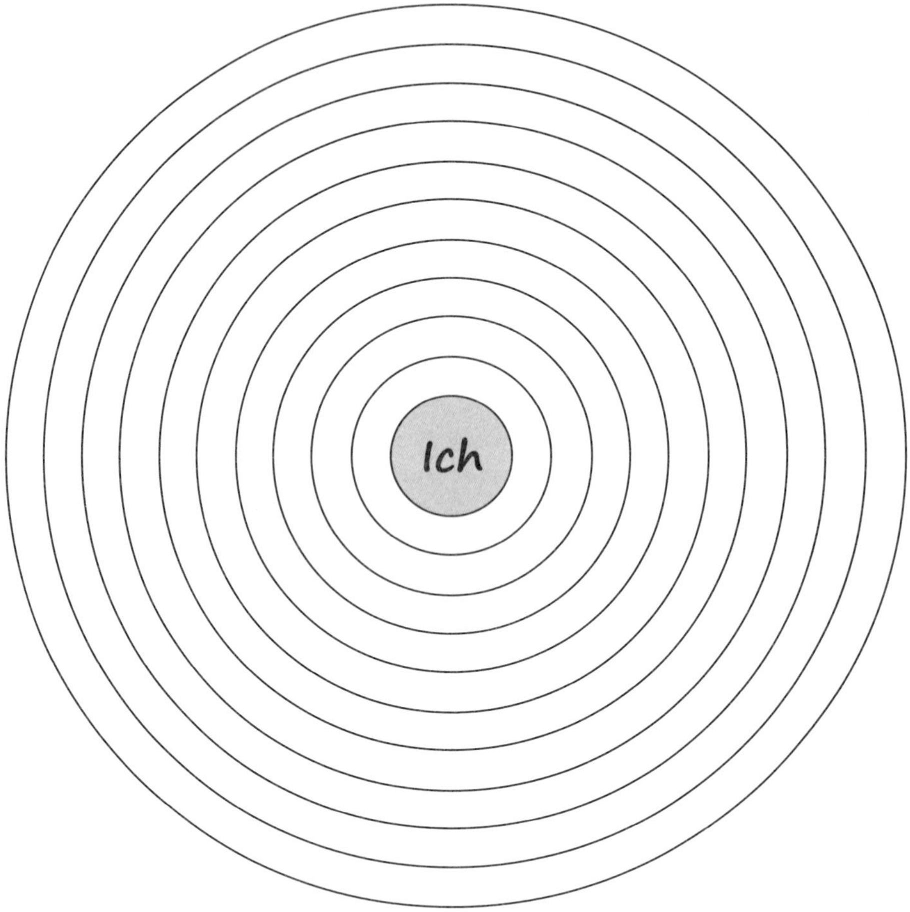

Nun werden Sie Ihre Beziehungen zu diesen Menschen einer kritischen Untersuchung unterziehen, indem Sie sich darüber klar werden, wie die Betreffenden auf Sie wirken. Bewerten Sie mit Hilfe einer von + 10 bis – 10 reichenden Skala, wie Sie sich bei der Interaktion mit jeder dieser Personen fühlen. Dabei bedeutet »+ 10», daß eine Person ein motiviertes, inspiriertes und engagiertes Gefühl bei Ihnen hervorruft, und der Wert »– 10« bedeutet, daß Sie sich nach einer Interaktion mit der Person ausgelaugt, erschöpft oder pessimistisch fühlen. Auf diese Weise gelangen Sie zu einer Schlüsselfrage: *Umgeben Sie sich mit Menschen, die Sie inspirieren, Ihre Energie mobilisieren und Sie erfüllen? Oder interagieren Sie ständig mit Menschen, die Sie entkräften oder sogar verletzen?*

Nach Abschluß dieser Beurteilung sollten Sie sich die ersten fünf Ringe um das Zentrum ein wenig genauer anschauen. Wie vielen Personen haben Sie einen Wert von + 4 oder höher zugeschrieben?

Notieren Sie diese Zahl hier:______________.

Und bei wie vielen der Beurteilten liegen Ihre Ergebnisse näher bei Null oder sogar unter Null?

Notieren Sie auch diese Zahl hier:____________.

Im Idealfall sollte es für jede Person, die Sie der Null- oder Negativkategorie zurechnen, zwei oder drei Menschen geben, die Sie inspirieren.

An diesem Punkt sollten wir einen Augenblick innehalten. In unser aller Leben gibt es Menschen, zu denen wir regelmäßig in Kontakt treten, weil wir sie sehr lieben, obwohl sie uns nicht erfüllen. Das ist okay und völlig normal. Auch gibt es Situationen, in denen jemand, den wir kennen, eine schwierige Phase durchlebt, und es uns zufällt, die betroffene Person zu stärken, auch wenn sie diese Zuwendung unter den aktuellen Umständen nicht erwidern kann. Grundsätzlich ist es jedoch sehr wichtig, daß es für uns mehr Menschen gibt, die uns mit Energie erfüllen, als solche, die uns auslaugen.

Der nächste Schritt besteht darin, das Kreisdiagramm in eine Vision eines Idealzustandes unserer Beziehungen umzuwandeln. Fragen Sie sich, ob es in den äußeren Ringen 8 und 9 und vielleicht sogar 10 Menschen gibt, die Ihnen wirklich Energie geben. In welchen Ringen würden Sie die Betreffenden lieber sehen? Auch könnten Sie darüber nachdenken, welche Menschen Ihnen näher sind, obwohl sie während ihrer Interaktionen mit Ihnen nicht unbedingt belebend auf Sie wirken. Wäre es besser für Sie, wenn Sie die Betreffenden etwas weiter außen plazieren würden?

Füllen Sie das folgende Kreisdiagramm als Darstellung Ihrer Vision von einem Idealzustand Ihrer Beziehungen aus, wobei Sie die Namen Ihrer Kontaktpersonen jeweils dort plazieren, wo Sie diese gern sähen; so können Sie sich mit Menschen umgeben, die Ihnen ebenso viel geben, wie Sie es tun. Dieses neue Diagramm wird Ihnen helfen, einen Plan für die Verstärkung Ihrer Interaktionen mit Menschen, die Ihnen gut tun, zu entwickeln.

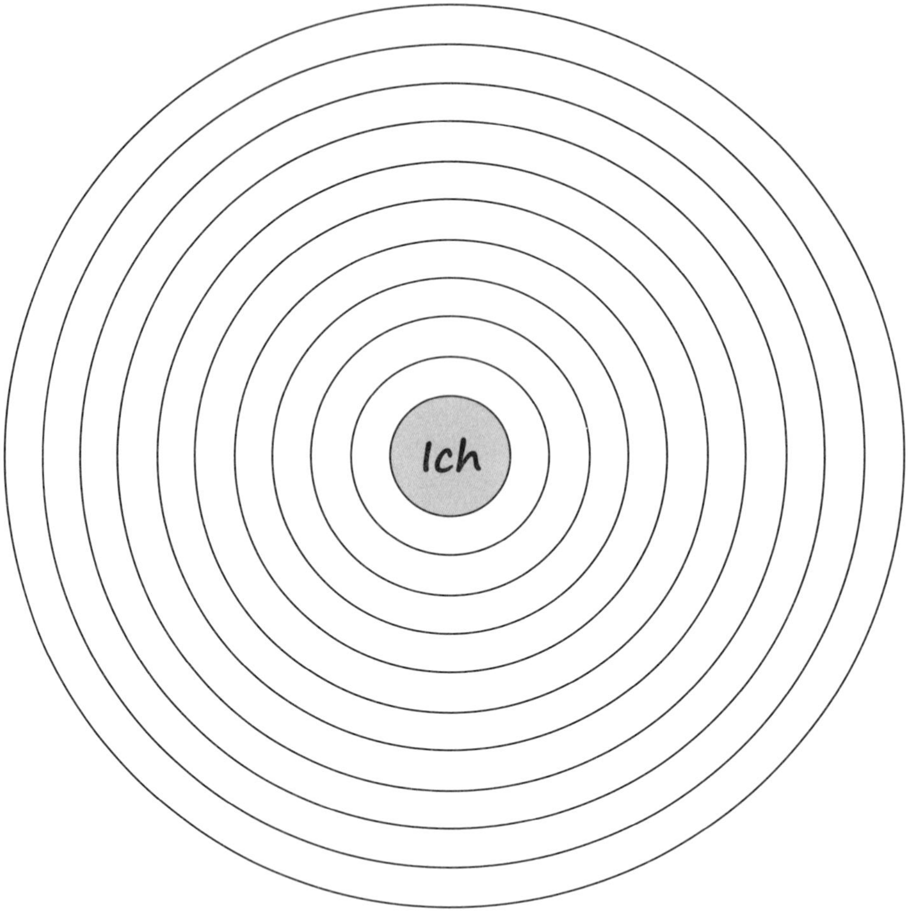

Vergessen Sie nicht, daß es hier nicht darum geht herauszufinden, welche Menschen Sie aus Ihrem Leben entfernen sollten. Vielmehr geht es darum, gezielt zu erforschen, *warum* bestimmte Menschen in Ihrem Leben eine Rolle spielen – und so mehr Raum für Beziehungen zu schaffen, die Ihnen Energie zuführen, und mehr Distanz zu Menschen zu schaffen, die es nicht wert sind, daß Sie Kontakt zu ihnen halten. Dazu müssen Sie sich möglicherweise stärker von bestimmten Personen abgrenzen oder sogar lösen; oder Sie müssen die Betreffenden in den Kreisen ein wenig weiter außerhalb plazieren. Wofür Sie sich auch entscheiden, um diese Veränderungen vollziehen zu können, müssen Sie lernen, Grenzen zu setzen, in Konfliktsituationen Ihr Nervensystem zu regulieren und mit anderen Menschen zu kommunizieren.

Grenzen setzen

Grenzen zu setzen ist manchmal sehr schwer und kann als völlig unmöglich erscheinen. Der Grund ist, daß es sich für die Amygdala so anfühlen kann, als widerspräche das Setzen von Grenzen unseren Bemühungen, in Sicherheit zu bleiben. Vielleicht erinnern Sie sich an die Unterwerfungsreaktion, einen Reaktionsmodus der Amygdala, der beinhaltet, daß wir unsere Grenzen opfern, um sicherzustellen, daß wir für die Menschen in unserem Leben nützlich sind. So erging es Cora in Kapitel 7, die Gemmas Bedürfnissen stets den Vorzug gegenüber ihren eigenen gab. Manchmal fixieren wir uns so stark darauf, anderen nützlich zu sein, daß wir darüber vergessen, daß auch wir Liebe und Unterstützung verdienen.

Deshalb kann es sich neu und sogar erschreckend anfühlen, bewußt eine gewisse Distanz zwischen Ihnen selbst und den Menschen in Ihrer Umgebung zu schaffen. Es kann bei Ihnen sogar den Eindruck hervorrufen, als würden Sie sich absichtlich aus Ihrem sozialen Umfeld entfernen. Und was meinen Sie, gegenüber welchen Menschen Sie sich am häufigsten abgrenzen müssen? Ganz richtig: gegenüber denjenigen, die Ihnen am nächsten stehen. Dies gilt insbesondere, wenn die Menschen, zu denen Sie Ihre intensivsten Beziehungen unterhalten, dysfunktionale Muster aus Ihrem früheren Leben verstärken. Es gibt sogar einen Sinnspruch, der ungefähr so lautet: Die einzigen Menschen, die wütend werden, wenn wir Grenzen setzen, sind diejenigen, die davon profitiert haben, solange wir dies versäumt haben.

Erstaunlich ist, daß Grenzen uns ermöglichen, die zentralen Bedürfnisse der Amy in unseren Beziehungen zu erfüllen, indem sie uns die Möglichkeit erschließen, für uns selbst zu sorgen. Denken Sie daran, daß uns die Amy, wenn sie sich nicht sicher, liebenswert oder fähig zum Erfolg fühlt, dazu antreibt, Muster zu entwickeln, die uns diese zentralen Werte realisieren lassen, selbst wenn wir dies auf eine Art tun, die nicht unserem wohlverstandenen Interesse entspricht. Durch das Setzen von Grenzen schützen wir uns selbst. Dadurch entsteht die Sicherheit, um die es der Amy geht.

Um den Prozeß des Grenzensetzens noch ein wenig zu konkretisieren und als weniger beängstigend erscheinen zu lassen, möchte ich Sie nun mit zwei Übungen bekannt machen, die Sie dazu anregen sollen, darüber nachzudenken, wer Sie in Ihren Beziehungen sein wollen und wie Sie im Einklang mit diesen Wertvorstellungen aktiv werden können.

ÜBUNG

Selbsteinschätzung hinsichtlich Beziehungen

Notieren Sie fünf Aspekte, die Ihr Verhalten in Beziehungen charakterisieren. Das können Eigenschaften sein wie »immer da«, »guter Zuhörer«, »Konfliktlöser« oder »zu allem bereit«.

1. ______________________________

   ____

2. ______________________________

   ____

3. ______________________________

   ____

4. ______________________________

   ____

5. ______________________________

   ____

Schauen Sie sich diese fünf Eigenschaften nun an, und fragen Sie sich: Möchten Sie diese Eigenschaften ständig verkörpern? Entsprechen sie tatsächlich Ihren Wertvorstellungen? Oder handelt es sich um Dinge, die Ihre Amygdala über die Aufrechterhaltung von Beziehungen gelernt hat? Wenn Sie an Coras Geschichte zurückdenken, erinnern Sie sich vielleicht, daß sie sich für Gemma die größtmögliche Mühe gab, weil ihre Amygdala sicherstellen wollte, daß es in ihrem Leben zumindest immer einen anderen Menschen gibt. Indem Cora Gemmas Bedürfnissen stets den Vorzug gab, brauchte Gemma nie allein in der Mädchentoilette zu essen, was sie selbst als junges Mädchen hatte tun müssen.

Nachdem Sie darüber nachgedacht haben, ob die zuvor notierten Charakteristika Ihnen wirklich gute Dienste leisten, können Sie darüber nachdenken, welche anderen Eigenschaften Sie gern in Ihren Beziehungen verkörpern würden. Natürlich können sich einige Charakteristika überschneiden. Es ist angenehm, ein guter Zuhörer und gütig zu sein. Aber ist es wirklich so erstrebenswert, als die Person bekannt zu sein, die stets für andere da ist? Damit halst man sich eine Menge Verantwortung auf. Welche Opfer müssen Sie auf sich nehmen, um dieses Etikett für sich in Anspruch nehmen zu können?

Notieren Sie nun fünf Charakteristika, die spiegeln, wer Sie in Ihren Beziehungen wirklich sein *wollen*.

1. ______________________________

   ____

2. ______________________________

   ____

3. ______________________________

   ____

4. ______________________________

   ____

5. ______________________________

   ____

Um diese Eigenschaften dauerhaft verkörpern zu können, müssen Sie Grenzen setzen, die Ihren Erfolg ermöglichen. Die nächste Übung wird Ihnen helfen, sich einen Plan vorzustellen, der auf die Grenzen und Interaktionen zugeschnitten ist, die Sie sich in Ihrer Beziehung zu einer bestimmten Person wünschen.

ÜBUNG

Das Setzen von Grenzen üben

Diese Übung wird Ihnen helfen, sich vorzustellen, wie es ist, einer Person in Ihrem Leben, die Ihnen in irgendeiner Hinsicht nicht gut tut, Grenzen zu setzen. Falls Sie beim Ausführen der Übung merken, daß Ihr Aktivierungsniveau den Wert 2 auf dem Emotionsthermometer übersteigt, sollten Sie *CPR für die Amygdala* ausführen. Konzentrieren Sie sich dann auf die Beruhigung und Heilung Ihrer Amygdala, bevor Sie zum nächsten Schritt übergehen.

1. Nehmen Sie sich die Übung *Den Beziehungsstatus klären* (S. 185 ff.) noch einmal vor, und schauen Sie sich zunächst das erste Diagramm an (das den momentanen Zustand Ihrer Beziehungen darstellt). Identifizieren Sie eine Person, die irgendwo auf den Ringen 1 bis 5 positioniert ist, deren Bewertung aber im Bereich zwischen Null und –10 liegt:

   ____

2. Identifizieren Sie nun einen Aspekt dieser Beziehung, den Sie gern verändern würden, oder beschreiben Sie eine Art zu handeln, die sich positiv auf die Beurteilung der Person auswirken würde. Dies könnte darin bestehen, Ihnen zu erlauben, auf SMS-Botschaften der Person nicht sofort zu reagieren. Es könnte sich aber auch um etwas viel Größeres handeln, beispielsweise darum, ein Gespräch mit der anderen Person über eine dringend notwendige Veränderung zu führen. Ich empfehle Ihnen dringend, beim ersten Versuch mit dieser Übung eine Aktivität zu wählen, die eine Reaktion von 2 oder weniger auf dem Emotionsthermometer hervorruft. Sie sichern Ihren Erfolg, indem Sie klein anfangen. Denken Sie daran, daß Sie ständig daran arbeiten, das Vertrauen der Amy zu gewinnen.

   Ich würde gern ______________________________

   ____

   ____

   ____

3. Nachdem Sie sich für eine Vorgehensweise entschieden haben, können Sie mit den beruhigenden Self-Havening-Berührungen beginnen. Beruhigen Sie Geist und Körper, um eine neue neurobiologische Möglichkeit zu schaffen.
4. Fahren Sie mit dem Self-Havening fort, und stellen Sie sich vor, daß Sie Ihr Vorhaben so entschlossen und energisch wie möglich ausführen. Achten Sie bei der Vorstellung dieses zukünftigen Erlebnisses darauf, was Sie im betreffenden Moment sehen, hören, riechen, schmecken und berühren. Wie wäre es beispielsweise, wenn Sie eine SMS von dieser Person erhalten und sie einfach so lange liegen lassen, bis Sie sich in der Lage fühlen, sich damit zu befassen? Prüfen Sie dies in Ihrem Geist und Körper, und stellen Sie fest, ob sich irgendeine Energie manifestiert. Falls sich die Amy irgendwann zu fürchten oder zu ängstigen beginnt, dann versuchen Sie, sie mit Hilfe von *CPR für die Amygdala* zu beruhigen.
5. Identifizieren Sie, während Sie sich dieses zukünftige Erlebnis vorstellen, eine Energie, die Ihnen im Moment des Grenzensetzens zur Verfügung stünde. Dabei kann es sich um den Wunsch handeln, sich geerdet, ruhig oder zuversichtlich zu fühlen. Sobald Ihnen klargeworden ist, welche Energie Sie gern zur Verfügung hätten, können Sie diese mit Hilfe des *Creating Possibilities Protocol* vertiefen. Arbeiten Sie das gesamte Protokoll durch, indem Sie mit den »Was wenn«-Fragen beginnen, um Neugier zu erzeugen und aktiv zu erforschen, wie Sie den gewünschten Zustand verstärken können. Überspringen Sie keinen Schritt des Protokolls; jeder ist für die Entstehung von Vertrauen und die Stärkung des neuen neuronalen Netzwerks, an dessen Entwicklung Sie arbeiten, wichtig. Nehmen Sie sich soviel Zeit, wie Sie brauchen.
6. Nachdem Sie das *Creating Possibilities Protocol* durchgearbeitet haben und sobald sich Ihre auf das neue energetische Gefühl bezogene »Ich bin«-Aussage als zu mindestens 95 Prozent zutreffend anfühlt, können Sie sich die Situation, in der Sie Ihre Beziehung zu der anderen Person durch das Setzen einer Grenze bewußt verändern, erneut vorstellen. Achten Sie nun darauf, welche Körperhaltung Sie annehmen, während Sie diese Energie verkörpern und in das Erlebnis eintreten.
7. Wenden Sie weiter die Self-Havening-Berührung an, und wiederholen Sie noch dreimal Schritt 6, um die Interaktion mit dem neuen erwünschten Zustand zu überprüfen. Je nach Stärke der während der Übung entstandenen Aktivierung, müssen Sie die Visualisierung eventuell mehrmals wiederholen, um die Verbindung Ihres Gehirns zu dieser neuen Möglichkeit zu vertiefen.

Eine Auszeit zur Förderung der Regulation

Nachdem Sie gelernt haben, Grenzen zu setzen, werden wir uns mit Werkzeugen beschäftigen, die Sie benutzen können, um Ihren Interaktionen zu größtmöglichem Erfolg zu verhelfen. Weil die Amy Sicherheit oft mit Bekanntem (und Veränderung mit Gefahr) gleichsetzt, kann es sein, daß sie, wenn Sie in Beziehungen Grenzen zu setzen und sich von alten Handlungsmustern zu lösen versuchen, mit Furcht reagiert. Und wenn Sie in Ihren Beziehungen neue Muster zu entwickeln versuchen, kann es passieren, daß einige Menschen aus Ihrem Umfeld Sie nicht in Ihrem Bemühen unterstützen. Manchmal reagieren die Betreffenden sogar aufgebracht und verhalten sich Ihnen gegenüber kritisch oder regelrecht feindselig und bringen die Amy dadurch noch stärker in Rage. Lassen Sie sich durch nichts von alldem davon abbringen, Grenzen zu setzen. Es ist nicht Ihre Schuld, wenn andere Menschen auf Ihre Bemühungen negativ reagieren. Darauf haben Sie keinen Einfluß. Das Einzige, was in Ihrer Macht steht, ist, Grenzen zu setzen. Diejenigen, die wütend werden, wenn wir Grenzen setzen, haben in der Regel davon profitiert, daß wir keine Grenzen hatten.

In solchen Situationen sollten Sie leicht einsetzbare Werkzeuge zur Verfügung haben, mit denen Sie Ihr Nervensystem in der Resilienzzone – im Zustand optimaler Funktionsfähigkeit – halten können, statt in einen Zustand des Hypo- oder Hyperarousals hineingedrängt zu werden. Mit Hilfe dieser Werkzeuge können Sie die Grenzen etablieren, die Sie sich in Ihren Beziehungen wünschen. Ohne sie könnten Sie genötigt werden, Ihre Resilienzzone zu verlassen, mit der möglichen Folge, daß Sie entweder aggressiv werden oder sich zurückziehen – beides Verhaltensweisen, welche die Grenzen, die zu schaffen Ihnen wichtig ist, in ihrem Bestand gefährden.

Wenn Sie merken, daß Ihr Nervensystem im Rahmen Ihrer Interaktionen mit anderen Menschen in Aufruhr gerät – oder wenn Sie feststellen, daß Sie bereits stark getriggert worden sind –, können Sie einen kleinen Trick mit Namen *Pausentastenwerkzeug* ausprobieren. Die Pausentaste zu drücken beinhaltet, daß Sie in einem Gespräch Raum für ein Reset für Geist und Körper schaffen. Dadurch gewinnen Sie ein wenig Zeit für die Regulation des Nervensystems, wodurch Sie die Streßautobahn verlassen und Ihr Gehirn in eine bessere Verfassung bringen können.

ÜBUNG

Das Pausentastenwerkzeug

Wenn Sie feststellen, daß Sie während einer sozialen Interaktion auf Ihrem Emotionsthermometer einen höheren Wert als 5 erreichen, sagen Sie zu Ihrem Gegenüber: »Ich muß kurz die Pausentaste drücken. Bin gleich wieder da.« Nehmen Sie sich dann ein paar Minuten Zeit für *CPR für die Amygdala*, und kehren Sie anschließend zu Ihrer Interaktion zurück. So kommen Sie in den Genuß der positiven Auswirkungen einer gesunden Konfliktauflösung und können gleichzeitig Ihrem Kommunikationspartner klarmachen, daß Sie tatsächlich tun, was Sie ankündigen. Nutzen Sie den Pausentastentrick immer dann, wenn Sie mit schwierigen Interaktionen fertig werden müssen.

* * *

Sie können den Umgang mit dem Pausentastenwerkzeug auch den Menschen beibringen, die Sie in Ihren Kreisen der Verbundenheit plaziert haben. Das kann sogar im Rahmen einer Gruppenaktivität geschehen: Falls im Laufe einer Gruppeninteraktion jemand eine Pause braucht, kann die betreffende Person allen anderen vorschlagen, bei sich selbst zu überprüfen, ob etwas im Gange ist. Sie können dann *CPR für die Amygdala* ausführen, falls die an der Interaktion Beteiligten damit vertraut sind. Wenn nicht, können Sie die Gelegenheit zum bewußten Atmen nutzen. Die Übung *Seufzeratmung* aus Kapitel 6 ist für solche Situationen ideal geeignet.

Eine der Besonderheiten des Pausentastenwerkzeugs ist, daß Sie (oder eine andere beteiligte Person) nicht mitzuteilen brauchen, was vor dem Druck auf die Pausentaste in Ihnen vor sich geht. Das kann in zweierlei Hinsicht von Nutzen sein:

1. Vielleicht wissen Sie nicht genau, was die Ursache der energetischen Veränderung während der Interaktion war. Sie wissen nur, daß etwas geschehen ist, worauf Ihr Nervensystem reagiert hat.
2. Vielleicht möchten Sie nicht mitteilen, worum es ging. Das Drücken der Pausentaste ist eine Gelegenheit für *Sie*, zu Geist und Körper in Verbindung zu treten, den auftauchenden Informationen Gehör zu schenken und so ein gesundes soziales Erlebnis der Verbundenheit und der Selbstregulation zu ermöglichen.

Obwohl das Drücken der Pausentaste vermutlich nur 30 Sekunden in Anspruch nimmt, kann dieses Werkzeug jedem helfen, in einen Zustand der Verbundenheit zurückzukehren. Fühlen sich alle Beteiligten wieder sicher, ist die Zeit für reflektierendes Zuhören gekommen – womit wir uns später in diesem Kapitel beschäftigen werden.

Vertiefen der Verbindung in einer intimen Beziehung

In einer intimen Beziehung wünschen sich Menschen einen Raum, in dem sich Geist und Körper sicher fühlen. Doch viele haben schwierige und schmerzhafte Beziehungen erlebt oder die Überzeugung entwickelt, sich verletzlich zu zeigen und offen zu sein sei inakzeptabel oder gar beängstigend. Deshalb klammern wir uns in unseren intimen Beziehungen oft an alte Muster der Überlebenssicherung. Wenn Sie in einer Beziehung ständig kritisiert wurden, widerstrebt es Ihnen verständlicherweise, sich in einer Situation, in der Sie Hilfe brauchen, offen zu äußern, obwohl Sie innerlich stark unter der Situation leiden.

Um solche schwierigen Augenblicke – in denen Energie aufwallt und die Anspannung zunimmt – zu überwinden, können Sie Ihr Nervensystem mit Hilfe von Co-Regulation beruhigen. So wird der Prozeß genannt, bei dem das Nervensystem eines Menschen das Nervensystem eines anderen beeinflußt. Schon im Säuglingsalter ermöglichen Berührungen und der Klang der Stimme einer geliebten Bezugsperson Co-Regulation, und dies bleibt bis ins Erwachsenenalter so. Wenn Sie mit einem Menschen, den Sie lieben und dem Sie vertrauen, zusammen sind, von dem eine Atmosphäre der Ruhe, Verbundenheit und Sicherheit ausgeht, erfaßt dieser Gefühlszustand auch Ihr eigenes Nervensystem.

Die folgenden beiden Übungen werden Ihnen helfen, in einer intimen Beziehung mit Hilfe der Co-Regulation die Verbundenheit zu vertiefen. In der ersten dieser Übungen geht es darum, wie Sie und Ihr Kommunikationspartner *CPR für die Amygdala* nutzen können, um einander zu unterstützen. Die zweite Übung erläutert, wie Sie einander durch beruhigende Self-Havening-Berührungen unterstützen können.

ÜBUNG

CPR für die Amygdala in Beziehungen

Um *CPR für die Amygdala* in einer Beziehung nutzen zu können, müssen Sie zunächst eine Liste von ablenkenden Aktivitäten zusammenstellen, denen Sie sich mit Ihrem Partner zusammen widmen können. Die Ablenkungen dienen dazu, durch Beanspruchung des Arbeitsgedächtnisses Ihre Streßreaktion zu stoppen. Sie werden sich nun damit beschäftigen, wie Sie die bisher für sich allein durchgeführte *CPR für die Amygdala* zu einer Übung umwandeln können, die Sie mit Ihrem Kommunikationspartner gemeinsam ausführen und bei der Sie einander unterstützen. Wenn Sie *CPR für die Amygdala* gemeinsam ausführen, findet Co-Regulation statt. Dies hilft, innerhalb einer Beziehung Verbundenheit und Sicherheit zu verstärken, und außerdem wird auf diese Weise gewürdigt, daß jeder Mensch viele eigene Emotionen und Empfindungen hat.

Schritt 1: Liste ablenkender Aktivitäten

Stellen Sie eine Liste von Denkspielen, die das Gehirn beanspruchen, und unterhaltsamen Ablenkungen zusammen, die Sie mit Ihrem Partner gemeinsam nutzen können, wenn Sie *CPR für die Amygdala* üben. Jede neutrale oder positive Aktivität erfüllt diesen Zweck, aber insbesondere in einer Beziehung ist es nützlich, Möglichkeiten zu wählen, die Spaß machen oder interessant sind und es Ihnen ermöglichen, etwas über Ihren Partner zu lernen, die Verbindung zu ihr oder ihm zu vertiefen und gemeinsam zu lachen.

- Alle Ideen aus der zuvor zusammengestellten *Liste geeigneter Ablenkungsmethoden* läßt sich auch mit mehreren Personen nutzen, häufig durch abwechselnde Aktivität. Entscheide ich mich beispielsweise mit meinem Mann zusammen für ein Alphabetspiel, bei dem es um Städtenamen geht, könnte ich »Amsterdam« sagen, und er könnte mit »Beijing« antworten. Daraufhin könnte ich mit »Chicago« und er mit »Dublin« fortfahren, usw.
- Sie können auch Aktivitäten wählen, an denen mehrere Personen beteiligt sind, weshalb sie auf Ihrer Liste für den individuellen Gebrauch fehlen. Beispielsweise könnten Sie und Ihr Partner einander abwechselnd alberne Witze erzählen, bis Sie beide je sechs Witze erzählt haben. Oder Sie entwickeln gemeinsam eine

Geschichte, der Sie abwechselnd jeweils vier Wörter hinzufügen (z. B. »Es gab einmal eine ...« »gestreifte Katze, die gern ...« und so weiter). Eine andere Möglichkeit ist, Lieder zu nennen, die für Ihre Beziehung von Bedeutung sind, und diese gemeinsam zu singen.

Schritt 2: CPR für die Amygdala

Sobald Sie Ihre Liste ablenkender Aktivitäten in einer Beziehung zusammengestellt haben, müssen Sie sich überlegen, wie Sie einander einladen wollen, *CPR für die Amygdala* als zusätzliche Unterstützung zu nutzen. Dabei sollten Sie folgende Aspekte berücksichtigen:

- Wie werden Sie Ihre *CPR für die Amygdala*-Übung anpassen, damit Sie sie mit einem Partner zusammen ausführen und einander auf diese Weise unterstützen können? Sie können zu diesem Zweck *Unterstütztes Havening (Facilitated Havening)* ausprobieren, wobei statt des Self-Havening jemand die Havening-Berührung bei einer anderen Person ausführt (in der folgenden Übung wird das Vorgehen dabei erläutert).
- Wie werden Sie in einem Augenblick emotionaler Intensität in der Beziehung die *CPR für die Amygdala* nutzen? In diesem Zusammenhang kann die Anleitung für das *Pausentastenwerkzeug* von Nutzen sein.
- Wie werden Sie einander signalisieren, daß Sie die Nutzung des Werkzeugs für dringlich halten? Spezielle Regeln für das Signalisieren können in dieser Hinsicht nützlich sein. Beispielsweise könnten Sie vereinbaren, daß »Stufe Rot« bedeutet: »Ich brauche sofort Unterstützung!« Hingegen könnte »Stufe Gelb« bedeuten: »Ich wünschte mir von dir bald Unterstützung!«
- Schließlich müssen Sie noch einen Plan für die unvermeidlichen Augenblicke entwickeln, in denen jemand »Stufe Rot« sagt, der Partner die angeforderte Unterstützung aber nicht sofort leisten kann (wegen der Versorgung eines Kindes, wegen einer beruflichen Verpflichtung oder aus anderen wichtigen Gründen). In solchen Augenblicken ist es für die Amygdala sehr leicht, eine Erzählung zu erfinden, die auf einem in der Vergangenheit entwickelten Schema basiert.

ÜBUNG

Unterstütztes Havening zur Vertiefung von Intimität

Wenn Sie sich *Relationaler CPR für die Amygdala* widmen – und immer dann, wenn Sie Ihr überlebenssicherndes Gehirn beruhigen möchten und eine entspannende, geerdete Verbindung zu Ihrem Partner erleben wollen –, können Sie *Unterstütztes Havening* nutzen. Dabei führt jemand die Havening-Berührungen an einer anderen Person aus.

1. Stellen Sie zunächst sicher, daß Sie beide wissen, wie das Self-Havening ausgeführt wird, und daß Sie sich wohl dabei fühlen, wenn Ihr Partner die Havening-Berührungen bei Ihnen ausführt.

2. Bitten Sie Ihren Partner um Erlaubnis, die Havening-Berührungen auf seinen Handflächen auszuführen. Fühlt sich die andere Person dabei wohl, können Sie sie um Erlaubnis bitten, die Berührungen auszuweiten und sanft Arme und Schultern zu berühren. Ist auch das problemlos möglich, können Sie die Havening-Berührungen auch im Bereich der Augenbrauen und des Gesichts ausführen.

   Falls ein Beteiligter eine bestimmte Berührung des Unterstützten Havenings als unangenehm empfindet, sollte diese unterlassen werden. Das ist eine sehr gute Möglichkeit, Ihrem Partner zu signalisieren, daß Sie ihm zuhören und seine Grenzen respektieren.

3. Während Sie das Unterstützte Havening durchführen, sprechen Sie mit ihm oder ihr über eine für Sie beide wichtige Erinnerung. Das kann das erste Treffen sein, ein besonderer Ausflug oder ein für Sie beide bedeutsames gemeinsames Essen. Sie können auch über Ihre Aufgeregtheit bei der Vorbereitung auf Ihr erstes Treffen sprechen. Dieser Austausch über Erinnerungen verbindet das Gehirn Ihres Partners stärker mit Ihnen.

   Vergessen Sie bei diesem Gespräch nicht die Details des Erlebnisses einschließlich der erinnerten sensorischen Aspekte – die Gerüche, die Empfindung des Haltens der Hand Ihres Partners, die Musik in der Ferne oder die Geräusche einer Brise, beeindruckende Anblicke. Lassen Sie all diese so lebendig wie möglich werden. Die Havening-Berührung vertieft die Intimität und Verbundenheit, während Sie die gemeinsam mit Ihrem Partner erlebte Situation wiedererleben.

4. Nach Abschluß des Gesprächs über gemeinsame Erinnerungen tauschen Sie und Ihr Partner die Rollen, so daß Ihr Partner bei Ihnen das Unterstützte Havening so ausführt, daß Sie sich beide dabei wohlfühlen. Nun ist Ihr Partner an der Reihe, von einem für Sie beide wichtigen Augenblick zu erzählen.

5. Falls Sie oder Ihr Partner während der Übung das Aufkommen von Angst bemerken, können Sie die Pausentaste drücken, zum Self-Havening zurückkehren und Ihrem System durch die *Relationale CPR für die Amygdala* helfen, sich zu beruhigen. Diese Situation können Sie nutzen, um mit Ihrem Partner darüber zu sprechen, welche Signale die Amy während der Übung übermittelt hat.

Was ein Perspektivwechsel bewirken kann

Ist Ihnen schon einmal aufgefallen, daß es Ihnen ausgerechnet dann schwerfällt, einem anderen Menschen gegenüber gütig und mitfühlend zu sein, wenn dies am dringendsten nötig wäre? Meist ist das dann der Fall, wenn Sie sich reaktiv, defensiv oder zurückgewiesen fühlen. In solchen Fällen kann ein Perspektivwechsel Wunder wirken, indem er die Betonmauern durchbricht, welche die Amy aufgebaut hat, und ermöglichen, daß wir Neues lernen. Wenn Sie sich darin üben, sich in eine andere Sicht der Dinge einzufühlen, versuchen Sie, die Situation eines anderen Menschen aus seinem Blickwinkel zu betrachten.

Obwohl wir so oft auf unsere Sicht der Dinge fixiert sind – schließlich ist uns dieser Blickwinkel von Geburt an vertraut –, ist die Fähigkeit, sich von der eigenen Sicht zu lösen, für die Entwicklung gesunder Beziehungen unverzichtbar. Die Fähigkeit zum Perspektivwechsel ist eine Voraussetzung für das Entwickeln von Empathie. Dabei geht es um die Kombination zweier Fähigkeiten eines komplexen Prozesses: (1) die Emotionen eines anderen Menschen zu erspüren und (2) sich gleichzeitig vorzustellen, was die andere Person denkt und fühlt. An der Auflösung eines Konflikts sind zwei Personen beteiligt, und es kann nur dazu kommen, wenn beide Beteiligte wirklich zuhören und in der Lage sind, für die Sichtweise der anderen Seite Empathie aufzubringen. Weigert sich eine beteiligte Person, sich über die Sichtweise der anderen Person auch nur Gedanken zu machen, bleibt der Konflikt bestehen.

Nehmen wir an, Sie sagen im Rahmen einer Meinungsverschiedenheit: »Jetzt machst du es schon wieder! Du unterbrichst mich ständig und kritisierst mich. Das machst du *immer*!« Eine so schwerwiegende Anschuldigung kann für die Zukunft Ihrer Beziehung erhebliche Folgen haben. Daraufhin schaltet sich sofort die Amy ein und bemüht sich um Ihre Verteidigung: *So bin ich nicht. Ich tue so etwas nicht ständig. Ich tue es überhaupt nicht! Er versucht nur, meine Gefühle zu verletzen und mich als Bösewicht dastehen zu lassen!*

Wenn Sie sich im Perspektivwechsel üben, sollten Sie sich von der Amy keine Sichtweise des fraglichen Augenblicks aufdrängen lassen. Atmen Sie statt dessen tief, und sagen Sie, während Sie beispielsweise eine Hand sanft auf die Schulter Ihrer Partnerin legen: »Das war mir nicht klar. Ich sehe, daß dir diese Sache sehr ernst ist und daß sie dich sehr aufgebracht hat. Wir sollten noch einmal in Ruhe darüber reden.« Durch diese Pause und das Zurücktreten vom aktuellen Geschehen laden Sie Ihre Partnerin ein zu erläutern, wie sie die Dinge sieht.

Ein Perspektivwechsel beinhaltet nicht, daß Sie sich von anderen Menschen schikanieren und herabsetzen lassen müssen. Wenn Sie sich in die Sicht eines anderen hineinversetzen, müssen Sie Ihre eigenen Gedanken und Gefühle nicht völlig vernachlässigen. Es geht nur darum, das Fenster ein wenig zu öffnen, um frische Luft einzulassen und die Sicht eines anderen Menschen nachvollziehen zu können. Die andere Person mag mit der Einschätzung Ihres Verhaltens im Recht sein oder es in der Hitze der Auseinandersetzung stark übertrieben darstellen; Sie werden aber nie herausfinden, was in Ihrem Fall zutrifft, wenn Sie nicht innehalten und sich entschließen, diesen Schritt auszuführen. Es ist unmöglich, die entstandene Verletzung zu heilen, wenn Sie sich nicht beide damit beschäftigen, wie die andere Seite das Problem sieht, und wenn Sie es gemeinsam durcharbeiten.

Über die Fähigkeit, sich in die Sicht eines anderen Menschen hineinzuversetzen, verfügen wir nicht von Geburt an; es handelt sich um eine Fertigkeit, die wir erlernen müssen. Falls Sie in einer Umgebung aufgewachsen sind, in der Sie diese Fähigkeit bei Menschen in Ihrem Umfeld nie haben kennenlernen können, wird es Ihnen mit Sicherheit sehr schwerfallen, sie im Erwachsenenalter selbst anzuwenden. Es verhält sich damit so wie mit dem Fahrradfahren: Wenn Sie nie gelernt haben, auf zwei Rädern die Balance zu halten und gleichzeitig mit den Füßen die Pedale zu treten, können Sie nicht plötzlich ohne jede Mühe auf einem Fahrrad in der Stadt umherfahren.

Das Wunderbare an uns Menschen ist, daß uns die bleibende Formbarkeit unseres Gehirns, seine Plastizität, ermöglicht, jederzeit neue Fähigkeiten zu erlernen. Eine meiner Lieblingsmethoden bezüglich des Erlernens der Fähigkeit zum Perspektivwechsel heißt *In die Welt eines anderen Menschen eintreten*. Die Übung leitet Sie dazu an, sich aus Ihrer Sicht der Dinge zu befreien und zu untersuchen, wie Sie auf einen Ihnen nahestehenden Menschen einwirken. Ich empfehle Ihnen, die Übung einmal selbst auszuprobieren.

ÜBUNG

In die Welt eines anderen Menschen eintreten

Wenn Sie sich in einer Ihrer Beziehungen wütend, angegriffen oder frustriert fühlen, sollten Sie ein wenig Zeit darauf verwenden, die Sicht der anderen beteiligten Person zu verstehen. Dabei können Ihnen die im folgenden beschriebenen Schritte helfen. Diese Möglichkeit nutzen Therapeuten ständig, um ihren Klienten zu helfen. Es ermöglicht uns, die eigene innere Welt zu verlassen und in eine andere zu wechseln.

1. Kehren Sie zunächst zum ersten Diagramm über Ihren *Beziehungsstatus* zurück (der Ihre Beziehungen ihrem tatsächlichen momentanen Zustand entsprechend darstellt), und wählen Sie unter den aufgeführten Personen eine mit einer positiven Bewertung von mindestens 7 oder 8 (siehe S. 186):

   ____

2. Denken Sie nun an eine Interaktion, die Sie kürzlich mit dieser Person hatten und die nicht besonders glücklich verlief, oder an ein aktuelles Problem mit ihr, mit dem Sie fertig zu werden versuchen, weil es Schwierigkeiten in Ihrer Beziehung hervorgerufen hat:

   ____

   ____

   ____

   ____

   ____

   ____

3. Beginnen Sie mit der Anwendung beruhigender Self-Havening-Berührungen, während Sie sich die Person so vorstellen, wie sie sich heute in Ihrem Leben präsentiert. Stellen Sie sich anschließend vor, daß Sie sich aus der Interaktion mit der Person so weit zurückziehen, daß Sie quasi zu einer Fliege an der Wand werden und sich selbst und die andere Person beobachten können.

4. Kehren Sie nun wieder in die Szene zurück, wobei Sie mitten im Kopf der anderen Person landen. Sie haben richtig gehört! Sie sollen sich vorstellen, Sie befinden sich im Geist der anderen Person und erleben ihre Sicht der Dinge von dort aus. Nutzen Sie alle Informationen über diesen Menschen, die Sie haben, seine Präferenzen und was er durchlebt hat – seine Bemühungen und Erfolge –, um sich mit seiner Sicht vertraut zu machen. Dies ist der schwerste, aber auch wirksamste Teil der Übung. Sie bringen sich dazu, von sich selbst abzusehen und wirklich zu der anderen Person in Verbindung zu treten. Warum reagiert sie so auf die Interaktion, wie sie es tut? Schreiben Sie diesbezüglich einige Hypothesen auf:

____

____

____

____

____

____

____

____

5. Sobald Sie eine Ahnung davon gewonnen haben, warum die andere Person so handelt, wie sie handelt, können Sie Ihre Hypothesen mit Hilfe entsprechender Fragen testen. Dies hilft ihr, sich sicher, gesehen und verbunden zu fühlen. Eine geeignete Frage könnte lauten:

   »Als wir über ________________ [*beschreiben Sie das Thema des Gesprächs*] gesprochen haben, hat unser Gespräch kein gutes Ende gefunden. War das so, weil du ________________ [*beschreiben Sie hier Ihre Hypothese, wobei Sie ein früheres Erlebnis der anderen Person erwähnen können, eine Emotion der anderen Person, die Ihrer Meinung nach eine Rolle gespielt haben könnte, oder eine bekannte Präferenz Ihres Gegenübers*]?«

Falls sich Ihre Vermutung als zutreffend erweist, ist dies eine wunderbare Gelegenheit für Sie, mit Hilfe Ihrer Fähigkeiten im reflektierenden Zuhören mehr über die andere Person herauszufinden. Der nächste Abschnitt kann Ihnen dabei helfen.

Einstimmung durch reflektierendes Zuhören

Ich werde wohl nie den Tag vergessen, an dem Donna in meine Praxis stampfte und mit ihren Armen in der Luft ruderte. »Dr. Kate! Ich habe alles versucht, um ihn dazu zu bringen, mir zuzuhören. Vielleicht stimmt ja doch, was in diesem Buch über Mars und Venus steht!« Dann ließ sie sich mit einer dramatischen Zurschaustellung von Verzweiflung auf das Sofa plumpsen.

Ein Schmunzeln, das ich nicht unterdrücken konnte, beantwortete sie mit einem lauten Stöhnen.

»Ich weiß selbst, daß das merkwürdig klingt«, fuhr sie nüchterner fort, »aber es ist wirklich schwer. Ich liebe ihn ja. Wie können wir heiraten, wenn wir nicht einmal in der Lage sind, miteinander zu kommunizieren? Ich glaube jedesmal verrückt zu werden, wenn ich auszudrücken versuche, wie ich mich fühle – genauer gesagt, wenn ich mich verletzt fühle.«

Ich nickte empathisch. »Donna, an wie viel von dem, was Theo Ihnen während dieser Gespräche mitteilt, erinnern Sie sich?«

Ich sah, daß in rascher Folge verschiedene Emotionen auf Ihrem Gesicht erkennbar wurden. Verwirrung, dicht gefolgt von Bestürzung.

»Äh ...« Ich konnte fast sehen, wie Ihre Neuronen ängstlich versuchten, Informationen zu finden, die einfach nicht vorhanden waren. »Ich erinnere mich an nichts – außer daran, daß er versuchte, ›mich zu reparieren‹, und daran, wie frustrierend das war!«

Donna war mit diesem Erlebnis zweifellos nicht allein. Insbesondere in schwierigen Augenblicken ist Kommunikation manchmal fast unmöglich. In solchen Fällen erschließt reflektierendes Zuhören Möglichkeiten zur Wiederherstellung der Kommunikation und zur Reaktivierung der Kommunikationskanäle. Dabei geht es darum, im Gespräch das »Ich« aus dem Weg zu räumen. Dazu müssen Sie aufhören, sich auf die Vermittlung Ihrer Sicht zu versteifen, und Ihren Fokus statt dessen voll und ganz auf die Person, der Sie zuhören, richten.

In schwierigen Gesprächen verwenden wir häufig die meiste Zeit auf die Formulierung unserer nächsten Entgegnung. Doch wenn wir das tun, hören wir der anderen Person nicht richtig zu. Und wissen Sie was? Weil unser Gehirn nun einmal gern recht behält, füllen wir die Lücken mit dem, wovon wir *denken*, daß die andere Person es gesagt hat (oder auch damit, was wir gern hätten, daß sie es gesagt hätte), um unsere eigenen Gedanken zu bestätigen, und wir verpassen bei alldem völlig, was tatsächlich gesagt wurde. Sie sehen, wie leicht Mißverständnisse und Fehldeutungen entstehen können.

Beim reflektierenden Zuhören hören Sie sich einfach an, was die andere Person zu sagen hat, und spiegeln es ihr oder paraphrasieren es, um sicherzustellen, daß Sie das Gesagte korrekt verstanden haben. Ich werde Sie später durch diesen Prozeß begleiten, werde aber vorher die grundlegenden Schritte beschreiben, aus denen er besteht (siehe Kasten auf der nächsten Seite).

Die beschriebenen Schritte zielen darauf ab sicherzustellen, daß Sie korrekt spiegeln, was die andere Person gesagt hat – daß Sie keine eigenen Gedanken oder Urteile damit vermischen. Kehren wir zu Donnas Beispiel zurück, und stellen wir uns vor, ihr Mann Theo fühlt sich wegen einer vorangegangenen Interaktion unwohl. Zu Donnas Überraschung findet Theo nach einer Weile heraus, was zwischen ihnen nicht gut verlaufen ist.

Theo sagt zunächst: »In unserem vorigen Gespräch schienst du frustriert darüber zu sein, daß ich dir nicht zuhörte, als du sagtest, deine Gefühle seien verletzt worden. Wolltest du mir das sagen?«

»Ja, aber das ist nur die Hälfte«, antwortete Donna.

»Kannst du mir erklären, was ich nicht verstanden habe?« fragte Theo.

»Du hast sofort angefangen, die Situation zu rechtfertigen, obwohl ich nichts weiter wollte, als dich darauf aufmerksam zu machen, daß meine Gefühle verletzt waren, und dir zu verdeutlichen, warum ich mich so fühlte.«

Nachdem Theo sich angehört hatte, was Donna ihm sagen wollte, faßte er das, was er verstanden hatte, wie folgt zusammen: »Ich glaube, jetzt verstehe ich es. Ich habe dich sagen hören, du wolltest nicht, daß ich deine Gefühle ›repariere‹; es ging dir nur darum, daß ich verstehe, wie es dazu kam. Ist das so weit richtig?«

Was glauben Sie, wie sich Donna fühlen könnte, nachdem sie sich Theos Spiegelung dieser Informationen angehört hatte.

Reflektierendes Zuhören ist deshalb so wirksam, weil wir alle es als angenehm empfinden, gesehen und gehört zu werden. Das ist eines unserer grundlegendsten menschlichen Bedürfnisse. Die Übung auf Seite 208 wird Ihnen helfen, Ihre Fähigkeit im reflektierenden Zuhören zu verbessern.

Reflektierendes Zuhören

1. Versetzen Sie sich in eine innere Verfassung, in der Sie Ihre Aufmerksamkeit vollständig auf die andere Person, der Sie zuhören wollen, richten können.
2. Sobald Ihnen die andere Person Informationen mitteilt, spiegeln Sie ihr diese mit Hilfe des folgenden dreiteiligen Verfahrens:

1. Benutzen Sie eine Eröffnungsformulierung.
Es scheint, als ... Ich habe dich sagen hören ... Das klingt wie ...
2. Formulieren Sie die Gefühle der anderen Person um.
... fühltest du dich wütend ... ... hast du es nicht geschätzt ... ... warst du verwirrt ...
3. Fassen Sie die Situation zusammen.
... über ________________________. ... als ________________________. ... weil ________________________.

3. Fragen Sie die andere Person, ob das, was Sie ihr spiegeln, zutreffend wiedergibt, was sie Ihnen mitzuteilen versucht hat.
4. Wenn ja, großartig! Wenn nicht, dann bitten Sie die andere Person, Ihnen zu sagen, was Sie nicht verstanden haben oder was sie Ihnen zusätzlich verständlich machen möchte.
5. Wenn Sie korrekt spiegeln können, was die andere Person gesagt hat, zeigt das, daß Sie gut zuhören!

ÜBUNG

Sich in der Kunst reflektierenden Zuhörens üben

Reflektierendes Zuhören eignet sich sehr gut, wenn wir eine Verbindung herstellen und die Intimität fördern wollen. Es verstärkt unsere Fähigkeit, über Erlebnisse in einer Beziehung zu reden und mehr über einen Partner herauszufinden. Wie bei vielen der in diesem Buch vorgestellten Werkzeuge handelt es sich auch bei diesem um eine Fertigkeit, die zu meistern Zeit und Übung kostet.

Wir werden nun üben, reflektierende Reaktionen zu formulieren. Dabei orientieren wir uns an dem bereits vorgestellten dreiteiligen Ansatz.

1. Benutzen Sie eine Eröffnungsformulierung.
Es scheint, als ... Ich habe dich sagen hören ... Das klingt wie ...
2. Formulieren Sie die Gefühle der anderen Person um.
... fühltest du dich wütend ... ... hast du es nicht geschätzt ... ... warst du verwirrt ...
3. Fassen Sie die Situation zusammen.
... über ____________________ ____________________ ... als ____________________ ____________________ ... weil ____________________ ____________________

Sie werden nun zunächst einige Beispiele kennenlernen. Anschließend können Sie die Übung selbst ausführen.

1. **Äußerung der anderen Person:** »Du beschäftigst dich ständig mit deinem Handy und bist mit deiner Aufmerksamkeit nie bei mir.«

   Reflektierende Reaktion: »Das klingt, als ob es dich ärgert, wenn ich mich mit meinem Handy beschäftige, weil du dir wünschst, daß ich dir mehr Aufmerksamkeit schenke. Habe ich das richtig verstanden?«

2. **Äußerung der anderen Person:** »Dieses Projekt verlangt einem eine ungeheure Menge an Arbeit ab. Ich weiß nicht, was ich tun soll.«

   Reflektierende Reaktion: »Offenbar fühlst du dich von diesem beruflichen Projekt überfordert. Kannst du mir vielleicht etwas genauer erklären, was es damit auf sich hat?«

3. **Äußerung der anderen Person:** »Ich würde mir von dir mehr Hilfe bei der Hausarbeit wünschen. Ich habe das Gefühl, ich muß die Last, die Wohnung in Ordnung zu halten, allein tragen.«

   Reflektierende Reaktion: ____________________

   ____

   ____

4. **Äußerung der anderen Person:** »Warum muß immer ich den Kindern Grenzen setzen? Du läßt sie herumtoben, und ich bin dann immer die böse Spielverderberin!«

   Reflektierende Reaktion: ____________________

   ____

   ____

5. **Äußerung der anderen Person:** »Mein Vorgesetzter hat mich heute so richtig fertig gemacht! Das ist doch nicht fair!«

   Reflektierende Reaktion: ____________________

   ____

   ____

Die Chance, die mit dem Empfangen von Feedback und Kritik verbunden ist

Wir werden in unserem Leben immer wieder mit schwierigem Feedback konfrontiert werden, von einem Partner, Freund, Familienmitglied oder Kollegen. Solche Augenblicke können sich zwar als ziemlich bedrohlich anfühlen, sie erschließen aber auch wunderbare Gelegenheiten, etwas zu lernen. Sind wir dem Feedback anderer gegenüber offen, wirkt sich das nicht nur auf unsere persönliche Entwicklung positiv aus, sondern verbessert auch unser Verständnis der anderen Menschen in unserem Leben.

Das Bemühen um Feedback kann allerdings auch sehr beängstigend sein, insbesondere wenn ein Mensch schon in seiner Kindheit unter Zurückweisung, Mobbing oder Hänseleien gelitten hat. Weil Ihre Amygdala ständig auf der Hut davor ist, zurückgewiesen zu werden, kann sich das Bemühen um Feedback so anfühlen, als würden Sie dadurch zu einem noch leichteren Ziel für weitere Zurückweisungen. Doch wir wissen, daß andere uns wichtige Informationen darüber, wer wir sind und wie wir uns in der Welt präsentieren, liefern können. Weil diese Informationen uns letztlich stärken, verschaffen wir uns, indem wir dieses Risiko eingehen, eine neue Gelegenheit, unser Selbstgewahrsein zu stärken und uns weiterzuentwickeln.

Andererseits haben wir alle schon erlebt, daß uns jemand sein Feedback anbietet, obwohl wir gar nicht darum gebeten haben (und es uns auch nicht wünschen). Solche Situationen können sich zu einem regelrechten Spielplatz für die Amygdala auswachsen; das muß aber nicht so sein. Die folgende Übung wird Ihnen beim Erhalt von Feedback oder gar von Kritik helfen, erfolgreich zu sein, und zwar unabhängig davon, ob Sie sich darum bemüht haben oder nicht. Die Übung entspricht den zentralen Werten der Amy und befähigt uns dazu, tiefer zu uns selbst in Verbindung zu treten, während wir gleichzeitig etwas über die andere Person herausfinden.

ÜBUNG

Feedback zur persönlichen Stärkung nutzen

Um schwieriges Feedback in ein stärkendes Erlebnis zu verwandeln, müssen Sie vor der Interaktion zunächst mit *CPR für die Amygdala* dafür sorgen, daß Sie erfolgreich sein werden. Natürlich ist das nicht immer möglich, insbesondere wenn es sich um unerwartetes Feedback handelt. Bedenken Sie in solch einem Fall, daß Sie über andere hochwirksame Werkzeuge verfügen, mit denen Sie Geist und Körper im Augenblick des Geschehens beruhigen können, beispielsweise tiefes Atmen bei gleichzeitigen Havening-Berührungen der Handflächen. Auch können Sie die Pausentaste drücken, um sich für einen Augenblick aus einem Gespräch zu verabschieden und sich auf eine erfolgreiche Interaktion vorzubereiten.

Unabhängig von der konkreten Situation können Sie sich in einem Moment, in dem jemand sich anschickt, Ihnen Feedback zu geben, vorstellen, daß sich zwischen Ihnen und der anderen Person ein langer Tisch befindet. Das kann jede Art von Tisch sein, die Ihnen gefällt: aus Holz, Stahl, Zement, Plastik – was immer Sie als passend empfinden. Entscheidend ist, daß Ihr Gehirn registriert, daß sich zwischen Ihnen und der anderen Person ein greifbares Objekt befindet.

Wenn die andere Person Ihnen ihr Feedback zu übermitteln beginnt, sollten Sie dieses als reine Information verstehen. Das Feedback als *Information* zu bezeichnen ist ein wichtiger Aspekt der hier erläuterten Übung. Dadurch erinnern Sie sich daran, daß es sich um nichts weiter als Information handelt, die Sie berücksichtigen können. Das Feedback ist keine ultimative Wahrheit und legt Sie auch nicht auf eine bestimmte Charakteristik fest.

Stellen Sie sich nun vor, daß die Informationen – die Wörter aus dem Mund der anderen Person – greifbare Objekte sind, die auf den Tisch gelegt werden. Falls Sie schon einmal eine SMS oder eine eMail diktiert haben, ist dieser Vorgang ein wunderbares Beispiel. Stellen Sie sich vor, die Wörter tauchen nacheinander auf und landen auf dem Tisch.

Wenn die Informationen zwischen Ihnen und der anderen Person auf dem Tisch liegen und Sie sich dadurch in die Defensive gedrängt fühlen, ist das durchaus verständlich. Denken Sie daran, daß die Amy ständig versucht, für Ihre Sicherheit zu sorgen. Wenn man sich bedroht fühlt, ist eine defensive Haltung eine völlig normale Reaktion. Falls Defensivität aufkommen sollte, können Sie dies als

Gelegenheit nutzen, sich vorzustellen, daß Sie sich Ihrer liebevollen Freundin Amy zuwenden und ihr dafür danken, daß sie Ihnen diese emotionalen Informationen zur Verfügung gestellt hat. Mir ist klar, daß dies Ihrer intuitiven Vermutung widerspricht, aber denken Sie daran, daß die Amy immer für Sie da ist. Sie steht Ihnen jederzeit zur Seite, und Sie gehören beide zum gleichen Team.

Sobald die Interaktion sich ihrem Ende nähert, teilen Sie der anderen Person mit, daß Sie über die Information, die sie Ihnen übermittelt hat, nachdenken werden. Es ist wichtig, diese Grenze zu setzen, damit Sie Zeit haben, über das Gehörte zu reflektieren. Falls Sie es als angemessen empfinden, können Sie der anderen Person auch für ihr Feedback danken. Machen Sie sich anschließend ein paar Notizen über die wichtigsten Punkte des Feedbacks. Falls Ihnen der Sinn von etwas, das Sie gehört haben, nicht klar ist, ist das für Sie eine wunderbare Gelegenheit, reflektierendes Zuhören zu üben.

Sobald Sie ein wenig Ruhe haben, können Sie über die Informationen, die Sie erhalten haben, nachdenken und die folgenden Fragen beantworten.

1. Als wie wahr empfinden Sie die Informationen, gemessen auf einer von 0 bis 100 reichenden Skala (auf der »0« für »nichts davon ist wahr« und 100 für »alles ist wahr« steht)?

   ____

2. Falls Sie die Informationen als wahr empfinden:

   - Hat Ihnen vorher schon einmal jemand ähnliches Feedback gegeben? Oder sind diese Informationen Ihnen völlig neu?

     ____

     ____

   - Nennen Sie zwei Ziele, denen Sie sich verpflichten würden, um mit der Arbeit an diesem Feedback beginnen zu können. (Als SMART-Ziele strukturiert, werden die Ziele wirksamer – in diesem Zusammenhang können Sie auf die Ziel-Setzungs-Übungen aus Kapitel 9 zurückgreifen, falls Ihnen das als sinnvoll erscheint.)

     1. ______________________________

        ____

        ____

2. ____

____

____

3. Falls Sie die Informationen *nicht* als wahr empfinden:

- Hat Ihnen schon einmal jemand ähnliches Feedback gegeben? Oder sind Ihnen diese Informationen völlig neu? Falls Sie schon einmal ähnliches Feedback erhalten haben, könnten diese Informationen dann eventuell wahr sein? Ist es möglich, daß die Amy die Informationen einfach nicht mag und sie deshalb ablehnt?

____

____

____

____

____

____

____

- Fallen Ihnen hinsichtlich Ihrer Gedanken oder Gefühle irgendwelche Muster auf, die zu diesen Informationen in einer Beziehung stehen? (Hinweis: Defensivität ist ein guter Anhaltspunkt dafür, daß eine unbekannte Wahrheit berührt worden ist.)

____

____

____

____

____

____

____

____

Wenn Sie in Reaktion auf das Feedback anderer zum Forscher werden, stärken Sie dadurch die zweite für die Resilienz zentrale Fertigkeit – die Entwicklung der Handlungsfähigkeit – und nutzen gleichzeitig einen zentralen Wert der Amy: Erfolg. Sie demonstrieren ihr, daß Sie offen dafür sind, in gesunden Beziehungen mit anderen Menschen zu leben und gleichzeitig zu lernen und sich weiterzuentwickeln.

Doch in dieser Forscherrolle könnten Sie natürlich feststellen, daß die Amy aktiver wird. Wenn das passiert, ist es eine großartige Chance, die in Kapitel 4 vorgestellte Übung *Eine förderliche Beziehung zu schwierigen Emotionen aufbauen* (siehe S. 78) auszuführen, um wirklich herauszufinden, was die Amy bemerkt hat. In solchen Augenblicken können Sie anfangen, sich mit neuen Erkenntnissen über sich selbst zu befassen, indem Sie sich in die Informationen vertiefen, die Geist und Körper Ihnen liefern.

Selbst Informationen, die Sie für nicht zutreffend halten, sind wertvoll. Warum? Als Menschen nutzen wir oft einen sehr beliebten Abwehrmechanismus mit Namen Projektion, der beinhaltet, daß jemand seine eigene Unsicherheit auf jemand anderen projiziert. Erscheint Ihnen das Feedback, das jemand Ihnen gibt, als völlig unzutreffend, könnte die betreffende andere Person ihre eigene Unsicherheit auf Sie projizieren. Dies liefert Ihnen vielfältigen Aufschluß darüber, wer diese andere Person ist, wie sie ist, was sie nicht mag und vielleicht sogar was ihre Amygdala sorgt. Das sind viele nützliche Informationen, insbesondere wenn es um jemanden geht, mit dem Sie regelmäßig interagieren.

Nachdem Sie nun einige Werkzeuge kennengelernt haben, die helfen können, gesunde und funktionale Beziehungen zu entwickeln, ist es an der Zeit, sich mit einer Beziehungsdynamik zu befassen, die für viele unter uns von zentraler Bedeutung ist: Elternschaft. Das nächste Kapitel enthält Informationen und beschreibt Werkzeuge, die Ihnen als Eltern zu möglichst stabiler Resilienz verhelfen sollen.

11

Resiliente Elternschaft

Für Kinder und sich selbst das Beste sein und tun

»Entscheidend ist Verbundenheit, das Entwickeln der Art von Präsenz, die Dinge verlangsamt, und die aufmerksame Wahrnehmung dessen, was um uns her vor sich geht.«

— Tina Payne Bryson

Resilienz entwickelt sich aus Ihren Stärken

Wenn Sie Mutter, Vater oder primäre Bezugsperson sind, hilft Ihnen die Stärkung Ihrer Resilienz nicht nur direkt, sondern sie hilft Ihnen auch, die emotionale Entwicklung des Kindes, das Sie betreuen, zu unterstützen. Ich beschreibe in diesem Kapitel meine Kenntnisse über das Gehirn und die Resilienz, um Sie in der Erfüllung Ihrer elterlichen Aufgaben zu bestärken.

Manchmal verhilft die Elternrolle uns zu sehr erfreulichen, befriedigenden und erfüllenden Augenblicken. In anderen Fällen erweist sich diese Rolle als sehr belastend, erschöpfend und entmutigend. Und Überzeugungen wie die, daß wir »wertlos«, »nicht gut genug« oder »Versager« sind, können in Zusammenhang mit dem wahrgenommenen Erfolg oder Mißerfolg unserer Bemühungen, die uns Nächsten zu schützen, zu führen und zu betreuen, stärker werden.

Als Eltern haben sich die meisten von uns nicht weniger zum Ziel gesetzt, als unseren Kindern generell das Bestmögliche zu bieten. Abgesehen von der Erfüllung ihrer Grundbedürfnisse und der Sorge um ihre Sicherheit wünschen wir uns, daß sie bestimmte Werte und Prinzipien verkörpern, die ihnen nach unserer Auffassung lebenslangen Erfolg sichern werden. Wir hoffen, daß ihnen unsere elterliche Anleitung zumindest helfen wird, einige Schwierigkeiten zu vermeiden, mit denen wir selbst fertig werden mußten. (Und das Allermindeste, was wir hoffen, ist, daß sie sich nicht eines Tages in einer Therapie damit auseinandersetzen müssen, wie wir sie traumatisiert haben! Es ist gut, sich solch ein Minimalziel zu überlegen.)

Doch selbst an den besten Tagen ist es sehr schwer, eine gute Mutter oder ein guter Vater zu sein – ganz gleich, wie man definieren mag, was das beinhaltet. Wie man die Aufgaben, die Eltern haben, gut erfüllt, wird sich wie die meisten wichtigen relationalen Erlebnisse nie exakt klären lassen. In den meisten Fällen ist das, was »perfekte Eltern« oder auch nur »gute Eltern« leisten müßten, für uns völlig unerreichbar. Ich selbst habe mit vielen Eltern gearbeitet, bei denen schon Ausdrücke wie »perfekte Eltern« oder »gute Eltern« ihrer Amygdala so zusetzten, daß sie in einem Zustand der Scham und der Selbstkritik versanken. Dies veranschaulicht Leahs Geschichte.

»Er hörte einfach nicht auf, seinen Löffel auf den Tisch zu knallen und dabei ›Löffel!‹ zu brüllen. Wie ich dies auch zu unterbinden versuchte, er hörte einfach nicht auf.« Leah strich resigniert mit einer Hand über ihr Gesicht und fuhr dann fort:

»Deshalb tat ich das einzige, was ich in dieser Situation tun konnte. Ich warf das Geld, das ich schuldig zu sein glaubte, auf den Tisch, natürlich einschließlich eines Trinkgelds – denn unser Auftritt war für die anderen Gäste wirklich ziemlich unangenehm. Ich gab mir große Mühe, mit meinem Sohn möglichst schnell das Restaurant zu verlassen. Leider hatte ich mich verkalkuliert. Als wir an der Tür waren, drehte sich Patrick blitzschnell um, brüllte »Löffel!« und krachte dann frontal gegen meine Beine. Der Aufprall hätte mich fast umgeworfen. Ich sehe immer noch vor mir, wie er zurückprallte und flach auf dem Rücken landete.«

Kurz leuchtete ein Grinsen auf ihrem Gesicht auf, dem eine Grimasse unmittelbar folgte. »Und dann brach die Hölle los. Man hätte glauben können, er sei vom Dach gefallen, so laut brüllte der kleine Kerl. Es war entsetzlich! Alle starrten uns an. Und all das passierte so schnell. Ich nahm an, alle würden glauben, ich hätte den Jungen gestoßen. Ich spürte, daß sich dieses Urteil in der Menge herausbildete. Was für eine Rabenmutter! Ich empfand das als sehr beschämend. Ich glaubte nur gar nicht, daß ich etwas falsch gemacht hatte. Aber ich fühlte mich entsetzlich, von allen abgeurteilt. Bin ich eine schlechte Mutter?«

Das war keine rhetorische Frage, sondern ein direkter Appell.

Haben Sie sich auch schon einmal so gefühlt? Wußten Sie schon, daß es bei Eltern sehr verbreitet oder sogar traurige Normalität ist, sich in solchen Selbstverurteilungen zu ergehen? Sie schimpfen sich aus und grübeln über mögliche Mißerfolge bei der Erfüllung ihrer elterlichen Aufgaben. Etwa so: »Das hätte ich wirklich besser hinbekommen müssen« oder: »Das hätte mir wesentlich leichterfallen müssen« oder: »Was ist, wenn ich das alles falsch mache?« Das Sich-Vergleichen mit anderen, das durch die sogenannten »sozialen Medien« so stark um sich gegriffen hat, hat den auf Eltern lastenden Perfektionsdruck noch einmal deutlich verstärkt. Wir haben es beim Vergleichen mit anderen Eltern und bei der Selbstherabsetzung aufgrund des Gefühls, keine guten Eltern zu sein, geschafft, schwindelerregende Höhen zu erreichen (Mikolajczak et al. 2018; Roskam et al. 2021).

Ich möchte Sie aber ein wenig beruhigen. Perfekte Eltern gibt es nicht, und niemand wird jemals als Vater oder Mutter in der Erfüllung seiner elterlichen Aufgaben für sich Expertenstatus in Anspruch nehmen können. Im übrigen ist uns allen wohl klar, daß Eltern nicht in hundert Prozent der Fälle alles richtig machen müssen, damit sich ihre Kinder gut entwickeln! Deshalb spricht man auch von »hinreichend guten Eltern« (darüber später in diesem Kapitel mehr).

Andererseits bedeutet dies jedoch auch nicht, daß Eltern grundsätzlich nur durch die Praxis lernen können, ihre Aufgaben gut zu erfüllen. Sie machen ja in dem Leben, das Sie außerhalb ihrer Elternrolle führen, schon viele Dinge gut, und viele dieser Stärken können zur Grundlage für die Aufrechterhaltung familiärer Beziehungen werden. Diese Stärken zu nutzen ist für die Entwicklung von Resilienz bei der Erfüllung Ihrer elterlichen Aufgaben wichtig, denn Elternschaft ist eine so einzigartige Herausforderung, daß es uns manchmal als unmöglich erscheint, uns ihr adäquat zu stellen. Die Autorin und Schauspielerin Tina Fey erinnert uns daran, daß wir als Eltern »lange Zeitspannen durchleben, in denen wir nur denken: *Das ist unmöglich – oh, völlig unmöglich!* Und dann bemühen wir uns weiter und weiter, und dann schaffen wir schließlich, was uns zunächst als unmöglich erschien.«

Die Rolle der Co-Regulation bei der Erfüllung elterlicher Aufgaben

Wenn Sie bei Ihren Kindern Veränderungen zum Positiven erreichen wollen, müssen Sie mit sich selbst und Ihren Emotionen anfangen. Vielleicht haben Sie diesen Gedanken schon einmal in Form eines bekannten Sinnspruchs gehört, der oft Mahatma Gandhi zugeschrieben wird: »Sei selbst die Veränderung, die du in der Welt sehen möchtest.«

Weil Veränderung innen beginnt, müssen Sie, bevor Sie Ihren Kindern die Kunst der Emotionsregulation beibringen können, zunächst lernen, Ihre eigenen Emotionen zu regulieren. Sie müssen ihnen die Veränderung, die Sie bei Ihnen sehen wollen, vorleben.

Aus Kapitel 4 wissen Sie, daß unsere Emotionen nicht nur unser Urteil, sondern auch unsere Physiologie beeinflussen. Und je nach Art einer Emotion kann ein emotionales Erlebnis auf unsere Physiologie erschöpfend oder belebend wirken. Erschöpfende Emotionen wie Furcht, Wut, Streß, Sorgen, Frustration und Angst bewirken, daß das Herz chaotische Signale an das Gehirn übermittelt, welche unsere Denkfähigkeit beeinträchtigen. Belebende Emotionen wie Begeisterung, Freude, Dankbarkeit, Wertschätzung, Liebe und Ruhe hingegen bringen das Herz dazu, integrierend wirkende Botschaften an das Gehirn zu übermitteln, die unsere Denkfähigkeit verstärken und Streßwirkungen verringern.

Und was meinen Sie, wer einen starken Einfluß darauf hat, wie sich Emotionen auf unsere Physiologie auswirken? Richtig: die Amy. Wenn sie bestimmt, was geschieht, werden wir gestreßt und können nicht mehr klar denken, und wir können dann aus Wut Dinge sagen oder tun, die wir später bereuen. Im Grunde befinden wir uns in einer Art emotionalem Nebel. Dies gilt insbesondere für Kinder, bei denen der Präfrontalkortex noch nicht vollständig entwickelt ist (Arain et al. 2013). Weil das erst im Alter von ca. 25 Jahren der Fall ist, bringt es in der Regel nicht viel, aufgebrachten Kindern zu empfehlen, gründlicher über etwas nachzudenken. Aufgrund des Entwicklungsstandes ihrer kognitiven Fähigkeiten sind sie dazu einfach noch nicht in der Lage. Das erklärt auch, warum Kinder Dinge, die ihre Eltern ihnen im Laufe eines Streits sagen, oft vergessen. Starke Emotionen machen klares Denken unmöglich.

Eltern müssen ihren Kindern vorleben, wie man bei Streß die eigenen Emotionen regulieren kann. Dabei spielen die Spiegelneuronen eine wichtige Rolle. Diese Gehirnzellen werden aktiviert, wenn wir selbst handeln oder wenn wir das Handeln eines anderen Menschen beobachten und uns dann vorstellen, *wir selbst würden die Handlung ausführen*. Spiegelneuronen ermöglichen uns einen Blick in das Erleben anderer Menschen; sie sind eine Art Schnittstelle der Empathie.

Für resilientes elterliches Verhalten sind Spiegelneuronen besonders wichtig, weil sie die Interaktion von Eltern und Kindern beeinflussen. Bekommt Ihr Kind beispielsweise einen Wutanfall, kann das auch auf Sie aktivierend wirken und bei Ihnen eine Streßreaktion auslösen. Bleiben Sie jedoch ruhig und fürsorglich und unterstützen Ihr Kind weiter, registrieren die Spiegelneuronen des Kindes Ihr ruhiges und reguliertes Verhalten und leiten auch bei ihm eine Beruhigung ein. Ihre Ruhe greift auf das Kind über, und durch diesen Co-Regulations-Prozeß lernt das Kind schließlich, sich selbst zu regulieren.

Um diesen Augenblick der Co-Regulation zu initiieren und dem Kind so zu veranschaulichen, was gesunde Emotionsregulation beinhaltet, brauchen Sie nichts weiter zu tun, als die folgenden drei Schritte auszuführen:

1. Stimmen Sie sich in den emotionalen Zustand des Kindes im gegenwärtigen Augenblick ein.
2. Helfen Sie dem Kind, seine Gefühle zu benennen (dazu sind Kinder nicht von Geburt an in der Lage!).
3. Bemühen Sie sich um Selbstberuhigung, und bringen Sie auch Ihrem Kind bei, sich zu beruhigen.

Wenn Sie beispielsweise Anzeichen dafür erkennen, daß Ihr Kind in Kürze einen Wutanfall bekommt, können Sie ganz ruhig zu ihm sagen: »Du scheinst im Moment viel Energie zu haben. Kannst du mir sagen, was los ist?« Bezeichnen Sie den aktuellen Gefühlszustand des Kindes keinesfalls als »wütend« oder »aufgebracht«. Spiegeln Sie statt dessen, was Sie bemerken. Wie in Gesprächen mit Erwachsenen können Sie auch im Austausch mit Kindern durch eine reflektierende Frage Neugierde zum Ausdruck bringen – was manchmal völlig ausreicht, um die Situation zu beruhigen und dem Kind zu ermöglichen auszudrücken, was ihm zu schaffen macht.

Falls Ihr Kind mehr Unterstützung braucht, können Sie eine leicht anwendbare Beruhigungsmethode benutzen. Es folgen Beschreibungen zweier solcher Möglichkeiten. Die erste ist eine Atemübung, die zweite eine kindgerechte Modifikation von *CPR für die Amygdala* mit Namen »Haven-Umarmung« (*Haven-Hug*). (Die beiden Methoden wirken auch auf Ihr eigenes Nervensystem beruhigend!)

ÜBUNG

Fünf-Finger-Atmung

Halten Sie vor Ihrem Körper eine Hand in die Luft. Ziehen Sie mit dem Zeigefinger der anderen Hand langsam vom Handgelenk aus eine Linie zum obersten Punkt des Daumens, und atmen Sie dabei langsam ein. Atmen Sie anschließend langsam aus, und ziehen Sie vom Daumen aus eine Linie zum Zwischenraum zwischen Daumen und Zeigefinger.

Atmen Sie erneut langsam ein, und ziehen Sie eine Linie zur Spitze des Zeigefingers, und atmen Sie anschließend langsam aus, und ziehen Sie eine Linie zum Zwischenraum zwischen Zeige- und Mittelfinger. Wiederholen Sie die Prozedur, bis Sie mit allen fünf Fingern so verfahren sind und fünfmal tief ein- und ausgeatmet haben. Wiederholen Sie die Übung anschließend in entgegengesetzter Richtung. Sie können den Vorgang noch intensiver gestalten, indem Sie Ihr Kind mit seinem Finger auf *Ihrer* Hand Linien ziehen lassen, während Sie mit ihm gemeinsam atmen.

* * *

Falls Ihr Kind mit der Atemarbeit Schwierigkeiten hat, können Sie ihm helfen, indem Sie frische Blumen oder eine Duftkerze (etwas mit einem angenehmen Duft) benutzen und das Kind eventuell auch »Blasen produzieren« lassen. Deuten Sie, während Sie beide sanft einatmen, auf Ihre eigene Nase, und sagen Sie: »Laß uns die Blume riechen.« Anschließend können Sie das Kind auffordern: »Mach ein paar Blasen«, und ihm dann vormachen, wie man langsam durch den Mund ausatmet. Sobald das Kind ein Gefühl für das langsame Ein- und Ausatmen entwickelt hat, können Sie mit ihm die Fünf-Finger-Atmung ausprobieren.

Wenn Kinder ein wenig mehr Interaktion und Stimulation benötigen, um bei der Sache zu bleiben, ist die *Haven-Umarmung* für die Förderung der Emotionsregulation perfekt geeignet. Dieses auf *CPR für die Amygdala* basierende Werkzeug nutzt die Wirkkraft der Havening-Berührungen, um den Körper rasch zu beruhigen, wobei mit Hilfe von Denkspielen gleichzeitig der Geist des Kindes fokussiert gehalten wird.

ÜBUNG

Die Haven-Umarmung

Havening-Berührung + Denkspiele = Haven-Umarmung

Havening-Berührung

Führen Sie Ihrem Kind vor, wie man die Self-Havening-Berührung ausführt, indem Sie Ihre Arme vor dem Brustkorb verschränken und die Fingerspitzen auf den Schultern ruhen lassen. Bewegen Sie die Arme von dieser Ausgangsposition abwärts zu den Ellbogen, so daß Sie bei sich selbst eine Havening-Umarmung ausführen. Sie können Kinder auch mit dem Havening der Handflächen bekannt machen, indem Sie sie einladen, sich vorzustellen, sie würden sich unter warmem Wasser die Hände waschen. Diese Bewegungen werden Sie während der ganzen Übung ausführen, um Gehirn und Körper zu beruhigen.

Kinder können auch vom unterstützten Havening profitieren, wobei Sie selbst die Havening-Berührung beim Kind ausführen. Bitten Sie aber das Kind vorher unbedingt um Erlaubnis, weil Sie dadurch sein Gefühl der eigenen Sicherheit verstärken.

+

Lustige Denkspiele

Während Sie mit dem Self-Havening fortfahren, können Sie ein lustiges Denkspiel beginnen, beispielsweise:

- Singen Sie gemeinsam mit dem Kind eines Ihrer Lieblingslieder.
- Suchen Sie in Ihrer Umgebung fünf rechteckige, fünf runde, fünf weiche und fünf glatte Dinge.
- Suchen Sie in Ihrer Umgebung für jede Farbe des Regenbogens zwei Dinge.
- Atmen Sie durch die Nase ein, als würden Sie den Duft einer Blume riechen, und atmen Sie danach langsam durch den Mund aus, als wollten Sie eine Kerze ausblasen. Wiederholen Sie dies fünfmal.

»Hinreichend gute« Eltern

Im Jahre 1953 führte der britische Kinderarzt Donald Winnicott das Konzept der »hinreichend guten Mutter« (*»good-enough mother«*) ein, das wir nun hier in »hinreichend gute Eltern« umbenannt haben. Nach Winnicott zeichnet es »hinreichend gute Eltern« aus, daß sie für die Bedürfnisse ihres Babys völlig offen sind: Wir verwenden als Eltern unsere Zeit und Aufmerksamkeit darauf, die Bedürfnisse unseres Kindes zu erfüllen. Weint das Baby, wechseln wir rasch seine Windel, füttern es mit der Flasche oder versuchen, es anderweitig zu beruhigen. Wächst das Kind heran und lernt allmählich, mit Fehlschlägen besser fertig zu werden, erhalten wir dieses Maß an ständiger Aufmerksamkeit nicht mehr aufrecht. Wir reagieren dann nicht mehr umgehend auf Weinen oder Quengeln des Kindes und schenken ihm auch nicht mehr grundsätzlich immer unsere vollständige und ungeteilte Aufmerksamkeit. Wir werden dann zu weniger vollkommenen Eltern, doch eben diese Unvollkommenheit ermöglicht unserem Kind zu wachsen.

Als Mutter oder Vater »vollkommen« zu sein – also nie etwas falsch zu machen, nie zu automatisch zu reagieren, statt zu antworten, und immer die richtigen Antworten zu wissen – ist für die Entwicklung eines Kindes *nicht gut*. Lassen Sie diese Aussage einmal ein wenig auf sich wirken. Wir alle versagen gelegentlich, aber wie wir bereits wissen, kann ein Mißerfolg ein erster Versuch, etwas Neues zu lernen, sein – ein Augenblick, der zu einer Chance wird. Mißerfolge können zu Lernerfahrungen werden, die unseren Kindern helfen, stark zu werden und sich zu entwickeln. Kinder lernen nicht durch das am schnellsten und gründlichsten, was wir ihnen »vorkauen«, sondern durch das, was sie sehen. Wie Sie selbst sich nach einem eigenen Fehler verhalten, ermöglicht Ihnen, Ihrem Kind vorzuführen, wie man solche Schwierigkeiten zur Entwicklung von Selbstmitgefühl, Selbstfürsorge und Beharrlichkeit nutzen kann.

Gibt es in Ihrem Inneren etwas, das an dem, was ich gerade beschrieben habe, zweifelt? Einen Teil, der immer noch flüstert: *»Ich vermassele das immer und immer wieder; bin ich ein schlechter Vater [oder eine schlechte Mutter]?«* Falls das bei Ihnen so ist, fällt Ihnen vielleicht auch auf, daß sich in dieser schmerzhaften Überzeugung einer der zentralen Werte der Amy spiegelt: der Wunsch, erfolgreich zu sein. Weil Kinder für das Überleben unserer Spezies so ungeheuer wichtig sind, verbindet die Amy einen Teil unseres allgemeinen »Erfolgs« mit unserer Elternrolle. Dadurch verstärkt sie diese schmerzhaften Überzeugungen paradoxerweise, um unsere Sicherheit (und die unserer Kinder) zu garantieren.

Wichtig ist, daß unsere uns selbst betreffenden Überzeugungen – und zwar positive wie negative –, unsere Art, die Welt zu sehen, bestimmen, insofern sie zu einer Art Brille werden, die alle unserem Gehirn zufließenden Informationen filtert. Je nach Art dieser Überzeugungen können sie uns entweder stärken oder einschränken. In der nächsten Übung werden Sie Ihre eigenen Überzeugungen untersuchen und erforschen, wie sie Ihre Erzählung über Ihre Elternschaft beeinflussen.

ÜBUNG

Befähigende elterliche Überzeugungen entwickeln

1. Vergegenwärtigen Sie sich zu Beginn dieser Übung die negativen, einschränkenden Erzählungen, die Sie sich an schwierigeren Tagen über Ihre Rolle als Vater oder Mutter vorhalten. Was denken Sie dann über Ihre Elternrolle?

____

____

____

____

____

Diese einschränkenden Überzeugungen bestimmen Ihre Ängste, Sorgen und Urteile darüber, wie gut oder schlecht Sie Ihren Aufgaben als Vater oder Mutter gerecht werden. Auch andere, positivere oder befähigendere Informationen mögen sich bemerkbar machen – etwa darüber, daß Sie mit Ihrem Kind irgendwann einen besonders brillanten und erfreulichen Augenblick erlebt haben –, doch selbst diese Erinnerungsblitze können von Zweifeln und Selbstkritik umwölkt sein.

2. Lesen Sie sich noch einmal Ihre Notizen durch, und überprüfen Sie den Zustand Ihres Geistes und Körpers. Wie fühlen Sie sich, während Sie sich Ihre schmerzhaften oder kritischen Ansichten über sich selbst vor Augen führen? Wo würden Sie sich momentan auf dem Emotionsthermometer einordnen? Falls Sie feststellen, daß Sie einen Wert über 2 erreicht haben, ist das eine wunderbare Gelegenheit, Ihrem Gehirn mit Hilfe von *CPR für die Amygdala* ein wenig Liebe zukommen zu lassen. Jeder Augenblick emotionaler Aktivierung ist im Grunde eine Gelegenheit zur Selbstheilung.

____

____

____

3. Wenn Sie sich bereit fühlen, dann denken Sie ein wenig darüber nach, welche die Elternschaft betreffenden befähigenden Überzeugungen Sie gern stärken würden. Vielleicht wären Sie gern besonders fähig, stark oder liebevoll. Notieren Sie, was Ihnen diesbezüglich in den Sinn kommt.

4. Fest in Ihrem emotionalen Gehirn verankerte einschränkende Überzeugungen zu verändern kann sehr schwierig sein. Sie könnten feststellen, daß Sie diese befähigenden Überzeugungen selbst dann, wenn Sie fest an sie geglaubt haben, nicht mehr als wahr empfinden. Dies bedeutet, daß sich die Amy zur Wehr setzt, weil sie noch nicht voll funktionsfähig ist. Ihre Mantras können sich dann unauthentisch anfühlen. Sie können eine »Ich bin«-Aussage noch so oft wiederholen, wenn der Einfluß Ihres überlebenssichernden Gehirns zu stark ist, wird sie sich niemals als wahr anfühlen.

   An diesem Punkt kommt das Schaffen neuer Möglichkeiten *(creating possibilities)* ins Spiel. Statt die Amy zu zwingen, ihre Erzählung zu verändern, schlagen wir ihr sanft vor, etwas anderes in Erwägung zu ziehen. Wählen Sie dazu eine Überzeugung aus Schritt 3, die Sie in Ihrem Gehirn gern stärken würden. Versuchen Sie, sich an eine Situation zu erinnern, in der Sie sich schon einmal so fühlten. (Handelt es sich dabei um etwas, das mit Elternschaft zusammenhängt, wunderbar; eine Situation aus einem anderen Kontext, etwa aus dem beruflichen oder schulischen Bereich, erfüllt aber auch ihren Zweck.)

5. Fokussieren Sie bei der Anwendung der Self-Havening-Berührung auf die Überzeugung, und wiederholen Sie mit echter Neugier fünfmal die Frage:

   »Was, wenn ich ______________________________ wäre?«

   Fahren Sie unterdessen mit dem Self-Havening fort, und falls Sie es in diesem Moment als authentisch empfinden, können Sie die Aussage abwandeln zu:

   »Ich kann / werde / verdiene es zu ______________________________ sein«,

   und auch dies fünfmal wiederholen. Falls Sie eine oder mehrere dieser Formulierungen als nicht authentisch empfinden, sollten Sie bei der »Was wenn«-Frage bleiben.

6. Verändern Sie die Formulierung schließlich – weiterhin in Verbindung mit Self-Havening – zu:

   »Ich bin ______________________________«,

   aber nur, wenn Sie dies im betreffenden Moment als authentisch empfinden. Wiederholen Sie die Formulierung fünfmal. Aber beginnen Sie mit diesem Schritt erst, wenn Sie dies als richtig bzw. wahr empfinden. Wir können unser Gehirn nicht belügen.

7. Wiederholen Sie den ganzen Zyklus, bis die von Ihnen gewünschte Äußerung resoniert. Schließen Sie die Übung mit weiteren fünf Wiederholungen der am stärksten resonierenden Aussage ab.

Die Vorstellung »hinreichend guter Eltern« führt die Idee »perfekter Elternschaft« ad absurdum. Zahlreiche Untersuchungen, Zeit und Erfahrung haben Winnicotts Theorie letztlich bestätigt, daß wir uns durch unsere schwierigsten Augenblicke weiterentwickeln. In unserer Elternrolle können wir aus Situationen, in denen wir nicht optimal handeln, etwas lernen, das unseren Kindern hilft, zur Selbstbefähigung und Selbstvervollkommnung zu gelangen. Diese Eigenschaften ermöglichen ihnen, sich auf die unvermeidbaren Herausforderungen vorzubereiten, mit denen sie in ihrem Leben konfrontiert werden. Deshalb sind nicht perfekte oder nie versagende Eltern die besten, sondern es geht nur darum, elterliche Aufgaben hinreichend gut zu erfüllen.

Im nächsten Kapitel wird alles, was Sie bisher in diesem Buch kennengelernt haben, miteinander verbunden. Es wird erläutert, wie Sie ständig für Ihr resilientes Gehirn sorgen und Ihre Resilienz langfristig erhalten können. Dazu müssen Sie in der Lage sein, Warnzeichen zu erkennen, die darauf hinweisen, daß Ihre Resilienz nachläßt, und Sie müssen Techniken erlernen, die Ihnen ermöglichen, in den Zustand der Resilienz zurückzukehren – denn wir alle haben Schwächephasen. Wenn wir schwach werden, ist unsere Reaktion auf uns selbst und die jeweiligen Umstände entscheidend.

12

Wie Sie für Ihr resilientes Gehirn sorgen können

»Während Sie aus Ihren Erfahrungen lernen, verändert sich das Gehirn ständig. Durch wiederholte Stimulation eines ›Schaltkreises‹ im Gehirn stärken Sie diesen. Ruhiger oder mitfühlender zu sein lernen Sie genauso, wie Sie alles andere lernen: durch wiederholtes Üben.«

— Rick Hanson

Das tägliche Bemühen um Selbstheilung und Resilienz

Resilienz zu entwickeln erfordert Energie und Entschlossenheit. Wie in diesem Buch immer wieder festgestellt wurde, neigt unser Gehirn dazu, den Weg des geringsten Widerstandes einzuschlagen. Es führt uns zu den uns vertrautesten Schnellstraßen mit Auffahrten, auf denen man rasch eine hohe Geschwindigkeit erreichen kann, selbst wenn unsere Lebensqualität und unser Wohlbefinden dabei »auf der Strecke« bleiben. Weil wir so leicht dem Einfluß von Streß, Sorgen und Angst erliegen, müssen wir uns bewußt der Entwicklung der neuronalen Schnellstraßen zur Förderung der Resilienz widmen.

In diesem letzten Kapitel werden die wichtigsten Konzepte und Übungen für die Stärkung der Resilienz zusammengefaßt, und mit ihrer Hilfe wird ein Plan für die permanente Förderung von Resilienz zusammengestellt. Solch ein Programm unterstützt Sie bei der Entwicklung eines förderlichen und fördernden Zustandes, damit Ihr Gehirn unter Streß in der Lage ist, der aktuellen Situation zuversichtlich, mit den erforderlichen Kenntnissen sowie mit Tatkraft und Stärke entgegenzutreten.

Zu Beginn der Zusammenstellung eines Programms zur Förderung der Resilienz des Gehirns möchte ich Sie bitten, sich drei unterschiedliche Situationen zu vergegenwärtigen, in denen Sie jeweils sieben Minuten verweilen können, um etwas für das Wohl Ihres Gehirns und generell Ihres Wohlbefindens zu tun. Das sind insgesamt 21 Minuten. Wenn wir annehmen, daß Sie jeden Tag 16 Stunden lang wach sind, stehen Ihnen im Wachzustand insgesamt 960 Minuten zur Verfügung; es geht also um ganze zwei Prozent Ihres Alltags. Meinen Sie, daß Sie zwei Prozent Ihres Tages für die Arbeit an Ihrer Zukunft aufwenden können?

Diese winzige Zeitspanne ermöglicht Ihnen eine riesige Investition in die Fähigkeit, Streß abzuwenden und im Gleichgewicht zu bleiben. Probieren Sie einmal den im folgenden beschriebenen Tagesplan aus, in dem drei unterschiedliche je sieben Minuten erfordernde Möglichkeiten, sich zu heilen, vorgestellt werden; diese können Sie am Morgen, am Nachmittag und am Abend ausführen. Falls Sie ein wenig mehr investieren wollen, habe ich einen zweiten Plan für längere Übungszeiten zusammengestellt, die Sie in besonders schwierigen Situationen benutzen können.

ÜBUNG

Tagesplan für Heilung und persönliche Stärkung

Wir alle stehen manchmal mit dem falschen Bein aus dem Bett auf. Das kann darauf hinweisen, daß unsere Amygdala in der Nacht besonders intensiv gearbeitet hat. Die Neuronen in ihr schlafen nie, und es kann sein, daß wir uns nachts im Bett hin und herwälzen, daß wir Albträume haben oder grübelnd aufwachen. Deshalb ist es sinnvoll, sich zu Beginn jeden Tages den eigenen Zustand zu vergegenwärtigen. Das ist Ihre erste siebenminütige Übung.

1. Morgen

- Setzen Sie sich nach dem Aufwachen aufrecht hin, stellen Sie die Füße fest auf den Boden, und finden Sie heraus, wie Sie sich fühlen. Falls eine Aktivierung besteht, die auf Ihrem Emotionsthermometer durch einen höheren Wert als 2 angezeigt wird, sollten Sie sich ein wenig Zeit für *CPR für die Amygdala* nehmen, bis die Aktivierung unter 2 gesunken ist. Sie sorgen zu Beginn des Tages dafür, daß Sie selbst, nicht Ihre Amygdala, die Kontrolle über Ihren Geist und Körper haben.
- Schauen Sie nun auf den vor Ihnen liegenden Tag, und fragen Sie sich liebevoll: *Mit welcher Art von Energie möchte ich dem Rest dieses Tages begegnen?* Wie würden Sie sich gern im Tagesverlauf fühlen? Ruhig, produktiv oder voller Energie wären einige sich anbietende Möglichkeiten.
- Sobald Sie sich darüber im klaren sind, welchen Gefühlszustand Sie bevorzugen, können Sie mit Hilfe des Creating-Possibilities-Protokolls für den Tag einen Rahmen entwickeln und sich ein einzigartiges Erlebnis ermöglichen, zu dem Sie im Tagesverlauf immer wieder in Verbindung treten können.

Nun sollten Sie erst einmal Kaffee trinken oder frühstücken und danach in Ihren Alltag eintauchen. Am Nachmittag können Sie nach Situationen – Aktivierungs- oder Triggerpunkten – Ausschau halten, in denen Sie bewußt einen Schritt zurücktreten und sich Ihren aktuellen Zustand vergegenwärtigen können.

2. Nachmittag

- Stellen Sie fest, wie es Ihrer Amygdala geht, und fragen Sie sich: *Was ist mein Gefühl, wie sich der Tag bisher entwickelt hat?* Sind Sie so motiviert, wie Sie sein wollen? Gab es irgendwelche stressigen Augenblicke oder schwierigen Interaktionen? Oder langweilen Sie sich? Nehmen Sie sich ein wenig Zeit, um festzustellen, wo Ihr Emotionsthermometer momentan steht.
- Falls Sie merken, daß Sie leicht aktiviert sind, können Sie *CPR für die Amygdala* praktizieren, um der Amy ein wenig Liebe zu übermitteln. Machen Sie ihr klar, daß Sie sie sehen und daß Sie in Sicherheit sind.
- Zur Maximierung der positiven Wirkung dieses Check-in können Sie zusätzlich das *Creating-Possibilities-Protokoll* ausführen und bewußt die Verbindung zu dem am Morgen identifizierten bevorzugten Gefühlszustand wiederherstellen. Je häufiger Sie diesen Gefühlszustand bewußt aufsuchen, um so stärker wird Ihre Verbindung zu ihm. Auf diese Weise vergrößern Sie die Wahrscheinlichkeit, daß Ihr Gehirn auch in Zukunft zu ihm in Verbindung treten wird. Sie können sogar für den Rest des Tages einen neuen bevorzugten Gefühlszustand wählen und diese neue Intention mit Hilfe des *Creating-Possibilities-Protokolls* festlegen.

Kehren Sie im Anschluß daran zu Ihren Alltagsaktivitäten zurück. Sie können den Nachmittags-Check-in regelmäßig wiederholen. Sollten Sie sich aktiviert fühlen, können Sie auch jederzeit *CPR für die Amygdala* ausführen. Am Abend ist es an der Zeit für eine Reflexion.

3. Abend

- Lassen Sie den Tag an sich vorüberziehen, und achten Sie darauf, ob Ihnen noch Situationen mit einer emotionalen Aktivierung präsent sind. Nutzen Sie *CPR für die Amygdala*, um diese Anspannung aufzulösen, bevor Sie sich ins Bett legen.
- Um sowohl Ihnen als auch Ihrer Amygdala zu einem guten Schlaf zu verhelfen, können Sie sich fragen, welche Art von Energie Sie gern in den nächtlichen Schlaf mitnehmen möchten. Beispielsweise: »Was, wenn ich entspannt wäre?« Oder: »Was, wenn ich tief schlafen könnte?«
- Führen Sie das *Creating-Possibilities-Protokoll* aus, um einen Zustand der Ruhe und Entspannung zu kreieren.

Je länger Sie diese Art von Übung ausführen, um so seltener müssen Sie dies schließlich tun, weil Ihre Resilienzzone dadurch ausgedehnt wird. Dies beweist, daß Ihr Gehirn heilend wirken kann!

ÜBUNG

Erweiterter Tagesplan zur Förderung von Heilung und persönlicher Stärkung

Auch sehr resiliente Menschen erleben manchmal schwierige Phasen und werden durch diese an ihre Grenzen gebracht. In solchen Augenblicken erscheint es als besonders verlockend, auf weniger empfehlenswerte Bewältigungsmethoden zurückzugreifen. In solchen Fällen ist es wichtig, der Amy besonders viel Liebe und Fürsorge zukommen zu lassen. Das können Sie mit Hilfe des folgenden Plans für die tägliche Selbstfürsorge tun. Es erfordert mehr Engagement als die zuvor beschriebene Übung, und kostet auch etwas mehr Zeit. Aber in stärker belastenden Situationen ist es sinnvoll, sich um mehr Fürsorge, Güte und Stärkung für sich selbst zu bemühen.

Wählen Sie jeden Tag je eine Übung aus den folgenden Kategorien, und fügen Sie diese Ihrem *Tagesplan für Heilung und persönliche Stärkung* hinzu. Versuchen Sie, mindestens je zwanzig Minuten für die Übung am Morgen, Nachmittag und Abend zu reservieren. Das mag auf den ersten Blick als viel erscheinen, es sind aber immer noch nur sechs Prozent Ihrer 16 Stunden im Wachzustand. Sie verdienen es, diese Zeit für die Selbstheilung aufzuwenden!

1. Regulierung des Autonomen Nervensystems

- *CPR für die Amygdala* (Kapitel 3, S. 57 f.)
- *Seufzeratmung* (Kapitel 6, S. 115)
- *Pendelatmung* (Kapitel 6, S. 116 f.)
- *Stimulieren Sie Ihren Vagusnerv* (Kapitel 6, S. 112 f.)

2. Selbstheilung und Gewahrsein

- *Creating-Possibilities-Protokoll* (Kapitel 4, S. 85 ff.)
- *Ein Lächeln finden* (Kapitel 2, S. 34 f.)
- *Einen Körperteil begrüßen* (Kapitel 6, S. 119 f.)
- *Selbstmitgefühlsbrief* (Kapitel 8, S. 153 f.)
- *Zur Dankbarkeit in Verbindung treten* (Kapitel 9, S. 168)

3. Tagebuch- und Havening-Übungen

- *Ihr inneres Kind lieben* (Kapitel 7, S. 135 ff.)
- *Selbstmitgefühlsbrief* (Kapitel 8, S. 153 f.)
- *Das »Warum« finden* (Kapitel 5, S. 103 f.)

Ich empfehle Ihnen außerdem, die Ausführung Ihres Übungsplans zu dokumentieren, weil Sie dadurch die Wahrscheinlichkeit erhöhen, daß Sie am Ball bleiben. Dazu eignet sich folgende Vorlage.

	Morgen-Aktivität	Nachmittags-Aktivität	Abend-Aktivität
Montag			
Dienstag			
Mittwoch			
Donnerstag			
Freitag			
Samstag			
Sonntag			

Warnungen vor abnehmender Resilienz

Sie haben in diesem Buch zu erkennen gelernt, wann Sie sich den Randbereichen Ihrer Resilienzzone nähern, und dann darauf zu reagieren. Ich werde nun noch einige andere ziemlich häufig vorkommende Warnzeichen beschreiben, damit Sie die Möglichkeit haben, nach ihnen Ausschau zu halten.

- **Frühere schwierige Erlebnisse ignorieren, vergessen oder leugnen.** Es ist zwar verständlich, daß viele Menschen ihre Vergangenheit hinter sich lassen möchten, aber das sollten Sie besser nicht tun. Schwierige Erlebnisse sind ein kostbares Geschenk, weil sie uns Gelegenheit zu lernen und zu wachsen geben. Es geht nicht darum, daß Sie sich in Ihre Vergangenheit zurückversetzen, um sich in Ihrem Schmerz zu ergehen und ihn dadurch noch zu vertiefen. Vielmehr sollten Sie Selbstmitgefühl gegenüber dem in der Vergangenheit Erlebten entwickeln, weil das, was Sie damals erlebt haben, Sie in den gegenwärtigen Augenblick geführt hat.
- **Übermäßige Fokussierung auf das Streben nach äußerem Glück.** Glücksgefühle sind zweifellos sehr angenehm, doch es gibt signifikante Unterschiede hinsichtlich der Reaktionen unseres Geistes und unseres Körpers auf inneres und äußeres Glück. Inneres Glück beinhaltet die Entwicklung einer Geisteshaltung, die dem Alltagsleben mit Wertschätzung begegnet. Äußeres Glück hingegen beinhaltet den Erwerb eines äußeren Objekts oder das Erlangen eines Status, von dem Sie annehmen, er bringe Freude mit sich – etwa daß man einen Lebenspartner findet, daß man schlank ist oder daß man ein Auto einer bestimmten Marke besitzt. Diese Art von Glück ist vorübergehend, und es handelt sich um die Art von Glück, welche die Amy anstrebt, wenn Sie sich unsicher, verängstigt oder nicht in Sicherheit fühlt. Deshalb sind Gedanken wie »*Hätte ich doch nur ______, dann wäre ich glücklich*« ein Warnzeichen dafür, daß Ihre Resilienz gestärkt werden muß.

Die Nutzung mentalen Übens zur Stärkung neuronaler Schnellstraßen

In diesem Buch wurde erläutert, daß Ihr Gehirn einen Speicher für sensorische Erinnerungen birgt, der Auskunft darüber gibt, wie sich bestimmte Erlebnisse oder Handlungen anfühlten – positive, negative und neutrale. Die Speicherung all dieser Informationen im Gehirn hat jedoch auch eine Kehrseite. Weil das Gehirn von unserer Geburt an einen Negativitätsbias hat, schenkt es negativen Zusammenhängen grundsätzlich mehr Beachtung als positiven. Dadurch entstehen neuronale Schnellstraßen, die auf Streß basieren. Da unser ganzes Handeln auf bestehenden Mustern basiert, kann uns dies in einen Streßteufelskreis versetzen. Es erschließt uns aber auch eine Chance: Durch Üben können wir ein neues Muster entwickeln.

Beim Üben erlernen oder stärken wir Fertigkeiten mittels Wiederholung. Das kann durch körperliche Aktivität geschehen, wie wenn ein Tänzer zahllose Male eine komplexe Schrittfolge wiederholt, bis sie fest in seinem Gehirn und Körper verankert ist. Es kann aber auch rein mental vonstatten gehen, nämlich mittels eines »mentales Üben« genannten Prozesses, bei dem wir visualisieren, wie wir einen gewünschten Zustand erreichen. Wenn es um die Stärkung der Resilienz geht, kann mentales Üben die Amy zu Erzählungen geleiten, denen Sie in Ihrem Leben mehr Raum geben wollen.

Bei der folgenden Übung nutzen Sie das mentale Üben, indem Sie sich in einem früheren positiven Erlebnis verankern. So können Sie Ihrem Gehirn beibringen, wie es in der Dunkelheit ein Licht finden kann. Wie groß oder klein das positive Erlebnis war, spielt keine Rolle. Wenn es Ihnen ein Gefühl der Ruhe, des Friedens oder der eigenen Kontrolle vermittelt, kann es sehr wirksam verändern, wie Sie sich im gegenwärtigen Augenblick fühlen.

ÜBUNG

Mentales Üben

In dieser Übung werden Sie sich ein Erlebnis vergegenwärtigen, das positive Empfindungen bei Ihnen hervorgerufen und Ihr Gehirn dazu angeregt hat, sich um mehr Empfindungen dieser Art in der Gegenwart zu bemühen. Die Übung ähnelt zwar auf den ersten Blick dem *Creating-Possibility-Protokoll*, doch in diesem Fall werden Sie den Augenblick, den Sie in der Vergangenheit erlebt haben, detailliert visualisieren. So können Sie Ihrem Gehirn beweisen, daß es absolut möglich ist, solche positiven Gefühle zu erleben – schließlich haben Sie diese ja schon erlebt.

1. Reflektieren Sie zunächst über frühere positive Erlebnisse, und wählen Sie unter diesen eines aus, auf das Sie sich gern konzentrieren möchten. Es sollte sich um eine Aktivität handeln, für die Sie sich emotional und körperlich stark engagiert haben – eine Situation, in der Ihr Körper und Geist völlig auf das Erleben des Seins in jenem Augenblick fokussiert waren. Beispielsweise könnten Sie mit Ihren Kindern Ball gespielt haben, Sie können auch in einem Fitnesszentrum Gewichte gehoben haben, in einer Band oder einem Chor gesungen oder sich einen wunderschönen Sonnenuntergang angeschaut haben.
2. Sobald Sie ein entsprechendes Erlebnis vor sich sehen, können Sie die Augen schließen und sich die Erinnerung im Geiste vergegenwärtigen, wobei Sie sich diese so groß, stark und lebhaft wie möglich vorstellen können. Versenken Sie sich völlig in jenes Erlebnis, als könnten Sie es in das Hier und Jetzt versetzen. Unterdessen können Sie mit den Self-Havening-Berührungen beginnen. Konzentrieren Sie Ihren Geist anschließend darauf, folgende Dinge zu registrieren:

- Fünf Dinge, die Sie im betreffenden Augenblick gesehen haben
- Vier Farben, die Ihnen aufgefallen sind
- Drei Dinge, die Sie physisch berührt und gespürt haben
- Zwei Klänge, die Sie gehört haben
- Einen Duft, den Sie gerochen haben

Machen Sie alle diese Sinneseindrücke zum Zentrum Ihrer Aufmerksamkeit, und lassen Sie sie in Ihrem Geist und Körper erstrahlen.

3. Fahren Sie mit den Self-Havening-Berührungen fort, und atmen Sie dreimal ein und aus – vier Zählzeiten ein und sechs Zählzeiten aus. Sie können sich sogar vorstellen, daß Sie das positive Erlebnis einatmen, und Sie können es mit jedem Atemzug stärker mit Geist und Körper verbinden.
4. Richten Sie die Aufmerksamkeit nun wieder auf das Erlebnis, und stellen Sie fest, ob sich etwas verändert hat. Fühlt es sich heller an? Ist es greifbarer geworden? Besteht nun eine tiefere Verbindung dazu? Das ist die Macht mentalen Übens. Indem Sie sich ein Erlebnis erneut vergegenwärtigen, vertiefen Sie die Verbindung Ihres Gehirns dazu. Und durch Hinzufügen von Self-Havening und Atemarbeit verstärken Sie Ihre Verbindung dazu noch zusätzlich. Diese Übung hilft Ihnen auch, eine neue Fertigkeit zu entwickeln: die des absichtlichen Wechsels aus einer stark aktivierenden Umgebung (ob angenehm oder nicht) in einen Zustand der Ruhe.
5. Nachdem Sie die Arbeit an diesem Erlebnis abgeschlossen haben, können Sie eine Liste anderer Augenblicke positiver körperlicher und mentaler Aktivitäten im Laufe Ihres Lebens zusammenstellen, die Ihr Gehirn und Ihr Körper kommentieren: *Ja! Das war ein wunderbares Erlebnis!* Die Liste hilft Ihnen, sich daran zu erinnern, auf welche Erlebnisse Sie fokussieren können. Wenden Sie das mentale Üben auf viele Erlebnisse an, vertiefen Sie Ihre Beziehung und Verbindung zu diesen Augenblicken und bringen Ihrem Gehirn bei, ähnliche Erlebnisse in Zukunft zu priorisieren.

Heilen der Vergangenheit, Neuschaffen der Gegenwart und Entwickeln der Zukunft

Atmen Sie einmal tief durch. Sie sind angekommen.

Sie haben in diesem Buch eine unglaubliche Reise bewältigt und erforscht, wie Sie in diesen Augenblick gekommen sind. Sie haben sich der schwierigen Aufgabe gestellt, sich von Überzeugungen zu lösen, die Ihr Leben definiert (und Sie vielleicht verfolgt) haben, möglicherweise über viele Jahre. Sie haben Ihre Amygdala kennengelernt – den Teil Ihres Gehirns, der möchte, daß Sie sich sicher, liebenswert und erfolgreich fühlen.

Sie werden sich nun wieder Ihrem Alltagsleben zuwenden, und ich möchte Ihnen deshalb empfehlen, sich von Zeit zu Zeit erneut mit den hier vorgestellten Übungen zu befassen. Ganz gleich, wo auf Ihrer Heilungsreise Sie sich befinden, es gibt immer Situationen, in denen die Gegenwart Erlebnisse aus der Vergangenheit wiederaufleben läßt und die Amy dazu bringt, sich wieder so vehement zu äußern, wie sie es eh und je getan hat. Wie Sie nun wissen, kann dies eine Chance sein. Viele Teile von Ihnen bleiben weiterhin verborgen, bis Sie sie neugierig erforschen und ihnen ermöglichen, einen Platz unter den geheilten Anteilen von Ihnen einzunehmen.

Ich gratuliere Ihnen zu der wirkmächtigen Arbeit, die Sie geleistet haben. Die Selbstheilungsreise erfordert Resilienz und Mut. Es ist nicht leicht, Ihre Amygdala mit Handschlag oder einer fürsorglichen Umarmung zu begrüßen. Die Erlebnisse zu entwirren, die Ihr Sein beeinflußt haben, und sie mitfühlend, aber auch der Wahrheitssuche verpflichtet zu untersuchen, erfordert großen Mut. Es verlangt Tapferkeit, nach innen zu schauen, eine verantwortungsvolle und pflichtbewußte Beziehung zu Ihrem Körper aufzubauen und ihn einzuladen, die Tiefen Ihrer inneren Weisheit zu offenbaren.

Es war mir eine Ehre, Sie auf dieser Reise zu geleiten. Und ich empfehle Ihnen dringend, weiterhin mit liebevoller Zärtlichkeit an der Entwicklung Ihres Gehirns zu arbeiten, und dies mit stetig und absichtsvoll leitender Hand zu tun, in dem Wissen, daß Sie der Mühe wert sind – einfach weil Sie sind.

Über die Autorin

Kate Truitt, Ph. D., MBA, ist lizensierte klinische Psychologin, Expertin für angewandte Neurowissenschaft und international als Expertin für die neurowissenschaftlichen Grundlagen von Traumata, Streß und Resilienz anerkannt. Sie ist regelmäßig in den Medien präsent und wurde unter anderem auf *Oprah* und *Medium* sowie im *BBC* und bei *Today* vorgestellt. Kate arbeitet international als Trainerin und hat Vorträge bei den Vereinten Nationen, beim Verteidigungsministerium der USA und bei PESI gehalten. Sie widmet ihre Arbeit der Behandlung von Traumata und streßbasierter Störungen, der Entstigmatisierung psychischer Probleme und der Förderung des Wohlbefindens durch Psychoedukation und die Vermittlung von Möglichkeiten der Selbstheilung. Diese Ziele verfolgt sie mit ihren Vorträgen, Büchern, einem Blog und durch ihre Präsenz in den sozialen Medien.

Kate Truitt lebt in Los Angeles, Kalifornien, wo sie *Dr. Kate Truitt & Associates*, ihre eigene Flagship-Organisation, leitet. Außerdem arbeitet sie als CEO für die *Amy Research Foundation* – eine gemeinnützige Organisation, die sich mit der Rolle der Neurowissenschaften in der Psychotherapie befaßt und sich um die Überwindung der Kluft zwischen Wissenschaft und klinischer Praxis bemüht – und für das *Trauma Counseling Center* in Los Angeles. Im Jahre 2013 gründete Kate *Viva Excellence*, ein Trainingsinstitut, das Ausbildungen und Seminare anbietet, in denen die neusten Entwicklungen in der Neurowissenschaft und in der klinischen Psychologie vorgestellt werden. Kate Truitt wird als Mit-Entwicklerin der Havening-Techniken anerkannt und geehrt, und sie fungiert weltweit als Leiterin der Forschung und der Curriculum-Entwicklung des Havening-Ansatzes.

Kate ist davon überzeugt, daß wir, wenn wir uns dafür entscheiden, uns durch die Widrigkeiten, mit denen wir konfrontiert werden, stärken und befähigen zu lassen, unsere Entwicklung und Inspiration optimal fördern. Ihr Behandlungsmodell ruht auf drei Säulen: Es ist traumabewußt, basiert auf neurowissenschaftlichen Erkenntnissen und ist um die Stärkung der Resilienz bemüht. Diese drei Komponenten zusammen befähigen Menschen dazu, sich für ihre Reise zur Transformation proaktiv zu engagieren, indem sie die Vergangenheit heilen, die Gegenwart kreieren und an der Entwicklung der Zukunft arbeiten.

Literatur

American Psychological Association. (2020, Febr. 1). *Building your resilience.* https://www.apa.org/topics/resilience/building-your-resilience

Arain, M. et al. (2013). Maturation of the adolescent brain. *Neuropsychiatric Disease and Treatment, 9*, 449–461. https://doi.org/10.2147/NDT.S39776

Ashhad, S., & Feldman, J. L. (2020). Emergent elements of inspiratory rhythmogenesis: Network synchronization and synchrony propagation. *Neuron, 106*(3), 482–497.e4. https://doi.org/10.1016/j.neuron.2020.02.005

Azevedo, F. A. C. et al. (2009). Equal numbers of neuronal and nonneuronal cells make the human brain an isometrically scaled-up primate brain. *The Journal of Comparative Neurology, 513*(5), 532–541. https://doi.org/10.1002/cne.21974

Bechara, A., Damasio, H., & Damasio, A. R. (2003). Role of the amygdala in decision-making. *Annals of the New York Academy of Sciences, 985*(1), 356–369. https://doi.org/10.1111/j.1749-6632.2003.tb07094.x

Beheshti, M. et al. (2018). The relationship between job burnout and self-regulation considering the mediating role of procrastination. *Journal of Industrial and Organizational Psychology Studies, 4*(2), 85–97. https://doi.org/10.22055/jiops.2019.27279.1096

Brackett, M. (2019). *Permission to feel: Unlocking the power of emotions to help our kids, ourselves, and our society thrive.* New York: Celadon Books.

Breit, S. et al. (2018). Vagus nerve as modulator of the brain-gut axis in psychiatric and inflammatory disorders. *Frontiers in Psychiatry, 9*(44). https://doi.org/10.3389/fpsyt.2018.00044

Brown, B. (2015). *Rising strong.* New York: Random House; dt. (2016). *Laufen lernt man nur durch Hinfallen.* München: Kailash.

Chattarji, S. et al. (2015). Neighborhood matters: Divergent patterns of stress-induced plasticity across the brain. *Nature Neuroscience, 18*(10), 1364–1375. https://doi.org/10.1038/nn.4115

Cozolino, L. (2016). *Why therapy works.* New York: W. W. Norton; dt. (2017). *Warum Psychotherapie wirkt.* Freiburg: Arbor.

Crocker, L. D. et al. (2013). Relationships among cognition, emotion, and motivation: Implications for intervention and neuroplasticity in psychopathology. *Frontiers in Human Neuroscience, 7*, Article 261. https://dx.doi.org/10.3389%2Ffnhum.2013.00261

de Voogd, L. D., & Hermans, E. J. (2022). Meta-analytic evidence for downregulation of the amygdala during working memory maintenance. *Human Brain Mapping.* Advance online publication. https://doi.org/10.1002/hbm.25828

DeWall, C. N. et al. (2010). Acetaminophen reduces social pain. *Psychological Science, 21*(7), 931–937. https://doi.org/10.1177/0956797610374741

Ditzen, B. et al. (2007). Effects of different kinds of couple interaction on cortisol and heart rate responses to stress in women. *Psychoneuroendocrinology*, *32*(5), 565–574. https://doi.org/10.1016/j.psyneuen.2007.03.011

Dunbar, R. I. M. (2010). The social role of touch in humans and primates. *Neuroscience & Biobehavioral Reviews*, *34*(2), 260–268. https://doi.org/10.1016/j.neubiorev.2008.07.001

Folstein, J. R., & Van Petten, C. (2008). Influence of cognitive control and mismatch on the N2 component of the ERP. *Psychophysiology*, *45*(1), 152–170. https://doi.org/10.1111/j.1469-8986.2007.00602.x

Gabard-Durnam, L. J. et al. (2016). Stimulus-elicited connectivity influences resting-state connectivity years later in human development. *The Journal of Neuroscience*, *36*(17), 4771–4784. https://doi.org/10.1523/JNEUROSCI.0598-16.2016

Gallace, A., & Spence, C. (2010). The science of interpersonal touch. *Neuroscience & Biobehavioral Reviews*, *34*(2), 246–259. https://doi.org/10.1016/j.neubiorev.2008.10.004

Gibbs, A. A. et al. (2007). The role of dopamine in attentional and memory biases for emotional information. *The American Journal of Psychiatry*, *164*(10), 1603–1609. https://doi.org/10.1176/appi.ajp.2007.06081241

Grewen, K. M. et al. (2005). Effects of partner support on resting oxytocin, cortisol, norepinephrine, and blood pressure before and after warm partner contact. *Psychosomatic Medicine*, *67*(4), 531–538. https://doi.org/10.1097/01.psy.0000170341.88395.47

Harari, Y. N. (2015). *Sapiens: A brief history of humankind.* New York: Harper; dt. (2013). *Eine kurze Geschichte der Menschheit.* München: DVA.

Harper, M. (2012). Taming the amygdala: An EEG analysis of exposure therapy for the traumatized. *Traumatology*, *18*(2) 61–74. https://doi.org/10.1177/1534765611429082

Hill, P. L., & Turiano, N. A. (2014). Purpose in life as a predictor of mortality across adulthood. *Psychological Science*, *25*(7), 1482–1486. https://doi.org/10.1177/0956797614531799

Joensson, M. et al. (2015). Making sense: Dopamine activates conscious self-monitoring through medial prefrontal cortex. *Human Brain Mapping*, *36*(5), 1866–1877. https://doi.org/10.1002/hbm.22742

Kirschner, H. et al. (2019). Soothing your heart and feeling connected. *Clinical Psychological Science*, *7*(3), 545–565. https://doi.org/10.1177/2167702618812438

Koutsimani, P., Montgomery, A., & Georganta, K. (2019). The relationship between burnout, depression, and anxiety. *Frontiers in Psychology*, *10*(284). https://doi.org/10.3389/fpsyg.2019.00284

Kyeong, S. et al. (2017). Effects of gratitude meditation on neural network functional connectivity and brain-heart coupling. *Scientific Reports*, *7*(1), Article 5058. https://doi.org/10.1038/s41598-017-05520-9

LeDoux, J. E. (2003). *Synaptic self.* New York: Penguin; dt. (2003). *Das Netz der Persönlichkeit.* Düsseldorf: Walter.

Maddox, S. A. et al. (2019). Deconstructing the gestalt: Mechanisms of fear, threat, and trauma memory encoding. *Neuron*, *102*(1), 60–74. https://doi.org/10.1016/j.neuron.2019.03.017

Méndez-Bértolo, C. et al. (2016). A fast pathway for fear in human amygdala. *Nature Neuroscience, 19*(8), 1041–1049. https://doi.org/10.1038/nn.4324

Merrick, M. T. et al. (2019). Vital signs: Estimated proportion of adult health problems attributable to adverse childhood experiences and implications for prevention–25 states, 2015–2017. *Morbidity and Mortality Weekly Report, 68*(44), 999–1005. https://www.cdc.gov/mmwr/volumes/68/wr/mm6844e1.htm

Mikolajczak, M. et al. (2018). Exhausted parents: Sociodemographic, child-related, parent-related, parenting and family-functioning correlates of parental burnout. *Journal of Child and Family Studies, 27*, 602–614. https://doi.org/10.1007/s10826-017-0892-4

Miller, G. A. (1956). The magical number seven, plus or minus two: Some limits on our capacity for processing information. *Psychological Review, 63*(2), 81–97. https://doi.org/10.1037/h0043158

Miller-Karas, E. (2015). *Building resilience to trauma.* Taylor and Francis Group.

Miyawaki, H., & Mizuseki, K. (2022). De novo inter-regional coactivations of preconfigured local ensembles support memory. *Nature Communications, 13*, Article 1272. https://doi.org/10.1038/s41467-022-28929-x

Neff, K. D. (2003). Self-compassion: An alternative conceptualization of a healthy attitude toward oneself. *Self and Identity, 2*(2), 85–101. https://doi.org/10.1080/15298860309032

Neff, K. D. (2011, Apr. 17). Is it self-indulgent to be self-compassionate? *Psychology Today.* https://www.psychologytoday.com/us/blog/the-power-self-compassion/201104/is-it-self-indulgent-be-self-compassionate

Neff, K. D. (2012, July 2). The physiology of self-compassion. *Psychology Today.* https://www.psychologytoday.com/us/blog/the-power-self-compassion/201207/the-physiology-self-compassion

Neff, K. D., & Dahm, K. A. (2017). Self-compassion: What it is, what it does, and how it relates to mindfulness. In: B. D. Ostafin et al. (Eds.), *Handbook of Mindfulness and Self-Regulation* (pp. 121–137). New York: Springer. https://doi.org/10.1007/978-1-4939-2263-5_10

Ochsner, K. N. et al. (2009). Bottom-up and top-down processes in emotion generation. *Psychological Science, 20*(11), 1322–1331. https://doi.org/10.1111/j.1467-9280.2009.02459.x

Öhman, A., Flykt, A., & Esteves, F. (2001). Emotion drives attention: Detecting the snake in the grass. *Journal of Experimental Psychology: General, 130*(3), 466–478. https://pubmed.ncbi.nlm.nih.gov/11561921/

Pawling, R. et al. (2017). C-tactile afferent stimulating touch carries a positive affective value. *PLoS ONE, 12*(3), Article e0173457. https://doi.org/10.1371/journal.pone.0173457

Pignatelli, M., & Bonci, A. (2015). Role of dopamine neurons in reward and aversion. *Neuron, 86*(5), 1145–1157. https://doi.org/10.1016/j.neuron.2015.04.015

Posner, J., Russell, J. A., & Peterson, B. S. (2005). The circumplex model of affect. *Development and Psychopathology, 17*(3), 715–734. https://doi.org/10.1017/S0954579405050340

Remme, M. et al. (2021). Hebbian plasticity in parallel synaptic pathways. *PLoS Computational Biology, 17*(12), Article e1009681. https://doi.org/10.1371/journal.pcbi.1009681

Rockliff, H. et al. (2008). A pilot exploration of heart rate variability and salivary cortisol responses to compassion-focused imagery. *Clinical Neuropsychiatry: Journal of Treatment Evaluation*, 5(3), 132–139.

Roskam, I. et al. (2021). Parental burnout around the globe. *Affective Science*, 2, 58–79. https://doi.org/10.1007/s42761-020-00028-4

Rozin, P., & Royzman, E. B. (2001). Negativity bias, negativity dominance, and contagion. *Personality and Social Psychology Review*, 5(4), 296–320. https://doi.org/10.1207/S15327957PSPR0504_2

Ruden, R. A. (2019). Harnessing electroceuticals to treat disorders arising from traumatic stress: Theoretical considerations using a psychosensory model. *EXPLORE*, 15(3), 222–229. https://doi.org/10.1016/j.explore.2018.05.005

Salvagioni, D. A. J. et al. (2017). Physical, psychological and occupational consequences of job burnout. *PLoS ONE*, 12(10), Article e0185781. https://doi.org/10.1371/journal.pone.0185781

Sato, W. et al. (2016). The association between perceived social support and amygdala structure. *Neuropsychologia*, 85, 237–244. https://doi.org/10.1016/j.neuropsychologia.2016.03.036

Sato, W. et al. (2020). Amygdala activity related to perceived social support. *Scientific Reports*, 10, Article 2951. https://doi.org/10.1038/s41598-020-59758-x

Seiler A., Fagundes, C. P., & Christian, L. M. (2020). The impact of everyday stressors on the immune system and health. In: A. Choukèr (Ed.), *Stress challenges and immunity in space* (pp. 71–92). New York: Springer.

Šimić, G. et al. (2021). Understanding emotions: Origins and roles of the amygdala. *Biomolecules*, 11(6), 823. http://dx.doi.org/10.3390/biom11060823

Steffen, P. R. et al. (2021). Integrating breathing techniques into psychotherapy to improve HRV. *Frontiers in Psychology*, 12, Article 624254. https://doi.org/10.3389/fpsyg.2021.624254

Sumich, A. et al. (2022). The power of touch: The effects of havening touch on subjective distress, mood, brain function, and psychological health. *Psychology & Neuroscience*. https://doi.org/10.1037/pne0000288

Sun, Y., Gooch, H., & Sah, P. (2020). Fear conditioning and the basolateral amygdala. *F1000Research*, 9. https://doi.org/10.12688/f1000research.21201.1

Teyler, T. J., & Rudy, J. W. (2007). The hippocampal indexing theory and episodic memory. *Hippocampus*, 17(12), 1158–1169. https://doi.org/10.1002/hipo.20350

Tottenham, N., & Gabard-Durnam, L. J. (2017). The developing amygdala: A student of the world and a teacher of the cortex. *Current Opinion in Psychology*, 17, 55–60. https://doi.org/10.1016/j.copsyc.2017.06.012

Vyas, A. et al. (2002). Chronic stress induces contrasting patterns of dendritic remodeling in hippocampal and amygdaloid neurons. *The Journal of Neuroscience*, 22(15), 6810–6818. https://doi.org/10.1523/JNEUROSCI.22-15-06810.2002

Vyas, A. et al. (2006). Prolonged behavioral stress enhances synaptic connectivity in the basolateral amygdala. *Neuroscience*, 143(2), 387–393. https://doi.org/10.1016/j.neuroscience.2006.08.003

Walker, S. C. et al. (2017). C-tactile afferents: Cutaneous mediators of oxytocin release during affiliative tactile interactions? *Neuropeptides, 64*, 27–38. https://doi.org/10.1016/j.npep.2017.01.001

Wang, F. et al. (2017). Stress induced neuroplasticity and mental disorders. *Neural Plasticity, 2017*, Article 9634501. https://doi.org/10.1155/2017/9634501

Wang, Y. et al. (2019). Neurogenetic mechanisms of self-compassionate mindfulness: The role of oxytocin-receptor genes. *Mindfulness, 10*(9), 1792–1802. https://doi.org/10.1007/s12671-019-01141-7

Wapner, J. (2020, Nov. 16). Vision and breathing may be the secrets to surviving 2020. *Scientific American*. https://www.scientificamerican.com/article/vision-and-breathing-may-be-the-secrets-to-surviving-2020/

Winnicott, D. W. (1953). Transitional objects and transitional phenomena. *International Journal of Psychoanalysis, 34*(2), 89–97.

World Health Organization. (2019, May 28). *Burn-out an »occupational phenomenon«*. https://www.who.int/mental_health/evidence/burn-out/en/

Zheng, J. et al. (2017). Amygdala-hippocampal dynamics during salient information processing. *Nature Communications, 8*, Article 14413. https://doi.org/10.1038/ncomms14413

Zusätzliche Literatur

Dana, D. (2018). *Die Polyvagal-Theorie in der Therapie: Den Rhythmus der Regulation nutzen.* Lichtenau: G. P. Probst Verlag.

Porges, S. W. (2017). *Die Polyvagal-Theorie und die Suche nach Sicherheit.* Lichtenau: G. P. Probst Verlag.

Schwartz, A. (2022). *Therapeutic Yoga for Trauma Recovery.* Eau Claire: PESI; dt. (2023). *Therapeutisches Yoga und Polyvagal-Theorie. Mit Yoga vom Trauma genesen.* Lichtenau: G. P. Probst Verlag.

Bessel van der Kolk

Verkörperter Schrecken

Traumaspuren in Gehirn, Geist und Körper und wie man sie heilen kann

Übersetzt von Theo Kierdorf & Hildegard Höhr

496 Seiten, Klappenbroschur, mit Lesezeichen

Dieses Buch erschließt ein faszinierendes neuartiges Verständnis der Ursachen und Folgen von Traumata und schenkt jedem, der die zerstörerische Wirkung eines solchen Erlebnisses kennengelernt hat, Hoffnung und Klarheit. Bessel van der Kolk, der seit über 30 Jahren in den Bereichen der Forschung und der klinischen Praxis an vorderster Front aktiv ist, beschreibt in seinem Buch, daß das Entsetzen und die Isolation im Zentrum eines jeden Traumas buchstäblich Gehirn und Körper verändern.

»Das Buch Verkörperter Schrecken *ist von atemberaubendem, geradezu epischem Ausmaß, ein Grundlagenwerk, geschrieben von einem der wichtigsten Pioniere der Erforschung und Behandlung von Traumata.«*

— Peter A. Levine

»Dr. van der Kolks Meisterwerk.« — Judith Herman

»Das Buch markiert einen Wendepunkt im Traumaverständnis, und es wird in der Psychiatrie und in der gesamten Kultur als der Punkt in Erinnerung bleiben, an dem die Auswirkungen traumatischer Ereignisse und unserer Bemühungen, ihre Wirkung zu leugnen, in ihrem ganzen Ausmaß erkannt wurden.« — Richard Schwartz

G. P. PROBST VERLAG
Lichtenau/Westfalen

Robert Scaer

Das Trauma-Spektrum

Verborgene Wunden und die Kraft der Resilienz

Mit Vorworten von Peter A. Levine & Stephen W. Porges

Übersetzt von Theo Kierdorf & Hildegard Höhr

352 Seiten, Klappenbroschur, mit Lesezeichen

»Ein überragendes Meisterwerk von einer der führenden Persönlichkeiten im Bereich der Traumatologie. In seinem kreativen Buch vertritt Dr. Scaer überzeugend die These, daß Traumata (von den Bindungstraumata der Kindheit über die ›kleinen‹ Traumata des Alltagslebens bis hin zu den omnipräsenten soziokulturellen Traumata) auf Gehirn, Geist und Körper wirken und dadurch lebenslang Gesundheit und Krankheit beeinflussen. Dieses erstaunliche Buch ist nicht nur für Psychotherapeuten, Allgemeinmediziner und Neurologen von Interesse, sondern für alle, die sich für neueste Erkenntnisse bezüglich der tieferen traumarelevanten Mechanismen interessieren.« — ALLAN N. SCHORE

»Das Buch eines Genies, das in den nächsten 50 Jahren für die Erforschung traumabezogener Krankheiten wegweisend sein wird.«

— ROBERT H. TINKER

G. P. PROBST VERLAG
Lichtenau/Westfalen